U0885784

肾脏甲乙经

卷中

主审　张大宁
主编　张勉之　张兴坤

天津出版传媒集团
天津科学技术出版社

《张大宁肾脏病研究与诊疗系列丛书》编辑委员会

主　　审：张大宁

总 主 编：张勉之

副总主编：樊威伟　苗鹏伟

分册主编：（按姓氏笔画排序）

何学志　张兴坤　苑　娟　范　军　赵　亚　韩　阳　樊威伟

编　　委：（按姓氏笔画排序）

马　丽　尹志燕　王　莹　司福全　生晓迪　田　妮　田津生
邓媛媛　刘亚燊　刘相均　刘瑞琪　孙　义　孙亚南　孙岚云
朱鹏宇　何学志　张大宁　张天源　张敏英　张兴坤　张勉之
杨文雪　杨熙凯　周文均　周世芬　武桐乐　陈　翠　陈翠兰
苗鹏伟　范　军　赵　亚　赵　蕊　徐　英　海亚美　祝昆艳
焦　剑　韩　玉　韩　阳　董少宁　樊威伟　潘　健

《肾脏甲乙经》编者名单

主　审：张大宁

主　编：张勉之　张兴坤

副主编：刘亚燊　苗鹏伟　刘相均

编　者：（按姓氏笔画排序）

马　丽　王静凤　田　妮　孙岚云　纪丽丽

苏明慧　杨文雪　吴静仪　张　杨　张晓雪

陈　翠　武桐乐　赵　亚　麻倩倩　董少宁

韩　阳　潘　健

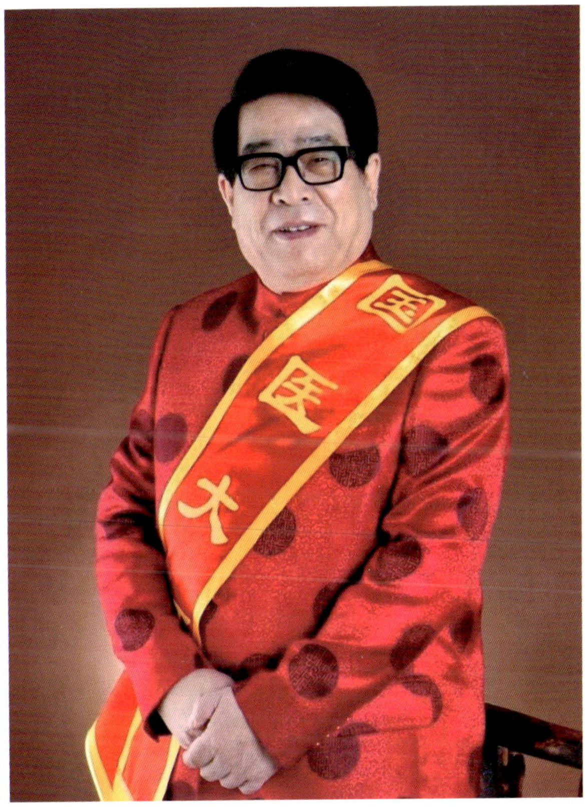

张大宁，男，1944年9月生，天津人，第二届国医大师，中医肾病学奠基人，国际欧亚科学院院士，中央文史馆馆员，中国中医科学院学部执行委员，中医、中西医结合临床学组副组长，天津市中医药研究院名誉院长，首席专家，主任医师，教授，博士生导师，博士后导师，中医肾病学国家授衔专家，首批享受国务院特贴专家，国家卫生健康委员会公共政策咨询专家委员会委员，国家中医药管理局中医药改革发展专家咨询委员会委员。

20世纪90年代至今，连续担任中央保健医生，负责中央领导的医疗保健工作，被中央授予优秀中央保健医生。

曾任中国中医药研究促进会会长，中华中医药学会副会长、肾病分会主任委员，天津市中医药学会会长。担任第四、五、六、七批全国老中医专家学术经验继承工作指导老师，国家级重学科学术带头人。曾任第七届、第八届全国政协委员，第九届、第十届、第十一届全国政协常委、第十一届全国政协教科文卫体委员会副主任，农工党中央副主席、天津市政协副主席。

张大宁是中医肾病学的奠基人，从事中医肾病专业的医、教、研工作50余年，主编了我国第一部《实用中医肾病学》和《中医肾病学大辞典》，科学严谨地规范了『中医肾病』的概念、范围及辨证论治的基本规律，并提出了『肾为人体生命之本』『肾虚血瘀论与补肾活血法』和『心—肾轴心系统学说』的理论，为后来中医肾病学的发展奠定了基础，被誉为中医肾病学的奠基人。其理论不仅在治疗肾脏疾病中取得很好的疗效，同时在其他诸多慢性病的治疗上也取得很好的效果，获得国内外同行和社会的认可，其治疗慢性肾脏病的疗效居国内外先进水平。

鉴于张大宁在中医学方面的卓越成就，多年来，张大宁获得诸多的奖励，包括国家各级科技进步奖、劳动模范、先进个人、世界杰出华人奖等。1998年8月经中国科学院提名、国际天文联合会批准，国际天文联合会把中国科学院新发现的8311号小行星命名为『张大宁星』，这是世界上第一颗以医学家名字命名的小行星，载入世界吉尼斯纪录大全。

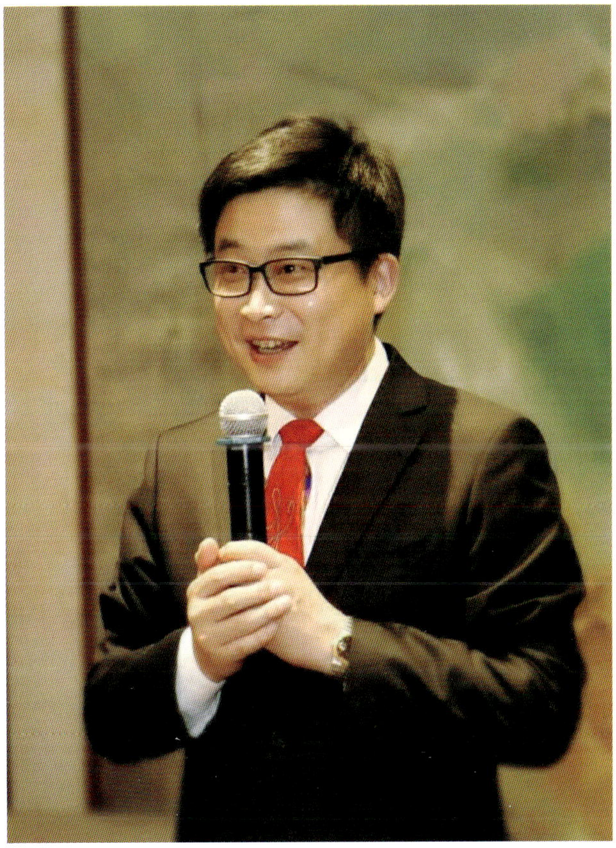

张勉之教授，天津人，无党派人士，全日制肾内科博士，中医学博士后，北京中医药大学博士生导师、博士后导师，天津医科大学、天津中医药大学博士生导师，首届天津市名医、天津市名中医，享受国务院政府特殊津贴专家，曾获中国青年五四奖章。全国政协委员、科教卫体委员会委员、全国青联常委，北京『亦麒麟』领军人才。

天津市中医药研究院副院长，天津市中医肾病研究所所长，天津市中西医结合肾病会诊中心主任，北京中医药大学东方医院副院长、肾病中心主任，北京中西医结合肾脏疑难病会诊中心副主任，香港中文大学中医学院访问教授，郑州大学第一附属医院特聘教授，深圳市引进中医药高层次医学团队带头人、张勉之北京名中医市级团队带头人，国家临床重点专科学科带头人，国家区域中医（专科）诊疗中心负责人，国家中医优势专科建设项目负责人，国家中医重点专科学科带头人。兼任中华中医药学会补肾活血法分会主任委员、中华中医药学会肾病分会副主任委员、中国中医药研究促进会副会长、天津市医学会常务理事。

师承我国中医肾病学奠基人国医大师张大宁教授和北京协和医院肾内科主任郑法雷教授，从事肾内科的临床、科研与教学工作，提出了『以补肾活血法为主导的中西医结合』的治疗理念，创立了『中西医结合慢性肾脏病一体化治疗单元』的治疗体系，以中医补肾活血法为治疗大法，配合西医降纤溶等对症治疗以及血液净化等，中西医结合治疗各种类型肾脏疾病，其中急、慢性肾炎，肾病综合征，糖尿病肾病，高血压肾病以及慢性肾衰等疾病有较高的临床疗效，处国内领先水平。

作为第一、二完成人获得省、部级科技进步一等奖4项，二等奖10项，三等奖4项，厅局级科技进步一等奖1项；承担国家级课题8项，省部级课题7项；获得4项国家发明专利；在国家级核心期刊发表专业论文170余篇、SCI文章30余篇；主编出版专著11部，包括我国第一部肾病学英汉词典《英汉中西医肾病学词典》，《补肾活血法与肾脏疾病》被韩国圆光大学翻译为韩文在韩国正式出版发行，尤其是主编的450万字著作《张大宁学术思想研究》在业内引起巨大影响。

前言

中医之学，博大精深，肾脏作为其中重要脏腑之一，更是承载着生命之根本。今日，我们怀着对医学的敬畏之心，编纂《肾脏甲乙经》，旨在传承与发扬中医肾脏理论之精华，为后世医者提供宝贵的智慧财富。

肾脏在中医理论中，被视为『先天之本』，主水液代谢，藏精纳气，与人体生长发育、生殖繁衍息息相关。肾脏的健康与否，直接关系到人体的整体健康状态。因此，对肾脏的深入研究，对于中医理论与实践的完善至关重要。

肾脏具有藏精、主水、纳气等生理功能，这些功能的正常运行，维持着人体的正常生命活动。然而，当肾脏受到损伤或疾病侵袭时，其生理功能便会受到影响，出现相应的病理变化。因此，对肾脏的生理与病理特性的认识，是中医诊断和治疗肾脏疾病的基础。

张大宁，男，1944年9月生，天津人，第二届国医大师，国际欧亚科学院院士，中央文史馆馆员，中医肾病学奠基人，天津市中医药研究院名誉院长，首席专家，主任医师，教授，博士生导师，博士后导师，中国中医科学院学部执行委员，中医肾病学国家授衔专家，首批享受国务院特贴专家，国家卫生健康委员会公共政策咨询专家委员会委员，国家中医药管理局中医药改革发展专家咨询委员会委员，20世纪90年代至今，连续担任中央保健医生，负责中央领导的医疗保健工作，被中央授予优秀中央保健医生，兼任中国中医药研究促进会会长，中华中医药学会副会长、肾病分会主任委员，天津市中医药学会会长。担任第四、五、六、七批全国老中医药专家学术经验继承工作指导老师，国家级重学科学术带头人。

张大宁教授从事中医肾病专业的医、教、研工作50余年，主编了我国第一部《实用中医肾病学》和《中医肾病学大辞典》，科学严谨地规范了『中医肾病』的概念、范围及辨证论治的基本规律，并提出了『肾为人体生命之本』『肾虚血瘀论与补肾活血法』和『心—肾轴心系统学说』的理论，被誉为中医肾病学的奠基人。其理论不仅在治疗肾脏疾病中取得很好的疗效，同时在其他慢性病、老年病等疾病也效果颇佳获得国内外同行的认可。

2019年习近平总书记在《中共中央国务院关于促进中医药传承创新发展的意见》提出『传承精华，守正创新』。为深刻贯彻该指示，传承和发展张大宁教授学术思想，我们团队在张大宁教授的指导下，收集整理了历代医家对于肾脏疾病论述，汇总到一起，形成了《肾脏甲乙经》，本书分为卷上、卷中、卷下，系统总结中医肾脏系统各疾病的历史沿革、研究成果和临床经验，为后世医者提供一个全面、深入的学习和研究肾脏的参考资料。同时，我们也希望通过本书的编纂和传播，能够推动中医肾脏理论的发展和创新，为中医事业的繁荣做出贡献。

随着医学研究的不断深入和科技的不断发展，我们对肾脏的认识也将越来越深入。我们期待未来能够有更多的医者投身于中医肾脏理论的研究与实践之中，不断推动中医肾脏理论的发展和创新。同时，我们也相信，《肾脏甲乙经》将成为中医肾脏理论学习和研究的重要参考书籍之一，为中医事业的繁荣和发展贡献自己的力量。

2024年8月　于天津

目 录

卷中

卷中

第八章　腰痛

腰痛是指腰部一侧或两侧疼痛，现代医学的肾脏病（肾盂肾炎、肾炎、肾结石、肾结核、肾下垂、肾积脓、肾积水等），以及急性胰腺炎，穿透性溃疡，胆囊炎，胆石症，慢性附件炎，子宫后倾后屈，慢性前列腺炎，类风湿性脊柱炎，肥大性脊柱炎，结核性或化脓性脊柱炎，脊柱旁软组织疾病，脊神经根受刺激（脊髓压迫症，急性脊髓炎等）等疾患多与本病有关。

腰痛一证，早在《内经》就有论述，如《素问·脉要精微论》就指出：『腰者，肾之府，转摇不能，肾将惫矣。』说明了腰与肾的关系以及肾虚腰痛的特点；《内经》还根据经络阐述了腰痛，指出太阳、阳明、少阳、太阴、厥阴、少阴各条经脉，和跷脉，维脉为病都可出现腰痛，并介绍了相应的针灸治疗方法。在《内经》中，还详细地论述了腰痛的性质、部位和放射范围。且归纳其病因主要有虚、寒、湿三方面。

汉·《金匮要略》有『肾着』的记载，其特点为『腰以下冷痛，腹重如带五千钱』是属于寒湿内侵所致的腰痛，治以甘姜苓术汤，至隋·《诸病源候论》认为：『凡腰痛有五：一曰少阴，……二曰风痹，三曰肾虚……四曰臀腰，坠堕伤腰，是以痛，五曰侵卧湿地，是以痛。』在病因上把风邪所致的腰痛提高到一定的地位，并补充了外伤和劳伤的病因。但总的认为『肾经虚损，风冷乘之』；『劳损于肾，动伤经络，又为风冷所侵，血气击搏，故腰痛也。』在证候分类上，首先提出以急慢性分类。凡突然发作者，称卒腰痛，凡反复发作，经久不愈者称久腰痛。《千金要方》提出了腰臀痛导引法，是治疗腰痛的正骨手法，方药方面则提出独活寄生汤等。《外台秘要》认为治疗腰痛，还需要『补养宣导』，注重护理。宋·《太平圣惠方》，对腰痛的治疗更为充实，有130多则处方。其中杜仲、肉桂、附子、狗脊、续断、鹿角、桑寄生、菟丝子、牛膝、秦艽、五加皮等为常用药。元《丹溪心法》把腰痛的发病原因归纳为『湿热、肾虚、瘀血、挫闪、痰积』五类。其中以肾虚为最重要。在治疗上提出『凡诸痛皆属火，寒凉药不可峻用，必用温散之药；诸痛不可用参，补气则痛愈甚。』《证治汇补》对于治疗腰痛有这样的论述：『治惟补肾为先，而后随邪之所见者以施治，标急则治标，本急则治本；初痛宜疏邪滞，理经隧，久痛宜补真元，养血气。』这种分清腰痛标本缓急，或祛邪，或扶正的治疗原则，对临床有很大的指导意义。

清·《张氏医通》《杂病源流犀烛》等书，把历代医家对腰痛的论述，归纳为风腰痛、寒腰痛、湿腰痛、痰腰痛、肾虚腰痛、气滞腰痛、瘀血腰痛等，使腰痛在辨证及治疗上更为系统化。

历代文献选录

《素问》：腰者，肾之府，转摇不能，肾将惫矣。

《灵枢》：膀胱足太阳之脉……其直者从巅入络脑……挟脊抵腰中。……是动则病……脊痛，腰似折。

《素问·刺腰痛篇》：足太阳脉令人腰痛，引项脊尻，背如重状，刺其郄中太阳正经出血，春无见血。

少阳令人腰痛，如以针刺其皮中，循然不可以俛仰，不可顾，刺少阳成骨之端出血，成骨在膝外廉之骨独起，夏无见血。

阳明令人腰痛不可顾，顾如有见者，喜悲，刺阳明于胫前三痏，上下和之，出血，秋无见血。

足少阴令人腰痛，痛引脊内廉，刺少阴于内踝上二痏，春无出血，出血太多，不可复也。

厥阴之脉，令人腰痛，腰中如张弩弦，刺厥阴之脉，在腨踵鱼腹之外，循之累累然，乃针刺之，其病令人言，默默然不慧，刺之三痏。

解脉令人腰痛，痛引肩，目䀮䀮然，时遗溲，刺解脉，在膝筋肉分间，在郄外廉之横脉出血，血变止。解脉令腰痛如引带，常如折腰状，善恐，刺解脉，在郄中结络如黍米，刺之血射似黑，见赤血而已。

同阴之脉，令人腰痛，痛如小锤居其中，弗然肿，刺同阴之脉，在外踝上绝骨之端，为三痏。

阳维之脉，令人腰痛，上弗然脉肿，刺阳维之脉，脉与太阳合腨下间，上地一尺所。

衡络之脉令人腰痛，不可以俛仰，仰则恐仆，得之举重伤腰，衡络绝，恶血归之。刺之在郄阳、筋之间，上郄数寸，衡居为二痏出血。

会阴之脉令人腰痛，痛上漯漯然汗出。汗干令人欲饮，饮已欲走。刺直肠之脉上三痏，在蹻上郄下五寸横居，视其盛者出血。

飞阳之脉令人腰痛，痛上怫怫然，甚则悲以恐。刺飞阳之脉，在内踝上五寸，少阴之前，与阴维之会。

昌阳之脉令人腰痛，痛引膺，目䀮䀮然，甚则反折，舌卷不能言。刺内筋为二痏。在内踝上大筋前太阴后，上踝二寸所。

散脉令人腰痛而热，热甚生烦，腰下如有横木居其中，甚则遗溲。刺散脉在膝前骨肉分间，络外廉，束脉为三痏。

肉里之脉令人腰痛，不可以咳，咳则筋缩急。刺肉里之脉，为二痏，在太阳之外，少阳绝骨之后。

腰痛挟脊而痛至头，几几然，目䀮䀮然僵仆，刺足太阳郄中出血。

腰痛上寒，刺足太阳阳明；上热刺足厥阴；不可以俛仰，刺足少阳；中热而喘，刺足中出血。

腰痛上寒不可顾，刺足阳明；上热刺足太阴；中热而喘，刺足少阴。

大便难，刺足少阴；少腹满，刺足厥阴。如折不可以俛仰，不可举，刺足太阳；引脊内廉，刺足少阴。

腰痛引少腹控眇，不可以仰；刺腰尻交者，两髁胂上，以月生死为痏数，发针立已，左取右，右取左。

《素问·刺疟》：「足厥阴之疟，令人腰痛少腹满……肾疟者，令人洒洒然，腰脊痛宛转，大便难」

《素问·咳论》中提及了寒邪所致腰痛：「五脏各以治时感于寒则受病，微则为咳，甚者为泄为痛……肾咳之状，咳则腰背相引而痛。」

汉·《金匮要略》：肾着之病，其人身体重，腰中冷，如坐水中，形如水状，反不渴，小便自利，饮食如故，病属下焦，身劳汗出，衣里冷湿，久久得之，腰以下冷痛，腰重如带五千钱，甘姜苓术汤主之。

隋·《诸病源候论》：凡腰痛有五：一曰少阴，少阴肾也，十月万物阳气伤，是以腰痛。二曰风痹，风寒著腰，是以痛。三曰肾虚，役用伤肾，是以痛。四曰臀腰，坠堕伤腰，是以痛。五曰寝卧湿地，是以痛。

宋·《三因极一病证方论》：夫腰痛虽属肾虚，亦涉三因所致；在外则脏腑经络受邪，在内则忧思恐怒，以至房劳坠堕，皆能致之。

金·《脾胃论》：有房室劳伤，肾虚腰痛者，是阳气虚弱，不能运动故也……宜肾气丸，鹿茸、茴香之类以补阳之不足也。如膏粱之人，久服阳药，醉以入房，损其真阴，肾气热，肾气热则腰脊痛而不能举，久则髓减骨枯，骨枯发为骨痿，宜六味地黄丸……之类，以补阴之不足也。

元·《丹溪心法》：肾气一虚，凡冲寒、受湿、伤冷、蓄热、血涩、气滞、水积、堕伤，与失志，作劳，种种腰痛，叠见而层出矣。

明·《景岳全书》：腰痛证凡悠悠戚戚，屡发不已者，肾之虚也；遇阴雨或久坐痛而重者，湿也；遇诸寒而痛，或喜暖而恶寒者寒也；遇诸热而痛及喜寒而恶热者热也，郁怒而痛者气滞之也，忧愁思虑而痛者，气之虚也，劳动即痛者，肝肾之表也。当辨其所因而治之。

明·《景岳全书》：丹溪云诸腰痛……不可峻用寒凉，得寒则闭遏而痛甚，此言皆未当也。……余尝治一董翁者，年逾六旬，资禀素壮，因好饮酒，以致湿热聚于太阳，忽病腰痛不可忍，至求自尽，其甚可知。余为诊之，则六脉洪滑之甚，且小水不通而膀胱胀急。遂以大分清饮倍加黄柏龙胆草，一剂而小水顿通，小水通而腰痛如失。若用丹溪之言，鲜不误矣。

明·《景岳全书》：腰痛之虚证十居八九，但察其既无表邪，又无湿热，而或以年，或以劳苦，或以酒色斫丧，或七情忧郁所致者，则悉属真阴虚证。

清·《张氏医通》：腰痛尚有寒湿伤损之异，腰酸悉属房劳肾虚，惟有峻补，男子用青娥丸或八味丸加补骨脂、杜仲，有热去附子加五味……大便不实加肉果、补骨脂、山药粉糊代蜜。

清·《医学心悟》：腰痛拘急，牵引腿足，脉浮弦者，风也；腰冷如水，喜得热手熨，脉沉迟，或紧者，寒也，并用独活汤主之。腰痛如坐水中，身体沉重，腰间如带重物，脉濡细者，湿也，苍白二陈汤加独活主之，若腰重疼痛，腰间发热，软痿无力，脉弦数者，温热也，恐成痿症，前方加黄柏主之。若因闪挫跌仆，瘀积于内，转侧如刀锥之刺，大便黑色，脉涩，或芤者，瘀血也，泽兰汤主之。走注刺痛，忽聚忽散，脉弦急者，气滞也，橘核丸主之。腰间肿，按之濡软不痛，脉滑者，痰也，二陈汤加白术，萆薢、白芥子、竹沥、姜汁主之。腰痛似脱，重按稍止，脉细弱无力者，虚也，六君子汤加杜仲，续断主之；若兼阴冷，更佐以八味丸。大抵腰痛，悉属肾虚，既挟邪气，必须祛邪，如无外邪，则惟补肾而已。

清·《证治汇补》：治惟补肾为先，而后随邪之所见者以施治，标急则治标，本急则治本；初痛宜疏邪滞，理经隧，久痛宜补真元，养血气。

第九章　水肿

水肿指因感受外邪，劳倦内伤，或饮食失调，使气血不利，津液输布失常，导致水液潴留，泛溢于肌肤，引起头面、眼睑、四肢、腹背甚至全身浮肿等临床特征的病症。《灵枢·水胀》篇对本病做了描述：『水始起也，目窠上微肿，如新蚕卧起之状，其颈脉动，时咳，阴股间寒，足胫肿，腹乃大，其水已成矣。』

现代医学的急、慢性肾小球肾炎，肾病综合征，内分泌失调，以及营养障碍等疾病所出现的水肿，都属于本病范畴。

水肿的名称和基本理论源自《内经》，后世医家从其证候类型、临床表现、病因病机及治疗方法等方面进行了补充和发展。

历代文献选录

《灵枢》：水始起也，目窠上微肿，如新蚕卧起之状，其颈脉动，时咳，阴股间寒，足胫肿，腹乃大，其水已成矣。以手按其腹，随手而起，如裹水之状，此其候也。

《素问》：至阴勇而劳甚，则肾汗出，肾汗出逢于风，内不得入于藏府，外不得越于皮肤，客于玄府，行于皮里，传为胕肿，本之于肾，名曰风水。……肺移寒于肾，为涌水。涌水者，按腹不坚，水气客于大肠，疾行则鸣濯濯，如囊裹浆，水之病也。……三阴结谓之水。……肾者，胃之关也。关门不利，故聚水而从其类也。上下溢于皮肤，故为胕肿。胕肿者，聚水而生病也。……诸湿肿满，皆属于脾。……平治于权衡，去菀陈莝，微动四极，温衣，缪刺其处，以息其形。开鬼门，洁净府，精以时服，五阳已布，疏涤五藏。故精自生，形自盛，骨肉相保，巨气乃平。

汉·《金匮要略》：师曰：病有风水，有皮水，有正水，有石水，有黄汗。风水其脉自浮，外证骨节疼痛，恶风；皮水其脉亦浮，外证胕肿，按之没指，不恶风，其腹如鼓，不渴，当其发汗；正水其脉沉迟，外证自喘；石水，其脉自沉，外证腹满不喘；黄汗，其脉沉迟，身发热，胸满，四肢头面肿，久不愈，必致痈脓。……太阳病，脉浮而紧，法当骨节疼痛，反不痛，身体反重而酸，其外不渴，汗出即愈，此为风水。恶寒者，此为极虚发汗得之。渴而不恶寒者，此为皮水。身肿而冷，状如周痹，胸中窒，不能食，反痛聚，暮躁不得眠，此为黄汗。痛在骨节，咳而喘，不渴者，此为脾胀，其状如肿，发汗即愈。然诸病此者，渴而下利，小便数者，皆不可发汗。……心水者，其身重而少气，不得卧，烦而躁，其人阴肿。肝水者，其腹大，不能自转侧，胁下腹痛，时时精液微生，小便续通。肺水者，其身肿，小便难，时时鸭溏。脾水者，其腹大，四肢重，津液不生，但苦少气，小便难。肾水者，其腹大，脐肿腰痛，不得溺，阴下湿如牛鼻上汗，其足逆冷，面反瘦。……·诸有水者，腰以下肿，当利小便，腰以上肿，当发汗乃愈。

《中藏经》：水有十名，一曰青水，二曰赤水，三曰黄水，四曰白水，五曰黑白，六曰玄水，七曰风水，八曰石水，九曰里水，十曰气水。……里水者，其根在小肠，其状先从小腹胀而不肿，渐渐而肿也，气水者，其根在大肠，其状乍来乍去，乍盛乍衰者是也。此皆由上下不通，关窍不利，气血痞格，阴阳不调而致也。玄水者，其根起于胆，其状先从头面起，肿而至足者是也。

隋·《诸病源候论》：风水病者，为脾肾气虚弱所为也，肾劳则虚，虚则汗出，汗出逢风，风气内入，还客于肾，脾虚又不能制于水，故水散溢皮肤，又与风湿相搏，故云风水也。令人身浮肿，如裹水之状，颈脉动，时咳，按肿上，凹而不起也，骨节疼痛而恶风是也，脉浮大者，名曰风水。……十水者，青水、赤水、黄水、白水、黑水、悬水、风水、石水、暴水、水气也。……夫水之病，皆生于腑藏，方家所出，立名不同，亦有十四水，或十八水，或十二水，或五水，不的显名证。寻其病根，皆由荣卫不调，经脉痞涩，脾胃虚弱，使水气充溢。盈散皮肤，故令遍体肿满，喘息上气，目裹浮肿，颈脉急动，不得眠卧，股间冷，小便不通，是其候也。……肾虚则水妄行，流溢于皮肤，故令身体面目悉肿，按之没指而无汗也。腹如故而不满，亦不渴，四肢重而恶风是也。脉浮者，名曰皮水也。……皆由营卫痞涩，三焦不调，腑藏虚弱所生，虽名证不同，并令身体虚肿，喘息上气，小便黄涩也。

宋·《太平圣惠方》：夫风水肿者，由脾肾气虚弱所为也。肾劳则虚，虚则汗出，汗出当风，风气内入，还客于肾，脾虚又不能制于水，故水散溢皮肤，又与风湿相搏，故云风水也。……夫肾主水，肾虚则水妄行，肺主气，肺虚则卫气不能循环，水之与气，留滞皮肤，令身体四肢肿满，故名气水肿也。

宋·《三因极一病症方论》：以心水、肝水、肺水、脾水、肾水、胆水、大肠水、膀胱水、胃水、小肠水为十水。

宋·《重订严氏济生方》：水肿为病，皆由真阳怯少，劳伤脾胃，脾胃既寒，积寒化水。盖脾者土也，肾者水也。肾能摄水，脾能舍水。肾水不流，脾舍通塞，是以上为喘呼咳嗽，下为足膝跗肿，面浮腹胀，小便不利，外肾或肿，甚则肌肉崩溃，足胫流水，多致不救。岐伯所谓，水有肤胀、臌胀、肠覃、石瘕，种类不一，皆聚水所致。失水之始起也，目窠微肿，如卧蚕起之状，颈脉动，喘时咳，阴股间寒，足胫肿，腹乃大，为满已成，以手按其腹，随手而起，如裹水之状，此其候也。又有蛊胀，腹满不肿；水肿，面目四肢俱肿。治蛊以水药，治水以蛊药，非其治也。治疗之法，先实脾土，脾实则能舍水，土得其政，面色纯黄，江河通流，肾水行矣，肿满自消。次温肾水，骨髓坚固，气血乃从。极阴不能化水而成冰，中焦温和，阴水泮流，然后肿满自消而形自盛，骨肉相保，巨气乃平。然此病证不可治者有五证，见《巢氏病源》。然水病最难治，特须慎于口味，戒房劳谑戏，若不能戒此，愈而复病者多矣。经云：治水之法，腰以上肿宜发汗，腰以下肿宜利小便，此至当之论。然肿满最慎于下，当辨其阴阳。阴水为病，脉来沉迟，色多青白。不烦不渴，小便涩少而清，大腑多泄，此阴水也，则宜用温暖之剂，如实脾散、复元丹是也；阳水为病，脉来沉数，色多黄赤，或烦或渴，小便赤涩，大腑多闭，此阳水也，则宜用清平之药，如疏凿饮子、鸭头丸是也。又有年少，血热生疮，变为肿满，烦渴，小便少，此为热肿。《素问》所谓：结阳者肿四肢是也。

元·《丹溪心法》：水肿因脾虚不能制水，水渍妄行，当以参术补脾，使脾气得实，则自健运，自能升降运动其枢机，则水自行，非五苓神佑之行水也。宜补中行湿利小便，切不可下，用二陈汤加白术、人参、苍术为主，佐以黄芩、麦冬、炒栀子制肝木。若腹胀，少佐以厚朴；气不运，加木香、木通；气若陷下，加升麻、柴胡提之。随病加减，必须补中行湿，二陈治湿加升提之药。能使大便润而小便长，产后必须大补血气为主，少佐苍术、茯苓，使水自降，用大剂白术补脾，若壅满，用半夏、陈皮、香附监之，有热当清肺金，麦门冬、黄芩之属。

腰以下肿，宜利小便，腰以上肿，宜发汗，此仲景之要法也。

诸家只知治湿当利小便之说，执此一途，用诸去水之药，往往多死，又用导水丸、舟车丸、神佑丸之类大下之，此速死之兆。盖脾极虚而败，愈下愈虚，虽取效目前，而阴损正气，然祸亦不旋踵而至。

大法宜大补中宫为主，看所挟加减，不尔则死，当以严氏实脾散加减治之。

阳病水兼阳证者，脉必沉数。阴病水兼阴证者，脉必沉迟。水之为病不一，贾洛阳以病肿不治，必为痼疾，虽有扁鹊，亦莫能为，则知肿之危恶，非他病比也。夫人之所以得全其性命者，水与谷而已。水则肾主之，谷则脾主之，惟肾虚不能行水，惟脾虚不能制水，胃与脾合气，胃为水谷之海，又因虚而不能传化焉，故肾水泛溢，反得以浸渍脾土，于是三焦停滞，经络壅塞，水渗于皮肤，注于肌肉而发肿矣。其状目胞上下微起，肢体重着，咳喘，怔忡，股间清冷，小便涩黄，皮薄而光，手按成窟，举手即满是也。治法：身有热者，水气在表，可汗；身无热，水气在里，可下。其间通利小便，顺气和脾，俱不可缓耳。证虽可下，又当权其重轻，不可过用芫花、大戟、甘遂猛烈之剂，一发不收。吾恐峻决者易，固闭者难，水气复来而无以治之也。风肿者皮粗，麻木不仁，走注疼痛；气肿者皮厚，四肢瘦削，腹胁膨胀；其皮间有细缕赤痕者，此血肿也。

妇人怀胎，亦有气遏水道而虚肿者，此但顺气安脾，饮食无阻，既产而肿自消。

大凡水肿，先起于腹而后散四肢者，可治；先起于四肢而后归于腹者，不治。又或男从脚下肿而上，女从身上肿而下，皆不治。若遍身肿，烦渴，小便赤涩，大便闭，此属阳水，先以五皮散，或四磨饮添磨生枳壳，重则疏凿饮。

若遍身肿，不烦渴，大便溏，小便少、不涩赤，此属阴水，宜实脾饮，或木香流气饮。

阳水肿，败荷叶烧灰存性为末，米饮调下。若病可下者，以三圣散，牵牛、枳实、萝卜子三味，看大小虚实与服。气实者三花神佑丸、舟车丸、禹功散选用。

明·《推求师意》：肿病不一，遍身肿、四肢肿、面肿、脚肿，方书谓之水气。然有阳水，有阴水，并宜先用五皮饮、升降汤，或除湿汤加木瓜、腹皮各半钱，如未效，继以四磨饮，兼吞桂黄丸。肿者，钟也，寒热气所钟聚也，应阴水阳水及蛊胀服药外，并宜赤小豆粥佐之。

遍身肿，烦渴，小便赤涩，大便多闭，此属阳水。轻宜四磨饮，添磨生枳壳，兼进莱菔饮，重则疏凿饮子、万灵饮利之，以通为度。

亦有虽烦渴而大便已利者，此不可更利，宜用五苓散加木通：大腹皮各半钱，以通小便，或分心气饮。

遍身肿，不烦渴，大便自调或溏泄，小便虽少而涩赤，此属阴水，宜实脾饮。小便多少如常，有赤时有不赤时，至晚则微赤，却无涩滞者，亦属阴也，不可遽补，木香流气饮，继进复元丹。若大便不溏，气息胀满，宜四磨饮下黑锡丹。

感湿而肿者，其身虽肿，而自腰下至脚重，腿胀满尤甚于身，气或急或不急，大便或溏或不溏。但宜通利小便，多服五苓散，吞木瓜圆。间进除湿汤加木瓜、腹皮各半钱，炒萝卜子七分半碾碎之。

有患生疮，用疮药太早，致遍身肿，不可妄施他剂。若大便不通，升麻和气饮，若大便如常，或已自利，当导其气，自小便导之，宜五皮饮和生料五苓散。腹若肿，只在下，宜除湿汤和生料五苓散加木瓜、泽泻之类。

有肾气下注而成脚肿，此当就源头上治，不可妄以脚气药施之。盖气入肾，则先脚肿而后肾疼，肾气注，则先肾疼而后脚肿，五心缺而平，唇肿脐突者不可治。

病后浮肿，此系脾虚，用二分平胃散、一分五苓散，和匀汤调，或生料煎服，或用生料平胃散加木瓜、腹皮、人参各半钱，茯苓一钱，或六君子汤加木香半钱，肿甚者，木香流气饮。

四肢肿，谓之肢肿，宜五皮饮加姜黄、木瓜各一钱，或四磨饮。

面独肿，苏子降气汤，兼气急者尤宜，或煎熟去滓后，更磨沉香一呷。

有一身之间惟面与双脚浮肿，早起则面甚，晚则脚甚，经云：面肿为风，脚肿为水，乃风湿所致。须问其大小腑门通闭，别其阴阳二证，前后用药，惟除湿汤加木香、腹皮、白芷各半钱可通用，或以苏子降气汤、除湿汤各半帖煎之。

小便不通，治以吐法何也？曰：取其气化而已。经曰：三焦者，决渎之官，水道出焉。膀胱者，州都之官，津液藏焉，气化则能出矣。故上、中、下三焦之气，有一不化，则不得如决渎之水而出矣，岂独下焦膀胱气塞而已！上焦肺者，主行荣卫，通调水道，下输膀胱，而肾又上连肺，岂非小便从上焦之气化者乎？仲景谓：胃气行则小便宣通。《内经》谓：脾病则九窍不通。小便不利者，其病一也。由是三焦所伤之邪不一，气之变化无穷，故当随处治邪行水，大要在乎阴阳无相偏负，然后气得以化。若方盛衰论曰：至阴虚天气绝，至阳盛地气不足。夫肾肝在下，地道也；心肺在上，天道也；脾胃居中，气交之分也。故天之阳绝，而不下交于地者，尚且白露不下，况人同乎天，其上之阳不下交于阴，则下之阴虚，在上之阳盛不务其德而乘之，致肾气之不化，必泻其阳而举之，则阴可得而平也。若此条所叙之证，皆用吐法，盖因气道闭塞，升降不常者而用耳！

其他众法，何尝舍之而独施是哉！先生尝曰：吾以吐法通小便，譬如滴水之器，开其上窍则下窍水自出焉。

明·《医学入门》：论阴阳：阳水多外因，涉水冒雨或兼风寒暑气而见阳证；阴水多内因，饮水及茶酒过多或饥饱、劳役、房欲而见阴证。阳水先肿上体，肩背手膊，手三阳经，阴水先肿下体，腰腹髀跗，足三阴经。故男从脚下肿起、女从头上肿起为逆。阴阳微妙如此，不可不辨。

阴水多因久病或产后，言久病者，盖谓久病喘咳疟痢，或误服凉药，以致肿者，危证也，俱宜补脾为主。大概挟喘者，分气紫苏饮、五皮散、葶苈丸；久痢加味八味丸，久疟退黄丸；产后肿，必大补气血，使水自降，八物汤加苍术、陈皮、半夏、香附。有热加麦门冬、黄芩，气不顺加木香、砂仁。怀胎气遏水道肿者，去半夏，加紫苏、大腹皮。饮食无阻者，虽不药，而既产自消矣。

阳水多兼食积，或饮毒水，或疮痍所致也。食积者，用香平丸、枳术丸。因酒，小萝皂丸。饮毒水而肿者，名水蛊，漆雄丸。不服水土者，胃苓汤。脓疮搽药，愈后发肿，败毒散。便闭，升麻和气饮。干疮洗浴，水气入腹者，赤小豆汤。疮久倦怠嗜卧肿者，五苓散加橘皮、木香、槟榔、滑石、甘草、枳壳、大腹皮、砂仁，姜煎温服。

湿热变化总属脾经：人身真水真火，消化万物以养生，脾病则水流为湿，火炎为热，初起目下微肿如卧蚕，及至水浮膜外，则为肤胀，流于下焦，则为腹肿。手按随手而起，如裹水之状，以指画之成字者，名燥水，不成字者，名湿水。有按之作水声者，乃气虚不能宣泄，久成水瘕。

下注肾经则阴腑肿：肾主水也，惟脾病则不化饮食，滋真水，非惟肾精损削，而湿热下注，阴腑独肿者有之，甚则泛滥，遍体无归，必土实而后足以收摄邪水，肾气归元。

肺气上升则为喘：金生水也，惟脾病则肺金失养，非惟肺气孤危，而失降下之令，渗道不通，且湿热则浊气上升，为喘为咳，必土实而后肺金清肃，以滋化源。或曰：独无寒湿者乎？寒则土坚水清间有，亦易治。

阳水治法：阳水必热渴、二便闭。经曰：诸腹肿疼酸，皆属于火。又曰：结阳肢肿是也。治与水证湿证大同，大法：腰以上肿，宜汗，腰以下肿，宜下。表证喘咳，小青龙汤、越婢汤、古麻甘汤、桂枝苦酒汤；里证腹肿胁硬，十枣汤、泽泻汤、泽泻牡蛎汤、导水丸、三花神佑丸、浚川丸、布海丸。然证虽可下，又当权其轻重，年衰久病及虚者，黄米丸。初起只宜上下分消其湿，五苓散用桂枝，合六一散，加橘皮、木香、槟榔、生姜煎服，或单山栀丸，木香、白术煎汤下，兼黄者，茵陈五苓散渗之。

阴水治法：阴水必身凉大便利。经曰：阴蓄于内，水气胀满是也，治宜补脾土以复运化之常，清心火，降肺金，俾肝木有制，而渗导又且开通，此补中行湿，兼金虚而有湿热者最宜。若中寒者，温补则气暖而小便自通，气陷者，升提则阳举而阴自降，故曰行湿，非五苓、神佑之谓也。补中气，六君子汤加木香；泻者，参苓白术散、升阳除湿防风汤；呕者，赤茯苓汤；中寒者，玄武汤、实脾散；挟食积者，紧皮丸、千金养脾丸；挟湿热者，中满分消汤丸；湿甚者，退黄丸；虚甚气陷，口无味者，六君子汤加升麻、柴胡以提之，复元丹，切忌淡渗；肾虚腰重脚肿湿热者，加味八味丸、滋肾丸；阳虚小便不利者，古沉附汤；二便俱利，术附汤、复元丹。

风气血因：阳水阴水肿外，又有风、气、血肿，惟肠覃、石瘕，乃妇人病也。风肿者，即痛风肿，肿面多风热；肿脚多风湿，关脉浮洪弦者，风热湿三气郁而为肿。因脾土不足，木火太盛，胃中纯是风气，所以清气不升，腹作膜胀，浊气不降，大便闭涩。经曰：中满泻之于内者是也。外证走注疼痛，面皮粗，麻木不仁，先服三和散，次服小续命汤。大便闭，去附子，加槟榔、牵牛；日久者，小金丹，风从汗散故也；虚弱不敢汗者，四君子汤加升麻、柴胡、苍术、防风；多汗者，防己黄芪汤；气肿者，七情所伤，郁为湿热，脾肺俱病，四肢瘦削，腹胁膨胀，与水气相似。但以手按之成凹，不即起者，湿也，按之皮厚，不成凹者，气也，六君子汤加木香、木通。喘者，木香流气饮；大便闭者，三和散、六磨汤、木香槟榔丸；小便闭者，分心气饮；呕满者，四妙枳壳丸；泻者，单香附丸；挟痰腹胀满者，加味枳术汤、控涎丹；瘀血肿者，皮间必有赤缕血痕，用四物汤加桃仁、红花，或续断饮、加味八味丸；妇人经闭败血肿者，肾气丸加红花，或红矾丸。

阴肿治法：玉茎与阴囊，伸缩痿强，乃身中阴阳之机。有阳火，玉茎肿胀，健强不休者，柴青泻肝汤；湿热下流者，四苓散加山栀、木通、金铃子；茎囊肿大通明者，木香流气饮加木通煎，吞青木香丸；暴风客热，阴挺肿胀者，龙胆泻肝汤；膀胱热甚，囊肿二便不通者，三白散、八正散；肿痛者，用小茴、全蝎、穿山甲、木香，等份为末，每服二钱，空心酒下；有阴寒湿肿痿弱者，五苓散加茴香，或八味丸；肾大如斗者，荔核散；上热下虚，玉茎肿痛者，清心莲子饮；阴肿大如升斗者，用马鞭草捣烂涂之，或干地龙为末，鸡子清调敷，囊软者可治；妇人阴肿便闭，枳橘炒热熨之。

忌宜：凡阳水，宜辛寒散结行气，苦寒泻火燥湿；阴水宜苦温燥脾，或辛热导气，极忌甘药助湿作满，尤忌针刺，犯之，流水而死。凡先肿腹而后散于四肢者可治，先肿四肢而后归于腹者难治。若肌肉崩溃，足胫流水，唇黑耳焦，缺盆平，脐凸，背平，手足掌平，肉硬，腹多青筋，大便滑泻者，不治。又面黑者肝死，两手无纹者心死，脐凸者脾死，两肩凸者肺死，下注脚肿者肾死。

明·《医林绳墨》设或水肿者，脾虚不能健运，水溢于皮肤，按之多冷，重按多凹，病久，所按之处，青红陷下，肌肉如腐，或有肿盛皮肉出水，起泡湿烂。或射于肺，则咳嗽气急，逆于脾则痰涎不利。宜用实脾利水之剂，如二陈加厚朴、苡仁、白术、泽泻之类。黄肿者，皮肉色黄，四肢怠惰，头眩体倦，懒于作为，小便短而少，大便溏而频，食欲善进，不能生力，宜当健脾为主。治用二陈汤，加参、术、黄连、厚朴、香附之类。面肿者，面目浮肿，此气虚也，盖面为诸阳之首，阳聚于面，所以面耐寒也。今也面目浮肿，皆因阳之不聚，气之不行，停滞上焦，壅塞而为肿也。治当清理上焦之气，使肃清而不浊，利耳目之窍，使周行而不滞，如枳桔二陈汤，加玄参、天花粉、连翘之类。若脾虚者，当实其脾，白术、茯苓、苡仁、山药。湿肿者，当清其湿，苍术、厚朴、泽泻、茵陈。有风者，兼驱其风，防风、防己。有寒者可清其寒，羌活、独活，消风凉膈散亦治。足肿者，谓腿足作肿也，有湿热太甚而作肿者，其色红肿，当清湿热，如当归拈痛汤亦可；有脾虚不足而作肿者，其色白肿，当养脾气，如参苓白术散，加牛膝、苡仁；有脾虚气滞而不行者，肿久必有水出，破之难痊，宜当实脾为要，如参苓白术散，加升麻、泽泻；有病久而作肿者，其肿下连足跗，如皮肿可治，肉肿难除，宜当养正健脾，如补中益气汤，加牛膝、续断；有久卧而作肿者，此气之不行也，久立而作肿者，此气之不顺也。气不行者，当以行气为要，如二陈汤加苍白二术、厚朴、香附；气不顺者，当以顺气为先，如二陈汤加当归、续断、香附、乌药。肢肿者，四肢作肿也，盖四肢者，脾之脉络也，脾有所郁则气血不调，以见四肢作肿，大率滞于血者则痛肿难移，滞于气者则俛仰不便。行血宜芎归汤，加丹皮、白芷、秦艽、续断，行气宜二陈汤，加厚朴、山楂、白术、黄芩。便肿者，男子小便作肿，妇人阴门作肿也，皆由肝气之不和，肾气之不泄，宜当泻肝补肾可也，治宜黄连、青皮、当归、芍药、山楂、柴胡、乌药、香附之类；囊肿者，阴囊之作肿也，此因脾湿聚而生肿，宜当利水实脾，燥湿为要，如苍术、厚朴、茱萸、茴香、青皮、乌药、山楂、青木香之类；子肿者，阴子大而生肿，亦肝气之不和也，宜当清气伐肝，如囊肿之药可用。但红肿去茱萸，加山栀。肿而冷湿，去山栀用茱萸，命坠亦然。有用椒囊，以艾叶、川椒焙燥，作末袋之，收其极湿自可。

眼胞肿者，眼胞上下之肿也，此因脾气空虚，心事不乐，怒不能越，饮食不进，朝夕作卧，故令眼胞作肿也，治宜清气健脾之剂，如二陈汤，加归、术、青皮、黄连之类。儿肿者，妇人孕子之时，身面手足作肿，此脾虚成孕也，宜以安胎健脾，其肿自消，如四物，加炒白术、阿胶、人参、香附、黄芩之类。大抵肿之为证，皆属于于脾，然脾不能行气，则气滞而作肿矣，不可专理其气，而用导泄之药，不治其本，而反攻其末也。丹溪曰：气虚不补，何由以行？经曰：塞因塞用，正谓此也。医者当治肿之时，即以是求，而为法守。

治法注意：肿当利水而实脾，胀宜清气而开郁，此治肿胀之大端也。

明·《证治准绳》：《素问·汤液醪醴论》云：帝曰：其有不从毫毛而生，五脏阳以竭也。津液充郭，其魄独居，孤精于内，气耗于外，形不可与衣相保，此四极急而动中，是气拒于内而形施于外，治之奈何？岐伯曰：平治于权衡，去宛陈莝，微动四极，温衣，缪刺其处，以复其形；开鬼门，洁净府，精以时服，五阳已布，疏涤五脏。故精自生，形自盛，骨肉相保，巨气乃平。释云：不从毫毛生者，明其邪不自腠理入，是水从内而溢出于外者也。五脏阳以竭者，为由脾胃虚弱。夫脾胃者土也，法天地，生万物，故水谷入胃，清阳化气，浊阴成味，五脏禀其气曰阳，禀其味曰精，即经之谓五阳者，胃脘之阳声也。气和精生，今不得禀水谷气，则无气以生，不得禀五味，则无精以化。肺主气而魄藏焉，无气则魄独居二肾为阳，故动之。经脉行则脾胃之水谷得以化，四脏亦得以禀之，然后可以施治。其水在表在上者汗之，在下在里者分利之。夫如是，此条所治，正与评热论阴虚者对待而言也。彼为肾之阴虚，不能敌夫所凑之阳；此为胃之阳虚，不能制夫溢水之阴也。仲景法，诸有水者，腰以下肿，当利小便，腰以上肿，当发汗乃愈。防己黄芪汤、防己茯苓汤、蒲灰散，以上利小便。越婢汤、越婢加术汤、甘草麻黄汤、麻黄附子汤、杏子汤，以上发汗。观此可见仲景之法，一出于《内经》。后世治水肿方，有五皮散、香苏散，中用姜、橘、紫苏、大腹皮辛以散之，茯苓、防己、木通、桑皮淡以渗之，是开鬼门洁净府同用也。

丹溪云：因脾虚不能制水，水渍妄行，当以参、术补脾，气得实则自能健运，自能升降，运动其枢机，则水自行，非五苓之行水也。又云：《内经》曰，诸气膹郁，皆属于肺。诸湿肿满，皆属于脾。诸腹胀大，皆属于热。是三者相因而为病。盖湿者土之气，土者火之子，故湿每生于热，热气亦能自湿者，母气感子，湿之变也。湿气盛，肺气不行而胰郁矣。故水肿病者，脾失运化之职，清浊混淆，因郁而为水。脾土既病，肺为之子，而肺亦虚，荣卫不布，气停水积，凝聚浊液，渗透经络，涵流溪谷，窒碍津液，久久灌入隧道，血亦化水矣。凡治肿，皆宜以治湿为主，所挟不同，故治法亦异。更宜清心经之火，补养脾土，火退则肺气下降而水道通，脾土旺则运化行，清浊分，其清者复回而为气、为血、为津液。其败浊之甚者，在上为汗，在下为溺，以渐而分消矣。卢砥镜治水肿类例，以肺金盛而生水，水溢妄行，气息闭、枢机壅而为肿，必欲导肾以决去之，岂理也哉。夫肺者肾之母也，其气清肃，若果由肺盛生水，则将奉行降令，通调水道，下输膀胱，水精四布，五经并行，而何病肿之有？

或问丹溪所论水病之源，在于脾土。卢氏论水，宗于水热篇，阴盛水溢，其源在肾。所起不同，故治必异。今如溪之论，则《内经》非欤？曰：不然。试用水热篇三章之义绎之，则晰然矣。首章问少阴何以主肾，肾何以主水。曰：肾者至阴也，至阴者盛水也。肺者太阴也，少阴春冬脉也。故其本在肾，其末在肺，皆积水也。此以少阴经脉在上，主肾行冬令，至阴盛水气化之常者而言也。非是为病之因也。当时若遇邪伤，则二脏之气停而皆积水矣。令卢氏不求其为因所感之邪，而致气停水积，乃辄以至阴盛水，谓是脏气有余而生病者，误矣。不然，何乃次章复问，肾何以能聚水而生病？曰：肾者胃之关也，关门不利，故聚水而从其类也。上下溢于皮肤，故为胕肿，胕肿者，聚水而生病也。此承上章积水之病，故注文以肾主下焦，膀胱为腑，主其分注，开窍二阴，故肾气化则二阴通，二阴闭则胃填满，故云肾者胃之关也。关闭则水积。然而气停水溢之义，尚有可言者焉，当是下焦之气也。何则？《灵枢·本输》曰：少阴者属肾，上连肺，故将两脏；三焦者，决渎之府也，水道出焉，属膀胱，是孤府也。宣明五气篇：下焦溢为水。注文以分注之所，气窒不泻，则溢而为水也。又三焦病者，腹气满，小腹尤坚，不得小便，窘急，溢则水留即为胀。以此观之，其下焦少阳之经气，当相火之化，六气中惟相火有其经，无其腑脏，游行于五者之间，故曰少阳为游部，其经脉之在上者，布膻中，散络心包，在下者，出于委阳，上络膀胱。岂非上佐天道之施化，下佐地道之生发，与手厥阴为表里，以行诸经之使者乎？是故肾经受邪，则下焦之火气郁矣。火气郁则水精不得四布，而水聚矣。火郁之久必发，发则与冲脉之属火者同逆而上。盖冲脉者，十二经之海，其上者，出于颃颡，渗诸阳，灌诸精；其下者，并少阳下足，渗三阴，灌诸络。由是水从火溢，上积于肺，而为喘呼不得卧；散聚于阴络，而为胕肿；随五脏之虚者，入而聚之，为五脏之胀。夫如是之病，皆相火泛滥其水而生病者也。非相火则水不溢，而止为积水之病。如《内经》所谓阴阳结斜，多阴少阳曰石水，少腹肿；三阴结寒为水；肾肝并沉为石水之类是也。又尝推其肾气不化之由，多是四气相乘害之。盖胃是肾之胜脏，或湿热盛而伤之，或胃气不足下陷而害之，或心火太过下乘而侮之，或燥金敛涩之，或风木摇撼之，与夫劳役色欲，七情外感，皆足以致肾气之不足也。夫胃之关，不惟因肾气不化而后闭，其胃之病者，而关亦自闭矣。其水不待肾水而生，所饮之水亦自聚矣。盖胃主中焦，为水谷之海，胃气和则升降出纳之气行，水谷各从其道而输泄也。胃气不和，则出纳之关皆不利，故水谷之津液皆积聚而变水也。即《灵枢·经脉》曰：胃所生病，大腹水肿，膝膑肿痛。《灵枢·五癃津液别》曰：五谷之津液……阴阳不和，则气道不通，四海闭塞，三焦不泻，津液不化，水谷并于肠胃之中，留于下焦，不得渗膀胱，则下焦胀，水溢则为水胀。王叔和《脉经》曰：脾常怀抱其子，子，肺金也。子胃火伤，下避水中，木畏金乘，下为荆棘，脾复畏木居一隅，水遂上溢而为胀也。即此诸论观之，所谓关门不利云云者，盖以二脏相因而然耳。

第三章问诸水皆生于肾乎。曰：肾者牝脏也。地气上者，属于肾，而生水液也，故曰至阴。勇而劳甚则肾汗出，肾汗出，逢于风，内不得入于脏腑，外不得越于皮肤，客于玄府，行于皮里，传为跗肿，本之于肾，名曰风水。观是章所谓地气上者，指人形体皆禀地之阴以生者而言也。肾居五脏之下，是至阴，主水，以生津液，是故津液在百体，犹水在地中行，五气所化之五液，悉属于肾。今因劳火迫于肾气之液，发出为汗，因逢风而玄府闭，其汗与风相搏，遂结于皮肤，于是五气所化新旧之液，则皆类聚而成水矣。用是比例推之，则肾气之劳，不止房事一端而已，如夜行劳甚，渡水跌仆，持重远行，极怒惊恐之类，岂无越出肾液于表，亦得以逢于风者乎。此圣人之言简而意博，举一而可十者也。又按《素问·评热病论》曰：有病肾风者，面胕痝然壅，害于言，虚不当刺。不当刺而刺，后五日其气必至。至必少气时热，时热从胸背上至头，汗出手热，口干苦渴，小便黄，目下肿，腹中鸣，自重难以行，月事不来，烦而不能食，不能正偃，正偃则咳甚，病名曰风水。此肾虚不可妄治，治之则阴愈虚而阳必凑之，转及五脏，有是热病状也。用此比类前后所叙，诸水溢之病，未有不因肾虚得之。设不顾虚，辄攻其水，是重虚其阴也。虚则诸邪可入，而转生病矣。《内经》又谓肝肾脉并浮为风水，此尤见是阴虚之甚者也。何则？夫肾肝二脏，同居下焦。肾为阴主静，其脉沉。肝为阳主动，其脉浮。而阴道易乏，阳道易饶，为二脏俱有相火故也。若相火所动，不得其正，动于肾者，犹龙火之于海，故水附而龙起。动于肝者，犹雷火之出于地，疾风暴发，故水如波涌。今水从风，是以肝肾并浮也。王注以为风薄于下，似若水风之邪，世人莫知肝木内发之风也。《灵枢·水胀》有水胀、肤胀、臌胀、肠覃、石瘕、石水之病。治肤胀、臌胀者，先泻其胀之血络，后调其经，刺去其血络也。观此肤胀，与胀论篇谓荣气循脉，冲气逆为脉胀，冲气并脉循分肉为肤胀，三里而泻，近者一下，远者三下，无问虚实，工在疾泻。此篇之臌胀，亦与腹中论中之臌胀同其病状。彼则治之以鸡矢醴，一剂知，二剂已。若饮食不节，其病虽已，当病气复聚于腹也。何与此篇治是二证，皆先泻其胀之血络，刺去其血，而复调其经，如是之不同。何哉？盖彼以气聚之病，此以气停与血相搏，故血凝于络，气凝于经，而生水液为胀，故治不同也。仲景云：风水，其脉自浮，外证骨节疼痛，恶风。《针经·论疾诊尺》篇云：视人之目窠上微肿，如新卧起状，其颈脉动，时咳，按其手足上，杳而不起者，风水肤胀也。又仲景云：太阳脉浮而紧，法当骨节疼痛，反不痛，身体反重而酸，其人不渴，汗出即愈，为风水。风水，脉浮，身重，汗出恶风者，防己黄芪汤主之。风水恶风，一身悉肿，脉浮不渴，续自汗出，无大热，越婢汤主之。恶风者，加附子（炮）一枚。续法：风水，身体浮肿，发歇不定，肢节疼痛，上气喘急，大腹皮散主之。风水毒气，遍身肿满，楮白皮散主之。皮水，其脉亦浮，外证跗肿，按之没指，不恶风，其腹如鼓，不渴，当发其汗。又云：渴而不恶寒者，此是皮水。盖法当风水恶寒不渴，皮水不恶寒而渴。假令皮水不渴，亦当发汗也。皮水为病，四肢肿，水气在皮肤中，四肢聂聂动者，防己茯苓汤主之。厥而皮水者，蒲灰散主之。续法：皮水，身体面目悉浮肿，木香丸主之。正水，其脉沉迟，外证自喘。石水，其脉自沉，外证腹满不喘。大奇论：肾肝并沉为石水，并浮为风水。续法：石水四肢细瘦，腹独肿大，海蛤丸主之。皮水，病腹光紧急如鼓，大小便涩，槟榔散主之，黄汗，其脉沉迟，身发热，胸满，四肢头面肿，久不愈，必致痈脓。又云：身肿而冷，状如周痹，胸中窒，不能食，反聚痛，暮躁不得眠，此为黄汗。治法见黄疸门。里水者，一身面目黄肿，其脉沉，小便不利，故令病水。假如小便自利，此亡津液，故令渴，越婢加术汤主之。甘草麻黄汤亦主之。水之为病，其脉沉小属少阴，浮者为风，无水虚胀者为气。水，发其汗即已，脉沉者宜麻黄附子汤，浮者宜杏子汤。心水者，其身重而少气，不得卧，烦而躁，其阴大肿。肝水者，其腹大不能自转侧，胁下腹中痛，时时津液微生，小便续通。肺水者，身肿，小便难，时时鸭溏。脾水者，其腹大，四肢苦重，津液不生，但苦少气，小便难。肾水者，其腹大脐肿，腰痛不得溺，阴下湿如牛鼻上汗，其足逆冷，面黄瘦，大便反坚。诸病水者，渴而不利，小便数者，皆不可发汗。问曰：病者苦水，面目四肢皆肿，小便不利，脉之，不言水，反言胸中痛，气上冲咽，状如炙脔，当微咳喘，审如师言，其脉何类？师曰：寸口脉沉而紧，沉为水，紧为寒，沉紧相搏，结在关元，始时当微；年盛不觉，阳衰之后，荣卫相干，阳损阴盛，结寒微动，肾气上冲，喉咽塞噎，胁下急痛。医以为留饮而大下之，气系不去，其病不除；后重吐之，胃家虚烦，咽燥欲饮水，小便不利，水谷不化，面目手足浮肿；又与葶苈丸下之，当时如小瘥，食饮过度，肿复如前，胸胁苦痛，象若奔豚，其水扬溢，则浮咳喘逆。当先攻击冲气，令止，乃治咳，咳止其喘自瘥，先治新病，病当在后。

上仲景治水诸方，皆用脉病为本，然后量轻重虚实而施治，皆守圣经之法耳。奈何今世俗之医，因病者急求一时之效，以破气去水为功，不知过一二日，则病复至而不可救矣。呜呼！予每痛夫世人病水肿多死不救者有二，一以患者不善调取，二以医误投下药之过，竭其阴阳，绝其胃气，故多死。于是详摘《素》《灵》《金匮》之言而稍发明之，有志者当不厌其烦也。

肿病不一，或遍身肿，或四肢肿，面肿脚肿，皆谓之水气。然有阳水，有阴水，并可先用五皮饮，或除湿汤加木瓜、腹皮各半钱，如未效，继以四磨饮兼吞桂黄丸，仍用赤小豆粥佐之。遍身肿，烦渴，小便赤涩，大便多闭，此属阳水。轻宜四磨饮，添磨生枳壳，兼进保和丸；重则疏凿饮子利之，以通为度。亦有虽烦渴而大便已利者，此不可更利，宜用五苓散加木通、大腹皮各半钱，以通小便。遍身肿，不烦渴，大便自调或溏泄，小便虽少而不赤涩，此属阴水，宜实脾饮。小便多少如常，有时赤，有时不赤，至晚则微赤，却无涩滞者，亦属阴也，不可遽补，木香流气饮，继进复元丹。若大便不溏，气息胀满，宜四磨饮下黑锡丹。四肢肿，谓之肢肿，宜五皮饮加姜黄、木瓜各一钱，或四磨饮，或用白术三两，㕮咀，每服半两，水一盏半，大枣三枚，拍破，同煎至九分，去渣温服，日三无时，名大枣汤。面独肿，苏子降气汤，兼气急者尤宜，或煎熟去滓后，更磨沉香一呷。有一身之间，惟面与双脚浮肿，早则面甚，晚则脚甚。经云：面肿为风，脚肿为水，乃风湿所致，须问其大小腑通闭，别其阴阳二证，前后用药。惟除湿汤加木瓜、腹皮、白芷各半钱，可通用。或以苏子降气汤、除湿汤各半帖煎之。罗谦甫导滞通经汤，治面目手足浮肿。感湿而肿者，其身虽肿，而自腰下到脚尤重，腿胀满尤甚于身，气或急或不急，大便或溏或不溏，但宜通利小便为佳，以五苓散吞木瓜丸。内犯牵牛，亦不可轻服。间进除湿汤，加木瓜、腹皮各半钱，炒莱菔子七分半。因气而肿者，其脉沉伏，或腹胀，或喘急，宜分气香苏饮。饮食所伤而肿，或胸满，或嗳气，宜消导宽中汤。不服水土而肿者，胃苓汤、加味五皮汤。有患生疮，用干疮药太早，致遍身肿，宜消风败毒散。若大便不通，升麻和气饮。若大便如常或自利，当导其气，自小便出，宜五皮饮和生料五苓散。腹若肿，只在下，宜除湿汤和生料五苓散，加木瓜如泽泻之数。以上数条为有余之证。

大病后浮肿，此系脾虚，宜加味六君子汤。白术三钱，人参、黄芪各一钱半，白茯苓二钱，陈皮、半夏曲、芍药、木瓜各一钱，炙甘草、大腹皮、木瓜各五分，姜、枣煎服。小便不利，间入五苓散。有脾肺虚弱，不能通调水道者，宜用补中益气汤补脾肺，六味丸补肾。有心火克肺金，不能生肾水，以致小便不利而成水证者，用人参平肺散以治肺，滋阴丸以滋小便。若肾经阴亏，虚火铄肺金，而小便不生者，用六味地黄丸以补肾水，用补中益气汤以培脾土，肺脾肾之气交通，则水谷自然克化。二经既虚，渐成水胀，又误用行气分利之药，以致小便不利，喘急痰盛，已成蛊证，宜加减金匮肾气丸主之。以上数条，为不足之证。

不足者，正气不足。有余者，邪气有余。凡邪之所凑，必正气虚也。故以治不足之法治有余则可，以治有余之法治不足则不可。洁古法：如水肿，因气为肿者，加橘皮。因湿为肿者，煎防己黄芪汤，调五苓散。因热为肿者，八正散，如以热燥于肺为肿者，乃绝水源也。当清肺除燥，水自生矣。于栀子豉汤中加黄芩。如热在下焦阴消，使气不得化者，当益阴而阳气自化，黄柏内加黄连是也。如水胀之病，当开鬼门，洁净府也，白茯苓汤主之。白茯苓汤能变水，白茯苓、泽泻各二两，郁李仁五钱，水一碗，煎至一半，生姜自然汁入药，常服无时，从少至多，服五七日后，觉腹下再肿，治以白术散，白术、泽泻各半两，为末，煎服三钱。或丸亦可，煎茯苓汤下三十丸，以黄芪芍药建中汤之类调养之。平复后，忌房室猪鱼盐麦等物。香薷熬膏，丸如桐子大，每服五丸，日三渐增，以小便利为度，冬瓜，不限多少任吃。鲤鱼一头，重一斤以上者，煮熟取汁，和冬瓜、葱白作羹食之。青头鸭或白鸭，治如食法，细切，和米并五味，煮熟作粥食之，宜空腹时进。

何柏斋学士云：造化之机，水火而已，宜平不宜偏，宜交不宜分。水为湿为寒，火为燥为热，火性炎上，水性润下，故火宜在下，水宜在上，则易交也。交则为既济，不交则为未济，不交之极，则分离而死矣。消渴证不交，而火偏盛也，水气证不交，而水偏盛也。制其偏而使之交，则治之之法也。小火不能化大水，故必先泻其水，后补其火。开鬼门，泻在表在上之水也。洁净府，泻在里在下之水也。

水热既减，然后用暖药以补元气，使水火交，则用药之次第也。又云：卢氏以水肿隶肝肾胃而不及脾，丹溪非之似矣，然实则皆非也。盖造化生物，天地水火而已矣。主之者天也，成之者地也。故曰乾知太始，坤作成物，至于天地交合变化之用，则水火二气也。天运水火之气于地之中，则物生矣。然水火不可偏盛，太旱物不生，火偏盛也。太涝物亦不生，水偏盛也。水火和平则物生矣，此自然之理也。人之脏腑，以脾胃为主，盖饮食皆入于胃而运以脾，犹地之土也。然脾胃能化物与否，实由于水火二气，非脾胃所能也。火盛则脾胃燥，水盛则脾胃湿，皆不能化物，乃生诸病。水肿之证，盖水盛而火不能化也。火衰则不能化水，故水之入于脾胃者，皆渗入血脉骨肉，血亦化水，肉发肿胀，皆自然之理也。导去其水，使水气少减，复补其火，使二气平和则病去矣。丹溪谓脾失运化，由肝木侮脾，乃欲清心经之火，使肺金得令以制肝木，则脾土全运化之职，水自顺道，乃不为肿，其词迂而不切，故书此辨之。

〔诊〕目窠微肿，如卧蚕之状，曰水。足胫肿，曰水。颈脉动，喘疾咳，曰水。病下利后，渴饮水，小便不利，腹满因肿，此法当病水。若小便自利及汗出者，自当愈。趺阳脉当伏，今反数，本自有热，消谷，小便数，今反不利，此欲作水。寸口脉浮而迟，浮脉则热，迟脉则潜，热潜相搏，名曰沉。趺阳脉浮而数，浮脉则热，数脉则止，热止相搏，名曰伏。沉伏相搏，名曰水。沉则络脉虚，伏则小便难，虚难相搏，水走皮肤，则为水矣。脉得诸沉，当责有水，身体肿重，水病脉出者死。《三因》云：大抵脉带数，既是虚寒潜止于其间，久必沉伏，沉伏则阳虚阴实，为水必矣。面庵然浮肿，疼痛，其色黧黑，多汗恶风者，属肾风。阳水兼阳证，脉必沉数。阴水兼阴证，脉必沉迟。沉而滑，为风水。浮而迟，弦而紧，皆为肿。水病脉洪大者可治，微细者不可治。又云：浮大轻者生，沉细虚小者死。

又云：实者生，虚者死。唇黑则伤肝，缺盆平则伤心，脐出则伤脾，足心平则伤肾，背平则伤肺。凡此五伤，必不可治。

明·《寿世保元》：水肿之证，有阴有阳，察脉观色，问症须详。阴脉沉迟，其色青白，不渴而泻，小便清涩。脉或沉数，色赤而黄，燥粪赤溺，兼渴为阳。水肿气急而小便涩，血肿气满而四骑寒。

蛊证大要有二，曰单腹胀，曰双腹胀。喘急气满，肿而不安，四肢微肿，此单腹胀，因内伤七情所致，取效微迟；四肢浮肿，肚大身重，此双腹胀，因外感风湿所致，取效甚速。又有水肿、气肿之分，以指肿处，有陷随起。随起者气肿，先须理气。陷指起迟者，水肿也，只须导水立愈。凡人年四十以上，气血壮盛者，得效之后，善自调摄，终身不发。五十以后，气血稍衰，调摄不谨，时或再复，此药尚能治之。但屡复屡治而元气耗，则难为矣。脉浮洪易治，沉细难治。浮洪者只用金不换木香丸，沉细者兼用沉香快脾丸，先服木香流气饮。

明·张景岳《景岳全书》：肿胀之病，原有内外之分，盖中满者谓之胀，而肌肤之胀者亦谓之胀。若以肿言，则单言肌表，此其所以当辨也。但胀于内者，本由脏病，而肿于外者，亦无不由乎脏病。第脏气之病，各有不同，虽方书所载有湿热、寒暑、血气、水食之辨，然余察之经旨，验之病情，则惟在气水二者，足以尽之。故凡治此证者，不在气分，则在水分，能辨此二者而知其虚实，无余蕴矣。病在气分，则当以治气为主，病在水分，则当以治水为主。然水气本为同类，故治水者当兼理气，盖气化水自化也；治气者亦当兼水，以水行气亦行也。此中玄妙，难以尽言，兹虽条列如下，然运用之法，贵在因机通变也。

病在水分者，以阴胜于阳，而肌肤皆肿，此与气证本有不同。凡水之为病，其色明润，其皮光薄，其肿不速，每自下而上，按肉如泥，肿有分界。盖阴本于下，而浸渍有渐，皆水病之症也。观水胀篇言寒气之胀，按其腹，窅而不起；水肿之病，以手按其腹，随手而起，如囊裹水之状，此其候也。然以愚见，乃察之证验，则若与此论相反。盖凡是水证，必按之窅而不起，此其水在肉中，如糟如泥，按而散之，猝之能聚，未必如水囊之比；凡随按随起者，亦惟虚无之气，其速乃然，故辨当若此也。凡欲辨水气之异者，在欲辨其阴阳耳。若病在气分，则阳证阴证皆有之，若病在水分，则多为阴证。何也？盖水之与气，虽为同类，但阳旺则气化，而水即为精，阳衰则气不化，而精即为水。故凡病水者，本即身中之血气，但其为邪为正，总在化与不化耳。水有能化，因气之虚，岂非阴中无阳乎？此水肿之病，所以多属阳虚也。然水主于肾，气主于肺，水溃于下而气竭于上，所以下为肿满，上为喘急，标本俱病，危斯极矣，此当速救本源，庶保万一，倘以虚喘作实邪而犹然泄肺，无不败矣。

大凡水肿先起于腹而后散四肢者可治，先起于四肢而后归于腹者难治。掌肿无纹者死。大便滑泄，水肿不消者死。唇黑，唇肿，齿焦者死。脐肿突出者死。缺盆平者死。阴囊及茎俱肿者死。脉绝，口张，足肿者死。足跗肿，膝如斗者死。肚上青筋见，泻后腹肿者死。男从身下肿上，女从身上肿下，皆难治。

大人小儿，素无脾虚泄泻等证，而忽尔通身浮肿，或小水不利者，多由饮食失节或湿热所致，宜廓清饮加减主之，或四苓散、胃苓汤之类皆可用；或湿胜者，宜平胃散之类主之。

凡感毒风，邪留肤腠，则亦能忽然浮肿，如东垣所谓八益之邪自外而入者是也。然其来必速，其证则必有脉紧及头疼骨痛等症，方是外感之候，先宜解散其邪，如正柴胡饮、小柴胡汤、败毒散、参苏饮、葛根葱白汤之类，随宜用之。若风因火炽而表里俱热者，宜芍药清肝散或龙胆泻肝汤之类主之。若邪传入里，太阳阳明并病，而胃实热甚，必日晡潮热，大渴引饮者，白虎汤主之。若大实大满而热结不退者，大承气汤或百顺丸下之。若少阳阳明并病，寒热往来，满而实者，宜大柴胡汤下之。《素问·五常政大论》曰：下之则胀已。此之类也。

肿胀之治，凡脾肾虚证，如前论所列薛氏肾气汤者，诚然善矣，然用之之法，犹当因此廓充，不宜执也。向余尝治一陶姓之友，年逾四旬，因患伤寒，为医误治，危在呼吸，乃以大剂参、附、熟地之类，幸得挽回。愈后喜饮，未及两月，忽病足股尽肿，胀及于腹，按之如鼓，坚而且硬，观其前次之病，中气本伤，近日之病，又因酒湿，度非加减肾气汤不可治，遂连进数服，虽无所碍，然终不见效，人旋料其必不可治。余熟计其前后，病因本属脾肾大虚，而参兼以渗利，未免减去补力，亦与实漏卮者何异？元气不能复，病必不能退。遂悉去利水等药，而专用参附理阴煎，仍加白术，大剂与之，三剂而足胫渐消，二十余剂而腹胀尽退，愈后人皆叹服，曰：此证本无生理，以此之胀，而以此之治，何其见之神也。自后凡治全虚者，悉用此法，无一不效，可见妙法之中，更有妙焉，顾在用者之何如耳。塞因塞用，斯其最也，学者当切识此意。

凡水肿等证，乃脾、肺、肾三脏相干之病。盖水为至阴，故其本在肾；水化于气，故其标在肺；水惟畏土，故其制在脾。今肺虚则气不化精而化水，脾虚则土不制水而反克，肾虚则水无所主而妄行。水不归经则逆而上泛，故传入于脾而肌肉浮肿，传入于肺则气息喘急。虽分而言之，而三脏各有所主，然合而言之，则总由阴胜之害，而病本皆归于肾。经曰：肾为胃关，关门不利，故聚水而从其类也。然关门何以不利也？经曰：膀胱者，州都之官，津液藏焉，气化则能出矣。夫所谓气化者，即肾中之气也，即阴中之火也。阴中无阳则气不能化，所以水道不通，溢而为肿。故凡治肿者，必先治水；治水者，必先治气。若气不能化，则水必不利。惟下焦之真气得行，始能传化；惟下焦之真水得位，始能分清。求古治法，惟薛立斋先生加减金匮肾气汤，诚对证之方也，余屡用之，无不见效。此虽壮水之剂，而实即脾、肺、肾三脏之正治也。何也？盖肾为先天生气之源，若先天元气亏于下，则后天胃气失其所本，而由脾及肺，治节所以不行，是以水积于下，则气壅于上，而喘胀由生，但宜峻补命门，使气复元，则三脏必皆安矣。今论其方，如所用桂、附，以化阴中之阳也；熟地、山药、牛膝，以养阴中之水也；茯苓、泽泻、车前子，以利阴中之滞也。此能使气化于精，即所以治肺也；补火生土，即所以治脾也；壮水通窍，即所以治肾也。此方补而不滞，利而不伐，凡病水肿于中年之后，及气体本弱者，但能随证加减用之，其应如响，诚诸方之第一，更无出其右者。证有全由脾肺不足，而为肿胀者，治宜以四君、归脾之属为主，固是正治之法，然亦须兼补命门。盖脾土非命门之火不能生，肺气非命门之火不能化，人知土能制水，而不知阳实制阴，人知气化为精，而不知精化为气也。虚则补母，正此之谓。凡素禀阳盛，三焦多火，而病为水肿者，其证必烦渴喜冷，或面赤便结，或热而喘嗽，或头面皆肿，或脉见滑实。此湿热相因，阴虚之证也。凡辛香燥热等剂，必所不堪，宜用六味地黄汤加牛膝、车前、麦冬之类，大剂与之。其有热甚者，宜加减一阴煎加茯苓、泽泻、车前、牛膝之类主之。其有虚中夹实，胸膈不清，宜加陈皮、白芥子之类佐之。其有生平不宜熟地者，则单用生地亦可。但此等壮水之剂，必十余服后方可望效，若先因克伐致虚者，其效尤迟，慎毋欲速，自求伊戚也。凡年少纵酒，致为湿热所乘，元气尚强，脉实有力，而不便于温补者，此当逐去湿热，亦能速效，宜禹功散、导水丸、浚川散、三花神佑丸之类，皆可择用。泻后宜薄滋味，戒饮酒，久之方可复元。古法治肿，大都不用补剂，而多用去水等药，微则分利，甚则推逐，如五苓散、五淋散、五皮散、导水茯苓汤之类，皆所以利水也。如舟车神佑丸、浚川散、禹功散、十枣汤之类，皆所以逐水也。再如巴豆、朴硝、针砂、滑石、三棱、莪术、麝香、琥珀、土狗、地龙、田螺、水蛭、鲤鱼、鲫鱼、萝卜子、苏子、商陆、葶苈、杏仁、防己、秦艽、木瓜、瞿麦、通草、厚朴、赤小豆、猪苓、海金沙、五加皮、大腹皮、羌活、独活之类，无非逐水利水之剂。但察其果系实邪，则此等治法诚不可废，但必须审证的确，用当详慎也。凡今方士所用，则悉皆此类，故能晚服而早通，朝用而暮泻，去水斗许，肿胀顿消，效诚速也，但彼不顾人之虚实，不虑人之死生，惟以见效索谢而去，不知随消随胀，不数日而腹胀必愈甚，苟以年衰积损之证，而复遭此劫，则百无一生矣。水肿证以精血皆化为水，多属虚败，治宜温脾补肾，此正法也。然有一等不能受补者，则不得不从半补，有并半补亦不能受者，则不得不全用分消。然以消治肿，惟少年之暂病则可，若气血既衰，而复不能受补，则大危之候也。故凡遇此辈，必须千方百计，务救根本，庶可保全。尝见有专用消伐而退肿定喘者，于肿消之后，必框羸骨立，略似人形，多则半年，少则旬日，终无免者。故余之治此，凡属中年积损者，必以温补而愈，皆终身绝无后患。盖气虚者不可复行气，肾虚者不可复利水，且温补即所以化气。气化而痊愈者，愈出自然；消伐所以逐邪，邪逐而暂愈者，愈由勉强。此其一为真愈，一为假愈，亦岂有假愈而果愈者哉？

明·《医宗必读》：六元正纪、至真要等论有云：太阴所至为跗肿。及土郁之发，太阴之初气，太阳之胜复，皆湿胜之肿胀也。或曰水运太过，或曰寒胜则浮，或曰太阳司天，太阳胜复，皆寒胜之肿胀也。或曰少阴司天、少阴胜复，少阳司天、少阳胜复，或热胜则肿，皆火胜之肿胀也。或曰厥阴司天在泉，厥阴之复，或曰阳明之复，皆木邪侮土，及金气反胜之肿胀也。由是则五运六气，亦各有肿胀矣。

然经有提其纲者曰：诸湿肿满皆属于脾。又曰：其本在肾，其末在肺。皆聚水也。又曰：肾者，胃之关也。关门不利，聚水而从其类也。可见诸经虽皆有肿胀，无不由于脾、肺、肾者。盖脾土主运行，肺金主气血，肾水主五液。凡五气所化之液，悉属于肾；五液所行之气，悉属于肺；转输二脏，以制水生金者，悉属于脾。故肿胀不外此三经也。

但阴阳虚实，不可不辨，大抵阳证必热，热者多实；阴证必寒，寒者多虚。先胀于内，而后肿于外者为实；先肿于外而后胀于里者为虚。小便黄赤，大便秘结为实；小便清白，大便清泄为虚。滑数有力为实，弦浮微细为虚。色红气粗为实，色悴声短为虚。凡诸实证，或六淫外客，或饮食内伤，阳邪急速，其至必暴，每成于数日之间。若是虚证，或情志多劳，或酒色过度，日积月累，其来有渐，每成于经月之后。

然治实颇易，理虚恒难。虚人气胀者，脾虚不能运气也；虚人水肿者，土虚不能制水也。水难制于脾，实则统于肾，肾本水脏，而元阳寓焉。命门火衰，既不能自制阴寒，又不能温养脾土，则阴不从阳而精化为水，故水肿之证，多属火衰也。

丹溪以为湿热，宜养金以制木，使脾无贼邪之患；滋水以制火，使肺得清化之权。夫制火固可保金，独不虑其害土乎？惟属热者宜之。若阳虚者，岂不益其病哉？更有不明虚实，专守下则胀已之一法，难得少宽于一时，真气愈衰，未几而肿胀再作，遂致不救，殊可叹也！

余于此证，察其实者，直清阳明，反掌收功；苟涉虚者，温补脾肾，渐次康复。其有不大实，亦不大虚者，先以清利见功，继以补中调摄。又有标实而本虚者，泻之不可，补之无功，极为危险。

在病名有臌胀与虫胀之殊。臌胀者，中空无物，腹皮绷急，多属于气也；虫胀者，中实有物，腹形充大，非虫即血也。

在女科有气分与血分之殊。气分者，心胸坚大，而病发于上，先病水胀而后经断；血分者，血结胞门，而病发于下，先因经断，而后水胀。

在治法：有理肺与理脾之殊，先喘而后胀者，治在肺；先胀而后喘者，治在脾。

以上诸法，此其大略也。若夫虚实混淆，阴阳疑似，贵在临证之顷，神而明之，其免于实实虚虚之害乎。四肢不肿，但腹胀者，名单腹胀，难愈。

死证　腹胀身热者死。腹胀寒热如疟者死。腹大胀，四肢青，脱形，泄甚为逆。腹胀便血，脉大时绝者死。以上胀满。唇黑或肿，肝伤；缺盆平，心伤；脐突，脾伤；足心平，肾伤；背平，肺伤。五伤者死。阴囊及茎肿腐者死。泻后腹胀而有青筋者死。大便滑泄，水肿不消者死。水肿先起于腹，后散四肢者可治；先起于四肢，后归于腹者死。以上水肿。

脉法：盛而紧，大坚以涩，迟而滑，皆胀满。沉而滑，浮而迟，弦而紧，水肿。二病之脉实大者可治，虚微者难治。

明·《明医杂著》：肺受邪而上喘，则失降下之令，故小便渐短，以臻水溢皮肤而生肿满焉。此则为本而胀为标，治当清金帐火为主，而行水次之。脾土恶湿，外主肉，土能克水。脾土受伤，不能制水，则水妄行，浸渍肌肉，水既上溢，则邪反侵肺，气不能降而生喘矣，此则胀为本而喘为标，治当实脾行水为主，而清金次之。

明·《症因脉治》：肝肾虚肿之症，腹冷足冷，小便不利，或小腹肿，腰间痛，渐至肿及遍身，面色黑黄，此肝肾经真阳虚，即内经石水症也。

明·《奇效良方》：盖水之始起也，未尝不自心、肾而作。

清·《医门法律》：病机之切于人身者，水火而已矣。水流湿，火就燥。水柔弱，火猛烈。水泛溢于表里，火游行于三焦。拯溺救焚，可无具以应之乎？经谓二阳结谓之消，三阴结谓之水，手足阳明热结而病消渴，火之为害，已论之矣。而三阴者，手足太阴脾肺二脏也。胃为水谷之海，水病莫不本之于胃，经乃以属之脾肺者何耶？使足太阴脾足以转输水精于上，手太阴肺足以通调水道于下，海不扬波矣。惟脾肺二脏之气结而不行，后乃胃中之水日蓄，浸灌表里，无所不到也。是则脾肺之权，可不伸耶？然其权尤重于肾。肾者，胃之关也。肾司开阖，肾气从阳则开，阳太盛则关门大开，水直下而为消；肾气从阴则阖，阴太盛则关门常阖，水不通而为肿。经又以肾本肺标，相输俱受为言，然则水病以脾、肺、肾为三纲矣。于中节目，尤难辨析。《金匮》分五水之名，及五脏表里主病，彻底言之，后世漫不加察，其治水辄宗霸术，不能行所无事，可谓智乎？五水者，风水、皮水、正水、石水、黄汗也。风水其脉自浮，外证骨节疼痛，恶风，浑是伤风本证，从表治之宜矣。皮水其脉亦浮，外证跗肿，按之没指，不恶风，其腹如鼓，不渴，当发其汗。证不同而治同，其理安在？则以皮毛者，肺之合也，肺行荣卫，水渍皮间，荣卫之气膜郁不行，其腹如鼓，发汗以散皮毛之邪，外气通而内郁自解耳。正水其脉沉迟，外证自喘，北方壬癸自病，阳不上通，关门闭而水日聚，上下溢于皮肤，跗肿腹大，上为喘呼，不得卧，肾本肺标，子母俱病也。石水其脉自沉，外证腹满不喘，所主在肾，不合肺而连肝，经谓肝肾并沉为石水，以其水积胞中，坚满如石，不上大腹，适在厥阴所部，即少腹疝瘕之类也。不知者每治他病，误动其气，上为呕逆，多主死也。《巢氏病源》谓石水自引两胁下胀痛，或上至胃脘则死。虽不及于误治，大抵肝多肾少之证耳。黄汗汗如柏汁，其脉沉迟，身发热胸满，四肢头面肿，久不愈必致痈脓，阴脉阳证，肾本胃标，其病皆胃之经脉所过，后世名之瘅水者是也。夫水饮入胃不行，郁而为热，热则荣卫之气亦热，热之所过，末流之患不可胜言，皆从瘅水而浸淫不已耳。然水在心之部，则郁心火炳明之化；水在肝之部，则郁肝木发生之化；水在肺之部，则孤阳竭于外，其魄独居；水在脾之部，则阴竭于内而谷精不布；水在肾之部，不但诸阳退伏，即从阳之阴亦且退伏，孤阴独居于下而隔绝也。故胃中之水，惟恐其有火，有火仍属消渴，而传中满之不救；肾中之水，惟恐其无火，无火则真阳灭没而生气内绝。其在心之水，遏抑君火，若得脾土健运，子必救母，即在肝在肺在肾之水，脾土一旺，水，有所制，犹不敢于横发，第当怀山襄陵之日，求土不委颓足矣，欲土宜稼穑，岂不难哉？夫水土平成，以神禹为师，医门欲平水土，不师仲景而谁师乎？

凡治水肿病，不分风水、皮水、正水、石水、黄汗五证，及脾肺肾三脏所主，恣用驱水恶劣之药，及禹功、舟车、导水等定方者，杀人之事也。

凡治水肿病，有当发汗散邪者，不知兼实其卫，致水随汗越，浸淫皮腠，不得顺趋水道，医之罪也。

凡治水肿病，遇渴而下利之证，误利其水，致津液随竭，中土坐困，甚者脉代气促，濒于死亡，医之罪也。

凡治水肿病，遇少腹素有积块疝瘕，误行发表攻里，致其人浊气上冲胸胃，大呕大逆，痛引阴筋，卒死无救者，医杀之也。

凡治水肿黄汗证，乃胃热酿成瘴水，误用热药，转增其热，贻患痈脓，医之罪也。

凡治水肿病，不察寸口脉之浮沉迟数，弦紧微涩，以及趺阳脉之浮数微迟紧伏，则无从辨证用药，动罹凶祸，医之罪也。

清·《张氏医通》：经云：肺移寒于肾为涌水。涌水者，按腹不坚，水气客于大肠，疾行则鸣濯濯，如囊裹浆，水之病也。

水始起也，目窠上微肿，如新卧起之状，其颈脉动，时咳，阴股间寒，足胫肿，腹乃大，其水已成矣。以手按其腹随手而起，如裹水之状，此其候也。

邪气内逆，则气为之闭塞而不行，不行则为水胀。

三阴结谓之水。

平治权衡，去宛陈莝，微动四极，温衣，缪刺其处，开鬼门，洁净府，精以时复，五阳布，故精自生，形自盛，骨肉相保，巨气乃平。

此言土虚不能制水之病。平治权衡者，使阴阳各得其平也，宛者积也，陈者久也，莝者腐也，阴阳平治，水气自去。微动四极者，运动四肢也。温则水气易行，故须温衣。不拘隧穴，名曰缪刺。腠理谓之鬼门，膀胱谓之净府。开者发汗也，洁者渗利也，阳气既和，阴精时复，由是五阳宣布，阴水尽涤，精血自生，形肉自盛，骨肉与衣相保，大气平矣。《金匮》云：师曰：病有风水，有皮水，有正水，有石水，有黄汗。风水其脉自浮，外证骨节疼痛，恶风；皮水其脉亦浮，外证跗肿，按之没指，不恶风，其腹如鼓，不渴，当发其汗；正水其脉沉迟，外证自喘；石水其脉自沉，外证腹满不喘；黄汗其脉沉迟，身发热，胸满，四肢头面肿，久不愈，必致痈脓。

风水者，肾本属水，因风而水积也。经云：并浮为风水，传为跗肿。又曰：肾风者，面跗庬然壅，害于言，不能正偃，正偃则咳，名曰风水，其本在肾，其末在肺，皆积水也，上下溢于皮肤，故为跗肿。今止言外证骨节疼痛、恶风，不言跗肿，脱文也。肾外合于骨，水则病骨，肝外合于筋，风则筋束关节，故骨节痛。脉浮恶风者，知其风水之在外也。皮水者，皮肤跗肿是也。盖肺主气以行营卫，外合皮毛，皮毛病甚则肺气膹郁，当发其汗，散皮毛之邪，外气通而郁解矣。正水者，肾经之水自病也。经曰：肾者，胃之关也。关门不利，故聚水成病，上下溢于皮肤，跗肿腹大，上为喘呼，不得卧，标本俱病也。石水者，乃水积小腹胞内，坚满如石。经曰：阴阳结邪，阴多阳少名石水。又曰：肾肝并沉为石水，水积胞内，下从足少阴，故不发喘。黄汗者，病发身黄，汗出如柏汁，有阳明胃热，故见色于外。今之发热胸满，四肢头面肿者，正属足阳明经脉之证也。热久在肌肉，故化痈脓。

风水脉浮，身重汗出恶风，防己黄芪汤主之，腹痛者加芍药。风水恶风，一身悉肿，脉浮不渴，续自汗出，无大热，越婢汤主之。

水主肾病，肾脉本沉，以其肝木过盛，火热生风，水势乘风上涌，所以风水之脉反浮也。《素问》云：肾肝并浮为风水。盖肾肝同处，肾为阴主静，其脉常沉，肝为阴主动，其脉常浮，二脏俱有相火。动于肾者，犹龙火之出于海，动于肝者，犹雷火之出于泽，龙起而水随，风发而波涌。今水从风涌，是以肾肝并浮也。水既从风而脉浮，其病在表也。骨节疼痛，表之虚也。身重，水客分肉也。汗出恶风，卫气虚也。防己疗风肿水肿，通腠理，黄芪温分肉，补卫虚，白术治风主汗，甘草和药益土，姜枣辛甘发散。腹痛者，肝邪气塞，不得升降，再用芍药以收阴也。若见一身悉肿而脉浮不渴，续自汗出，无大热，此风气鼓搏其水，骚骚向外，当与越婢汤发之，此因势利导之法。且中有石膏化热，而无上逆喘满之虞也。

皮水为病，四肢肿，水气在皮肤中，四肢聂聂动者，防己茯苓汤主之；厥而皮水者，蒲灰散主之。

风水脉浮，用防己黄芪汤，而皮水即仿佛用之。前脉论中，同一开鬼门，而标中之本则微有分。风水下郁其土气，则用白术崇土，姜枣和中。皮水内合于肺，肺病则气病，故又名气水，金郁泄之，水积于皮，以淡渗之，故以茯苓易白术，加桂枝解肌以散水于外，不用姜、枣和之于中也。况四肢聂聂，风在营卫，触动经络，桂枝安得不用耶？若皮水而见厥逆，知水溃入肾，胃病不能行阳气于四末，故手足诸阳之本先病也，与伤寒厥而心下悸，当先治水，药虽异而理则同也。

水之为病，其脉沉小属少阴。浮者为风水，虚胀者为气水，发其汗即已。脉沉者宜麻黄附子汤，浮者宜杏子汤。

此论少阴正水之病，其脉自见沉小，殊无外出之意，若脉见浮者，风发于外也，虚胀者，手太阴气郁不行，而为虚胀也。风气之病，发其汗则已，即脉沉无他证者，当效伤寒少阴例，用麻黄附子甘草汤，动其水以救肾邪。若见外证喘满，知水气之在上而不在下，即于方除去附子，而加杏仁以救肺邪。此治金水二脏之正法也。里水者，一身面目黄肿，其脉沉，小便不利，故令病水，假令小便自利，此亡津液，故令渴也，越婢加术汤主之，甘草麻黄汤主之。

里水即石水，水积膀胱内胞，而小腹硬满如石也，首条言其脉自沉，外证腹满不喘，肾肝并沉之象，其水潜伏于里，砣然不动，非借风水越婢汤之法，不能激之四溢也。此言一身面目黄肿，脉沉小便不利，虽显阳邪内动，究竟脉沉不鼓，不能破阴邪之坚垒，必需前汤加术以发越脾气，俾阴邪从阳，里邪从表，一发而阴霾迅扫。此《内经》开鬼门法也。夫小便不利而水积为患，理固宜然，设小便自利而水道顺趋，可无病水之虑矣，何至亡津作渴耶？不知《金匮》设以为例，意谓此证皆由小便不利所致，即使溲溺忽利，反加烦渴，此必阳邪内扰，迫其阴津下亡，当非寒去欲解之比，故证虽变而治不殊，总不出越婢加术之范围也。按正水与石水似同而实异，正水则外证自喘，其本在肾，其末在肺；石水其脉自沉，外证腹满不喘，其水伏于脏，积结如石可知，求其如风水皮水之脉浮，殊不可得，非用麻黄、石膏重剂发之，永无解散之期也。甘草麻黄汤即越婢汤之变法，病气本轻，但需开发肺气于上，则膀胱气化行矣。

问曰：黄汗之为病，身体肿，发热汗出而渴，状如风水，汗出沾衣，色正黄如柏汁，脉自沉，何从得之？师曰：以汗出入水中浴，水从汗孔入得之，宜芪芍桂酒汤主之，温服一升，当心烦，服至六七日乃解。若心烦不止者，以苦酒阻故也。黄汗之病，两胫自冷，假令发热，此属历节，食已汗出，又身常暮卧盗汗出者，此营气也。若汗出已，反发热者，久久其身必甲错。发热不止者，必生恶疮。若身重汗出已辄轻者，久久必身瞤，瞤即胸中痛，又从腰以上必汗出，下无汗，腰髋弛痛，如有物在皮中状，剧者不能食，身疼重，烦躁，小便不利，此为黄汗，桂枝加黄芪汤方主之，须臾，饮热粥一升余以助药力，温覆取微汗。若汗不出，更服。

黄汗皆由营气不和，水气乘虚袭入，所以有发热汗出，身体重痛，皮肤甲错，肌肉瞤动等证，至于胫冷髋弛，腰下无汗，《内经》所谓身半以下，湿中之也。脉沉迟者，水湿之气渗于经脉，而显迟滞不行之状。证虽多歧，观其所治，咸以桂、芍和营散邪，即兼黄芪司开阖之权，杜邪气复入之路也。按仲景于瘀热壅滞之候，每云甲错，即肌若鱼鳞之状，故发热不止则瘀热溃腐而为恶疮。每言身瞤，乃经脉动惕之兆，故发汗不已，则营气内乏，而胸中痛也。气分心下坚大如盘，边如旋杯，水饮所作，桂枝去芍药加麻辛附子汤主之，当汗出如虫行皮中即愈。心下坚大如盘，边如旋盘，水饮所作，枳术汤主之，腹中软，即当散也。

肺主一身之气而治节行焉，今气分心下坚大如盘，边如旋杯，水饮所作，形容水饮久积胸中不散，伤其氤氲之气，乃至心下坚大如盘，遮蔽大气，不得透达，只从旁边辘转，如旋杯之状，正举空洞之位，水饮占据为言。其用桂枝去芍药加麻黄、附辛，以通胸中阳气，阳主开，阳盛则有开无塞，而水饮之阴可见蚬耳。若胸中之阳不亏，当损其有余，则用枳、术二味，开其痰结，健其脾胃，而阳分之邪解之自易耳。人但知枳实太过，而用白术和之，不知痰饮所积，皆由脾不健运之故，苟非白术豁痰利水，则徒用枳实无益耳。

夫水患者，目下有卧蚕，面目鲜泽，脉伏，其人消渴，病腹大，小便不利，其脉沉绝者，有水，可下也。诸有水者，腰以下肿，当利小便，腰以上肿，当发汗乃愈。

水肿有阴阳之辨，阳水者，脉息浮数，遍身肿，烦渴，小便赤涩，大便多秘，急宜疏凿饮、禹功散、浚川散、神芎丸、神佑丸选用。小便不通，危急旦夕者，沉香琥珀丸。阴囊肿胀，二便不通者，三白散。然骤发便剧，元气未衰者，可用上法；若病后脾虚发肿，只宜轻剂投之，如六君、五苓、理苓之类，俱可应用。阴水者，脉沉迟，或细紧，遍身肿，不烦渴，大便自调，或溏泄，小便虽少而不赤涩，实脾散加减，小便频数者，济生肾气丸，小便有时黄赤，有时不赤，晚则微赤，此阴本阳标，未可遽用温补，先与五苓散清理其标，次与复元丹，阴阳结邪，多阴少阳为石水，越婢加术汤发之，肾肝并沉为石水，真武汤温之。小便涓滴不通，诸药不应，急用金液丹，灶心赤土煎汤送半钱。误用峻利，小便不通者，理苓汤和之。经云：结阳者肿四肢。四肢为诸阳之本，阳结则不行其极，故留结为之肢肿，五苓散分利之。水肿暴发，脉浮喘满，咳逆烦热者，小青龙汤。上热戴阳，下虚足冷，小青龙去麻黄换肉桂，加熟附子四五分。面目四肢浮肿属湿热，五皮散。初起脉实气盛，五子五皮汤。面独肿而气急，苏子降气汤，煎成磨沉香调服。有一身惟面与足肿，早则面甚，晚则足甚，苏子降气合除湿汤各半贴和服。右半边肿甚者，肺胃中有积滞也，导气为先，大忌琥珀、郁金、苏木、五灵之类；左半边肿甚者，肝肾间有瘀血也，散血为要，大忌胃苓，非特苍术性燥能阻滞恶血，即白术亦须生用，生则有逐湿散血之功而无壅滞之患。皮水四肢肿而聂聂动者，防己茯苓汤。感湿而肿者，其身虽肿，而腰以下至脚尤重，防己黄芪汤加黑黄牛尿，轻者除湿汤加木瓜、大腹皮。因于气为肿者，脉必沉伏而肿满喘急，增损流气饮。大腹水肿喘胀，大小便秘者，葶苈木香散。不服水土而肿，胃苓汤。病后腰脚浮肿，为有水气，胃苓汤加黄连。因患疮，用干疮药太早而致身肿，上半身甚者，羌活胜湿汤加升麻、白芷、苏叶，下半身甚者，五苓散换茅术，加木瓜、大腹皮。妇人经水先断，后至四肢浮肿，小便不通，通身皆肿，此血化为水，名曰血分，此病乃七情乖违，脾胃亏损，不能统摄而成，最为难治，日用归脾汤下椒仁丸一丸，药虽峻厉，数日当效，畏而不用，有养病害身之患。若先小便不利，后至身面浮肿，经水不通者，血为水败也，名曰水分，用归脾汤送葶苈丸七丸。其经脉不通而化为水，流走四肢，悉皆肿满者，亦曰血分，其证与水肿相类，而实非水也，归脾汤送人参丸十五丸，皆形气不足，邪淫隧道，必用此药以宣导其邪，佐以调补元气，庶药力有所仗而行，则邪自不能容，而真气亦不独伤矣。

水肿死证，见一即危，伤肝唇黑及肿，伤心缺盆平、掌无纹，伤脾脐突，伤肾足底平，伤肺背平肩耸。如卵缩向上，阴囊无缝，及茎肿腐者死；大便滑泄，水肿不消者死；加以喘满，虽暴病亦必不治；泄后腹胀而有青筋者死；鼻煽目青，耳焦而黑，破䐃脱肉者，死期迫矣。先起于腹，后散于四肢者可治；先起于四肢，后归于腹者死。如肺气不能下行，两足肿溃而小水全无，腹中之痛不可名状，以手揉左则痛攻于右，揉右则痛攻于左，当脐揉熨则满腹俱痛，叫喊不绝，利水敷脐之药俱不效，无可治矣。

开鬼门之剂：麻黄、羌活、防风、柴胡、葱白，及柳枝煎洗。洁净府之剂，泽泻、木通、通草、防己、葶苈、茯苓、猪苓、秋石代盐。

去宛陈莝之剂：商陆、大戟、甘遂、芫花、牵牛。宣布五阳之剂：附子、肉桂、干姜、吴茱萸。血肿之剂：琥珀、郁金、刘寄奴、苏木，丹方。治水肿用灶心赤土升许，烧红，乘热以陈三白酒或火酒淋，澄清，空腹食之愈。血肿，红酒淋服。虚人，用伏龙肝煎汤澄清，每日煮粥食之。血肿脉证俱实，大便闭者，生莱菔捣汁半盏，和白蜜少许，隔汤炖热食之，生牛膝捣绞汁服亦通。但精滑人禁用丹方。治水肿用蛤蟆七只，去头皮足，白酒漂净，同独蒜四五十枚入猪肚中，白酒煮烂，去蛤蟆，食猪肚，食后溲便频，肿即消。又方：活鲤鱼一枚，去肠垢，入独蒜满腹，白酒煮食，食后大小便与矢气齐通，即消。虚人，煅灰分三次砂糖调服，亦消。消后复胀者，过三四日再服一次，三次必尽，后以健脾理气及温肾药调之。水肿小便不通，诸药不应，用车前草叶捣烂，绞自然汁一盏，入烧酒半杯炖热，空心通口服，不过七日效。病久虚极，不胜开泄者，用薏苡四两，汤泡煮数沸，频与热服即通，勿过熟，过熟即不效，赤豆煮汤代茶良。鲤鱼重斤许者，和冬瓜、葱白煮汁食，鲫鱼亦佳，鲤鱼作羹，用醋勿用盐。而千金水肿，蒜醋皆忌。以其性味之浊也，而血肿允忌，绿头鸭，或白鸭，同赤豆煮汁，空腹食之。切忌盐酱，入口病必转甚，以盐能助肾水之邪，豆、麦助湿发热也。不能戒者，用赤豆、大麦面合成黄色，以伏龙肝水澄清，化青盐下之。青盐产砂土，与煮海水成盐不同，能清心滋肾而无助水之患也，忌猪羊鸡鹅虾蟹麸面及一切生冷炙博，尤戒房室忧劳醉饱。

（诊）脉沉主水，沉而滑，浮而迟，弦而紧，皆水肿。水病腹大，脉实大者生，浮虚者死。水病腹闭，其脉沉实弦者生，沉细虚小者死。水病一身悉肿，泻利厥逆，脉沉实者急温之，虚大者必死，加以喘迫，此为命绝。

清·《证治汇补》：大意：诸湿肿满，皆属于脾。（《内经》）脾主水谷，虚而失运，水湿潴留，大经小络，尽皆浊腐。津液与血，悉化为水。故面目四肢浮肿。（《汇补》）

内因：人身真水火，消化万物以养身。（《入门》）故水则肾主之，土则火生之。惟肾虚不能行水，脾虚不能制水，故肾水泛滥，反得浸渍脾土。是以三焦停滞，经络壅塞，水渗于皮肤，注于肌肉而为肿。（《心法》）

外候：水始起也，目窠下微肿，如新卧起状，颈脉动时咳，阴股间寒，足胫肿，腹乃大，以手按其腹，随手而起，如裹水之状，皮薄而光。（《针经》）

阳水阴水：若遍身肿，皮色黄赤，烦渴溺涩，大便闭，脉沉数，此为阳水；若遍身肿，皮色青白，不渴，大便溏，小便少不涩，此属阴水。（丹溪）阳水外因涉水冒雨，或兼风、寒、暑气，先肿上体，肩背手面，手之三阳经；阴水内因冷水酒茶，或兼劳欲房色，先肿下体，腰腹胫跗，足之三阴经。（《入门》）

气肿水肿：皮厚色苍，四肢削瘦，胸腹痞满，自上而下者，多属气。皮薄色嫩，肿有分界，自下而上者，多属水。又按之不成凹而即起者气也，按之成凹不即起者湿也。（《入门》）

风肿瘀肿：风肿走注疼痛，皮粗麻木，即痛风身肿是也；瘀肿皮肤光亮，现赤痕血缕，乃血化为水也。

（《入门》）

风水石水：风水面浮身肿，自汗恶风，脉浮体重，骨节疼痛，不渴，宜表散；石水腹满不喘，其脉沉，宜利便。（《准绳》）

水分血分：妇人身肿，有水分血分之殊。水分者，中州停湿，心下坚大，病发于上，先水肿而后经断，治在中焦。血分者，血结胞门，脐下胀，病发于下，先经断而后水肿，治在下焦。且血分之病，小腹硬痛，手不可按，而水道清长，与脾虚之候，大腹柔软，水道涩滞者各别。宜破瘀之剂。若属怀孕，亦有气遏水道而肿者，但宜顺气安胎，俟产而肿自消。（《汇补》）

喘胀相因：先喘后肿，此肺不化气，水流为肿，治在肺。先肿后喘皆，乃脾不运化，水泛为喘，治在脾。（《杂著》）治肺宜清金降气，而行水次之。治脾宜实脾理湿，而降气兼之。（《汇补》）

肺肾相传：脾病则肺金失养，不但肺气孤危，且浊气上升，喘急咳嗽者有之，必土实而后肺金清肃，以滋化源。又脾病则津液不化，不特肾精损削，且湿热下注，足跗浮肿者有之，必土强而后肾水收摄，以归隧道。（《入门》）

脉法：脉洪大者，易治。微细者，难治。又脉乍出者，死。（《脉经》）

治法：大法：宜调中健脾。脾气实，自能升降运行，则水湿自除。此治其本也。（丹溪）

分治六法：治水之法，行其所无事，随表里寒热上下，因其势而利导之。故宜汗，宜下，宜渗，宜清，宜燥，宜温。六者之中，变化莫拘。（《汇补》）

治分阴阳：阳水，宜辛寒散结行气，苦寒泻火燥湿。阴水，宜苦温燥脾胜湿，辛热导气扶阳。（《入门》）

治分汗渗：身有热者，可汗。身无热者，可利。肌肤痛者，可汗。溺赤涩者，可利。腰以上肿者，可汗。腰以下肿者，可利。所谓开鬼门，洁净府，上下分消之也。（《汇补》）

湿热宜清：湿者土之气，土者火之子。故湿每生热，热亦成湿，母子相感，气之变也。故湿热太盛，火势乘脾而肿者，宜清心火，降肺金，俾肝木有制，脾无贼邪之患。清浊运行，湿热气化，而渗道又且开通，其败浊之气，清者复回而为气为血为津液，浊者在上为汗，在下为溺，以渐去矣。（丹溪）

寒湿宜温：水虽制于脾，实则统于肾，肾本水脏，元阳寓焉。命门火衰，不能自制阴寒，温养脾土，则阴不从阳精化为水，故水肿有属火衰者。外证肢体肿胀，手足并冷，饮食难化，大便泄泻，呼吸气冷。此真阳衰败，脾肺肾俱虚。（立斋）法当暖中州，温下焦。俾少火生气，上蒸脾土，元阳复而阴翳消，三焦有所禀命，决渎得宜，水道自通。（《必读》）

阴虚宜补：肾者，胃之关。关门不利，聚水生病，故水肿有属阴虚者，肺金不降而浮肿。其症腹大脐肿，腰痛足硬，小水短涩，咳嗽有痰，不得卧倒，面赤口渴，但饮食知味，大便反燥。此水附龙起，相火溢水故也。宜滋阴补肾，兼以保肺化气。（《准绳》）

邪实当攻：有外触怒气，内伤饮食而肿者。盖肝常有余，触怒则益旺而伤脾。脾愈不足，伤食则不运而生湿。湿热太盛，郁极而发，上达于头，下流于足，中满于身之前后，浮肿如匏，坚实如石，寒冷如冰，坐卧不得者，最难论治。本当利便，然内而膀胱，外而阴囊，相连紧急，阻塞道路，苦无一线之通，病何由去？必开其大便，以逐其水，随下而随补，则邪去而正无损。渐为调理，庶可得生。（《寓意草》）

渗忌太过：治湿当利小便，虽为常法。然执此一说以治虚证，往往多死。盖脾气虚败，愈下愈虚。虽劫效目前，而正气阴损。（丹溪）

水肿禁法：水肿初起，其势方锐，最忌甘温助湿作满之药。尤戒针刺，犯之流水而死。当绝酒色，却盐酱，戒忿怒，以全太和。否则不治。（《入门》）

水肿死证：先腹胀而后散于四肢者，可治。先肢肿而后归于腹者，难治。若唇黑耳焦，人中胀满，背平肉硬，赤肿如绯，腹多青筋，阴囊无纵，五谷不化，大便滑泻者，俱危。又面黧黑者，肝绝。掌无纹者，心绝。神阙突者，脾绝。缺盆平者，肺绝。涌泉平者，肾绝。断绝饮食者死，胃气已亡也。又股间出水皆死，脾伤胭破也。（《汇补》）

水肿用药：主以四苓散加苍术、木香、陈皮、厚朴、枳壳、姜皮。阳水，加黄芩、山栀、防己。阴水，加椒目、干姜、肉桂。肿在上，加苏叶、防风汗之。肿在下，加木通、木瓜利之。中满，加腹皮、厚朴泄之。便溺闭，加牵牛下之。肺气喘，加葶苈泻之。气下陷，升柴提之。脾虚羸弱，加人参、白术补之。脉实便实者，用牵牛、甘遂、大戟、芫花泻之。脾肾两虚者，用金匮肾气丸救之。阳衰水冷者，术附汤主之。阴虚水溢者，地黄汤加门冬、五味主之。血瘀成水者，椒仁丸主之。虚弱泻利脬肿者，四君加减治之。

清·《医学心悟》：水肿病，有表里、寒热、肾胃之分。大抵四肢肿，腹不肿者，表也。四肢肿，腹亦肿者，里也。烦渴口燥，溺赤便闭，饮食喜凉，此属阳明，热也。不烦渴，大便自调，饮食喜热，此属阴水，寒也。先喘而后肿者，肾经聚水也。先肿而后喘，或但肿而不喘者，胃经蓄水也。经云：肾者，胃之关也。关闭则水积，然胃病而关亦自闭矣。治胃者，五加皮饮加减主之。治肾者，肾气丸加减主之。或问：书云：先喘后肿，其病在肺，何也？答曰：喘虽肺病，其本在肾。经云：诸痿喘呕，皆属于下是也。若外感致喘，或专属肺经受邪，内伤致喘，未有不由于肾者，治者详之。

清·《三时伏气外感篇》：凡病皆本乎阴阳，通表利小便，乃宣经气，利腑气，是阳病治法；暖水脏、温脾肾，补土以驱水，是阴病治法。治肺痹以轻开上，治脾必佐温通。若阴阳表里乖违，脏真日漓，阴阳不运，亦必作胀，治以通阳，乃可奏绩，如局方禹余粮丸；甚至三焦交阻，必用分清，肠胃窒塞，必用下夺。然不得与伤寒实热同例，擅投硝、黄、枳、朴扰动阴血。若太阴脾脏，饮湿阻气，温之补之不应，欲用下法，少佐甘遂为丸可也。

清·《杂病源流犀烛》：肿胀，脾肺肾三经病也。考《内经》五脏六腑，五运六气，司天在泉，胜复淫郁，无不成肿胀之病。而张景岳以为未有不由于脾肺肾三脏者，其意以脾主运化精微、肺主气行治节、肾主五液而行水。凡五气所化之液，悉属于肾；五液所行之气，悉属于肺；输转二脏，利水生金，悉属于脾，所以肿胀之生，无不由三者失职，旨哉，洞本之论也。然又必先肾气不足，下气厥上，三合而成。经曰：厥气在下，营卫留止，寒气逆上，真邪相攻，两气相搏，乃合为胀。又曰：五脏阳已竭。又曰：合之于真，三合乃得。夫厥气在下，此病根也。人身上下，阳布阴生，则肺行而肾纳，于何有厥？厥气在下，则肺不行而肾失纳矣。至气已厥，必营卫之流行经络者留止，无根之阴气，于是逆上，与真气相搏，寒留而不行，乃合为胀也。况脏阳即元运之气，脏阳竭，诸停而不行可知，其曰合之于真，三合乃得拿者，人之胀虽由卫逆于营，而既在血脉，则合胀之本耳。故经又以诊之而其脉大坚以涩者为胀。盖大者邪气盛也，坚者邪气实也，两气相攻，胀势已成，故其脉大坚，以厥于阳而实也。涩者气血虚而不流利也，是为阴气衰，阴气衰即真气衰，此厥于阴而虚也。阴虚阳坚，中气已损，能无胀乎？是以涩而坚者，其病在阴，即胀在脏，经故曰阴为脏；大而坚者，其病在阳，则胀在腑，经故曰阳为腑。于是有脉胀，有肤胀，有五脏胀，有六腑胀，又有水胀，有臌胀，有蛊胀，有单腹胀，有石水，种种之证。而其为证，又虚实不伦，虚中有实，实中有虚，行实当顾虚，补虚毋忘实，而其要惟大补脾肾以培根本，则得之矣。至于辨验虚实，莫善于士材，其说云：阳证必热，热者多实，阴证必寒，寒者多虚。先胀于内而后肿于外者为实，先肿于外而后胀于内者为虚。小便黄赤，大便秘结者为实；小便清白，大便溏泄者为虚。脉滑数有力者为实，脉浮弦细溏者为虚；色红气粗者为实，色瘁声短者为虚。凡实，或六淫外客，或饮食内伤，阳邪急速，其至必暴，每成于数日之间；凡虚，或情志多劳，或酒色过度，日积月累，其来有渐，每成于经月之后。故治实易，治虚难，士材之言，当奉以为则，而于虚实疑似之间，复能察脉审形，辨别毫厘，庶无实实虚虚之害。

且夫胀与肿，内因则各殊，而外形多相似。要有其易辨者，如先腹大，后四肢肿，为胀病；先头足肿，后腹大，是水也；但腹肿，四肢竟不肿，为胀病；脐腹四肢悉肿，是水也。皮厚色苍，或一身皆肿，或自上而下，为胀病；皮薄色白，或自下而上，是水也。至若胀病有肿有不肿，肿病有胀有不胀，皆当分辨。

兹更即肿病而条分之，肿不一，而为害莫有大于水肿者。经曰：水始起也，目窠上微肿如新起之状，其颈脉动，时咳，阴股间寒，足胫肿，腹乃大，其水已成矣。以手按其腹，随手而起，如裹水之状，此其候也。颈脉者，足阳明人迎，阳明胃脉自人迎下循腹里。水邪乘之，故颈脉动，水之标在肺，故时咳，阴邪结阴分，故阴股间寒也。又曰：三阴结谓之水。三阴者，太阴脾也。太阴为六经之主，三阴邪结，则坤土不能运精，如是而二阴肾独主里而气更盛，反来侮土，故气盛阳不得入，阳不得入，则肺气不得通调，斯寒水不行而壅，故成水肿之病。盖中州结则气壅而关门不利，不利则水聚而从其类。类者本在肾，标在肺也，此言肾与肺之水，因脾虚而类聚者。又曰：肺移寒于肾，谓之涌水。涌水者，水气客于大肠，如囊裹浆者，形寒饮冷，肺气不足则肺寒，母病传子，则寒可移肾，肾本寒水，以寒济寒，故水气不升而为涌，涌不于肾而于大肠，大肠为肺下流，故如囊裹不能散也。此言肺肾之寒之水相移，而由脏归腑者。以上皆致水之原也。由是观之，水之为病，有不由脾土虚弱不能制水，水逆上行，干及于肺，渗透经络，流注溪谷，灌入隧道。血亦因经水，精亦因而化水者乎，顾尝反复究之，水虽制于脾，实主于肾。肾水脏也，元气寓焉。若土阳虚则命门火衰，既不能自制阴寒，又不能温养脾土，阴阳不得其正，则化而为邪。盖气即火，阴即水，阳旺则化，而精能为气，阳衰则不能化，而水即为邪也。夫火盛水亏则病燥，水盛火亏则病湿。故火不能化，则阴不从阳，而精气亦皆化为水，所以水肿又未有不由于阳虚。肾为胃关，不惟肾气不化而闭，即胃亦能令关闭，故水之聚，不待肾水后成，即所饮汤水，亦聚而为患。盖胃主中焦，为水谷之海，胃和则升降出纳之气行，水谷从其道而输泄，胃不和则出纳之关滞，水谷之液皆积而成水。故经言胃所生病，大腹水肿，膝膑肿痛。又言五谷精液，因阴阳不和，则并于肠胃中，留于下焦，不得泌入膀胱，则下焦水溢而为水胀。又言肾者牝脏，勇而劳甚，则肾汗出，遇于风，内不得入脏腑，外不得越皮肤，客于元府，行于皮里，传于跗踵，本之于肾，名曰风水。所以水肿又未有不由于胃虚。

经又曰：肝肾脉并浮为风水。盖肝肾同居下焦，肾为阴主静，脉常沉，肝为阳主动，脉常浮，二脏俱有相火，动于肾者，犹龙火出于海，动于肝者，犹雷火出于泽。龙起而火随，风发而水随。今水从风，是以肾与肝并浮，犹言肾脉本沉，因从肝化而与之俱浮也，所以水肿又未有不由于肝盛。经又曰：三焦为决渎之官，水道出焉者，气化也。气即是火，三焦病，气满，小腹光坚，不得小便，溢则水流作胀，以火衰则水胜也，所以水肿又未有不由于三焦病。

夫既明其水之所由来，当必稔乎水之所由治。其一为水肿之常法，肿在腰以上者宜发汗，即经所谓开鬼门也，（鬼门即腠理，宜麻黄、羌活、防风、柴胡、牛蒡子、葱白、忍冬藤以开之，或用柳枝煎汤洗）肿在腰以下者宜利小便，即经所谓洁净府也，净府即膀胱，宜泽泻、木通、香薷、甘草、灯心、冬葵子、蜀葵子、葶苈、防己、昆布、海藻、海金沙、赤小豆、茯苓、猪苓、青蛙、海蛤、白螺、鲤鱼、鲫鱼、白鱼、鲈鱼、绿头鸭，秋石代盐以洁清之。上下分消，使阴阳平治，水气可去，即经所谓去宛陈莝是也，（宛者积也，陈者久也，莝者腐也，宜甘遂、芫花、大戟、牵牛子、续随子，同大麦面作面食，或商陆同赤粳米作饭，日食大效，或郁李仁酒服七七粒，或末之，和面作饵食，或老丝瓜巴豆拌炒，又同陈粳米炒，去巴豆，丸服）。然皆治其标而已，尤当理气养脾以治其本，治宜参术健脾丸，使脾气实而健运，则水自行，故宜以参术为君。更视水之所属，或为阴，或为阳，加减治之。盖病水者，脾必虚，故必健脾为主也，其治水肿太甚者权宜之法。大抵水肿多由肝盛脾弱之人，肝盛则触怒益胀而干于脾，脾弱则食伤不化而生湿，湿郁甚则化为水，上至头，下至足，中满，身之前后浮肿如匏，寒冷如石，行坐卧起不安，本宜专利小水以除其肿，但肿热太甚，内而膀胱，外而阴囊，相连紧急，道路阻塞，即欲利小便，苦无一线之通，惟宜权开大便以逐水，随下而随补，逐水宜硝黄等，补救宜参术等，渐渐调理可痊。若肿不极甚，只宜利小水以治标，养脾胃以治本。而水有阴阳之别，阳水多外因，或涉水冒雨，或感风寒暑湿，其肿先现上体，其脉沉数，其症兼发热烦渴，溲赤便秘，轻则四磨汤、五苓散，重则疏凿饮子。阴水多内因，因饮水及茶酒，饥饱劳役房劳。其肿先现下体，其感沉迟，其症兼身凉不渴，溲清便利或溏，宜实脾饮；或小便照常，时赤时不赤，晚则微赤，却不涩，亦属阴也，宜先用木香、香附、乌药、茯苓、猪苓等，次进复元丹，未可骤补，宜分次第治之。有一身惟早则面甚，晚则足甚，面肿为风，宜白蒺藜、益母草、杏仁、葶苈、防风、昆布、甘遂、郁李仁，足肿为水，宜防己、香附、麻黄、赤小豆等，或败荷叶同藁本煎汤洗，或杏仁、葱白、楠木、桐木煎洗。更须察二便通秘，别其阴阳治之（即用前文阳水阴水之药）。水之肿胀，又有内外之别。先胀于内后肿于外者，小便赤涩，大便秘结，色泽红亮，声音高爽，脉滑数而有力，实热也，宜以治脾为主，宜木香、沉香、砂仁、枳实、厚朴、苍术、大腹皮，兼理肺，宜桑皮、葶苈、枳壳、蔻仁、桔梗、苏子、陈皮，专利小便，宜木通、通草、茯苓、防己、车前子、泽泻、猪苓，或发汗，宜麻黄、防风、羌活、川芎、桂枝。如气壮年少新病者，必泻其实热，硝黄亦可酌用。先肿于外后胀于内者，小便淡黄，大便不实，气色枯白，语音低怯，脉微细而无力，虚寒也，宜以补脾为主，宜陈皮、白术、茯苓、甘草，兼补肺理气，补肺宜人参、黄芪、桔梗、苡仁，埋中宜沉香、木香、陈香橼、佛手，专利小便，宜五苓散，或发汗，宜升麻、柴胡。如虚甚多寒，必须大剂频投，方可救援，宜多用参、术，即桂、附、干姜、吴茱萸，亦可选用。古人以金匮肾气丸治水，诚为切要。至其他药品，有与本病相关者，亦须研核其所以然。如白芍能于土中泻木，忍冬藤能和缓下气，木瓜、赤豆利水下气，片脑、雄鸡金，温中与宽膨并用。皂荚烧灰存性，神曲为丸，取利甚捷；鸡屎白炒热，袋盛浸酒，空心饮，下水大奇；青蛙入猪肚，烹为馔，皆奇方立效。

水之胀肿，在女科又有气分血分之别。先病水肿，经水后断，因而心胸坚大，病发于上者，属气分，宜木香调气散；经水先断，后病水胀，因而血结胞门，病发于下者，属血分，宜代抵当汤。而又有上半身肿太甚者，宜羌活、防风、升麻、白芷、苏叶，有下半身肿太甚者，宜五苓散加苍术、木通。有肿而心腹坚胀喘满者，宜当归散，有头身俱肿，腹前胀疼者，宜蟠桃丸。有肿而不能食，不能卧，小便秘者，宜白术木香散，有大病后肿，明属脾虚不能通调水道者，宜补中益气汤，送六味丸。有肾水不足，虚火铄金，小便不生而患肿者，急补之，宜补中益气汤、六味丸互用，久服自效，误与疏风行水，将贻性命之忧，宜急投金匮肾气丸尚可救。有血热生疮，变为肿病，烦渴，小便少者。经曰：纯阳者肿四肢，此热证也。如便闭，更须和气，宜消风败毒散。有遍身水肿，喘满，小便闭涩，诸药不效者，宜导水茯苓汤。有肿而因于风者，宜黄芪防己汤，有肿而因于寒者，宜中满分消汤，有热者忌；有肿而因于热者，宜中满分消丸，有寒者忌，或神芎导水丸；有肿而因于湿者，宜二蛟散，如虚宜间服加味胃苓散，此二方百发百中，无不效。有孕妇遍身浮肿，腹胀满，小便不利者，宜防己汤、葶苈散，有产后肿满，喘息而渴，小便不利者，宜大调经散。凡此皆水病之支分派委所可溯流以穷源者也。

吾因举水之发源于五脏者而分言之。大凡水肿，必有目胞上下浮肿，肢体沉重，咳嗽怔忡，腰间清冷，小便黄涩，皮肤光亮诸状。今若心水病必兼身重，少气不得卧，烦而躁，其阴必大肿；肝火病必腹大不能转侧，胁腹痛，时时津液生，小便续连；肺水病必身肿，小便难，时时鸭溏；脾水病必腹大四肢重，津液不生，少气，小便难；肾水病必腹大脐肿，腰痛不得卧，阴下湿，足逆冷，面黄瘦，大便反坚。皆当审形辨脉，知其水从何经而来，于治水药中各加引经之品，以开导之，各引经药已详在前。五脏之外，又有九种水，其根源症状治法，有可一一明之者。一曰青水，先从两胁肿起，根在肝，主治宜大戟；二曰赤水，先从舌根肿起，根在心，主治宜葶苈；三曰黄水，先从腰腹肿起，根在脾，主治宜甘遂；四曰白水，先从足肿起，根在肺，主治宜桑皮；五曰黑水，先从阴上肿起，根在肾，主治宜连翘；六曰元水，先从面颊肿起，根在外肾，主治宜芫花；七曰风水，先从四肢肿起，根在膀胱，主治宜藁本；八曰高水，先从少腹肿起，根在小肠，主治宜巴霜；九曰气水，或盛或衰，根在三焦，主治宜赤小豆。上九种药等份，配合主治某经者倍之，蜜丸，赤茯苓汤下三丸，日三服，忌盐二三十日自愈。凡患水肿者，皆自此推之，可知其所从来，而治之无不瘥矣。

大约水肿之病，唇黑伤肝，缺盆平伤心，脐突伤脾，背平伤肺，足心平伤肾。五伤者必死，不可不知之也。

血肿一证，尤为奇害。其为状，四肢浮肿，皮肉间必有红痕赤缕。皆由血溢离经，留滞于中，与水湿相比，因变为水也，宜调荣饮，或酌用代抵当汤。而产妇败血留滞以致化水，亦能成肿，必四肢浮，面皮黄，宜小调经散。不论妇人女子，经水为患，亦能化水，四肢肿，小便不通，此血不归经之故，宜椒目丸。三者皆不易治，皆水肿病之类也。

石水一证，《内经》虽有其名，却无明文。然本章虽未群言，而阴阳别论篇曰：阴阳结邪，多阴少阳，曰石水，少腹肿。以既见于阴阳篇，故不必重出也，并非阙文，其理自可互参。邪应作斜，阳结肿四肢，是在阳之发处，阴结便血，是在阴之聚处。今邪交入阴阳，而交结之势，必结于阴阳之所共生处矣。生阴惟肾，生阳惟胆，皆根源下焦。而肾职行水，胆职泌水，若两家交壅，正所谓不能通调水道也。然阴多阳少，则肾病为多。肾病则阴之真水沉寒，而无阳以化气，此病固不在膀胱而在肾，肾既留水不能化精，故石坚一处，惟见少腹而不及他所也。

水蛊一证，因水毒之气结聚于内，遂令其腹渐大，动摇有声，常欲饮水，皮肤粗恶，其原多因他病久而变成，盖亦有蛊败之义焉，故亦名蛊。其为证治，有可指陈者，或因雨湿而浮肿，宜平胃散加白术、赤苓、草蔻仁，或饮水过多而浮肿，宜胃苓汤，或久喘后积水气而浮肿，宜葶苈丸，或久疟变水气而浮肿，宜黄甲丸，或久痢变水气而浮肿，宜补中益气汤加附子，此等皆水证之别也。

而水证之外，又有结阳证，《内经》曰：结阳者肿四肢。注曰：素尝气疾，湿热加之，气湿热，故邪气渐甚，正气渐微，阳气少，致邪伐正气，不能宣通，故四维发肿，诸阳受气于如维也。今人见手足关节肿痛，概以为风证治者，误矣，宜犀角汤。

嗟乎，胀肿之为患，重且大如此，倘忽视之，不几委人命于草莽乎。业师孙庆会先生尝谓余曰：胀肿门惟水病难治，其人必真火衰微，不能化生脾土，故水无所摄，泛溢于肌肉间。法惟助脾扶火，足以概之。而助脾扶火之剂最妙是五苓散，肉桂以益火，火暖则水流，白术以补土，土实则水自障，茯苓、猪苓、泽泻以引水，则水自渗泄而可不为患。每见先生治人水病，无不用五苓散加减，无不应手而愈，如响应者，可见无人不知五苓散。而不能用治水病，以致决溃而死者，皆未明病之根源、方之奥妙而尊之信之、加减以收功也。然其加减，则必有神明乎药物之性，洞悉乎病根所在者，而后者所加所减，悉与原方配合，悉与本病无乖，故可投之立效，否则无益也。

清·《临证指南医案》：肿分阳水阴水。其有因风、因湿、因气、因热。外来者为有余，即为阳水。因于大病后，因脾肺虚弱，不能通调水道，因心火克金，肺不能生肾水，以致小便不利，因肺经阴亏，心火烁肺金而溺少。误用行气分利之剂，渐至喘急痰盛，小水短赤，酿成肿证。内发者为不足，即为阴水。

清·《医编》：阴水虽宜补阳，然小水不能胜大火，必先泻去其水，乃用暖药以补元气。阴水虽寒，久亦有而成热，寒、本也，热、标耳。

清·《风劳臌膈四大症治》：命门火衰，既不能自制阴水，又不能温养脾土，则阴不从阳，而精化为水，故水肿之症，多属火衰也。

清·《类证治裁》：所谓气化者，即右肾命门真火也。火衰则不能蒸动肾之关门，而水聚焉。以蒸动其关，积水始下，以阳主开也。此法不独治水肿，凡治胀者，其要亦在通阳而已。

清·《辨证录》：水从大便出者其势逆，水从小便出者其势顺。逆则效速而气伤，顺则效缓而气固。

清·《医宗金鉴》：上肿曰风，下肿曰水。故风水之证，面与胫足同肿也。从上肿者，多感风邪，故宜乎汗；从下肿者，多内生湿邪，故宜乎利水。

清·《时方妙用》：肿者，皮肤肿大也；胀者，心腹胀满也；臌者，心腹痞满，而四肢瘦小，昔人谓之蛊胀；或心腹胀满，外实中空，其象如鼓，昔人谓之臌胀。兹分为三门。

肿证，从来有气肿、水肿之辨。《内经》以按之窅而不起者为气，即起者为水，后医多反其说。然气滞水亦滞，水行气亦行，正不必分，总以不起为肿甚，即起为肿轻，肾囊及茎中肿大多死。

脉本沉，若浮而弦，宜发汗；若浮而鼓指有力，宜越婢汤；若浮在皮外，多死；若沉而紧，宜麻黄、细辛、附子之类；若沉而缓，易愈；若沉而微细，宜温补。

初起面上微肿，两目下如卧蚕，更肿些，一身觉重滞，微喘，小便不利，即肿证之渐，宜香苏饮加杏仁、防风各三钱。

如皮肤肿大，气喘，小便不利，宜五皮饮。上肿宜发汗，加苏叶、防风、杏仁各三钱；下肿宜利水，加猪苓、防已各二钱，木通一钱；小水多为阴水，加附子、干姜各二钱，白术三钱，川椒、木香各一钱；小便不利为阳水，加防已、猪苓、知母各二钱。凡脉虚人羸，宜加白术、人参、肉桂、附子；脉实人健，加莱菔子、枳壳各二钱；凡畏风之甚，宜加生黄芪三四钱，或再加附子二钱。

如小便点滴俱无，气喘，口不渴，宜滋肾丸。

如前药不效，宜用济生肾气丸，药料作汤服，或前症愈后，亦以此丸服一月收功。

如服利水之药而小便愈少者，宜补中益气汤，首煎照常服，二煎服后，以手指探吐。

第十章 眩晕

《黄帝内经素问·五常政大论篇》：『发生之纪，是谓启陈，土疏泄，苍气达，阳和布化，阴气乃随，生气淳化，万物以荣。其化生，其气美，其政散，其令条舒，其动掉眩巅疾，其德鸣靡启坼，其变振拉摧拔，其谷麻稻，其畜鸡犬，其果李桃，其色青黄白，其味酸甘辛，其象春，其经足厥阴少阳，其脏肝脾，其虫毛介，其物中坚外坚，其病怒。上徵则其气逆，其病吐利。不务其德则收气复，秋气劲切，甚则肃杀，清气大至，草木凋零，邪乃伤肝。』

《黄帝内经素问·气交变大论》：『岁木太过，风气流行，……甚则忽忽善怒，眩冒巅疾。』

《黄帝内经素问·厥论篇》：『帝曰：善。愿闻六经之厥状病能也。岐伯曰：巨阳之厥，则首肿头重，足不能行，发为眴仆。』

《黄帝内经素问·脉要精微论篇》：『粗大者，阴不足阳有余，为热中也。来疾去徐，上实下虚，为厥巅疾；来徐去疾，上虚下实，为恶风也。故中恶风者，阳气受也。有脉俱沉细数者，少阴厥也；沉细数散者，寒热也；浮而散者为眴仆。』

《黄帝内经素问·宣明五气篇》：『五邪所乱：邪入于阳则狂，邪入于阴则痹，搏阳则为巅疾，搏阴则为瘖，阳入之阴则静，阴出之阳则怒，是谓五乱。』

《黄帝内经素问·六元正纪大论》：『木郁之发，……甚则耳鸣眩转，目不识人，……。』『凡此厥阴司天之政……三之气，天政布，风乃时举，民病泣出，耳鸣掉眩。』

《黄帝内经素问·标本病传论》：『……肝病头目眩，胁支满』。

《黄帝内经素问·至真要大论篇》：『太阴司天，湿淫所胜，则沉阴且布，雨变枯槁，胕肿骨痛阴痹，阴痹者按之不得，腰脊头项痛，时眩，大便难，阴气不用，饥不欲食，咳唾则有血，心如悬，病本于肾。太溪绝，死不治。……太阳司天，寒淫所胜，则寒气反至，水且冰，血变于中，发为痈疡，民病厥心痛，呕血血泄鼽衄，善悲时眩仆。运火炎烈，雨暴乃雹，胸腹满，手热肘挛掖肿，心澹澹大动，胸胁胃脘不安，面赤目黄，善噫嗌干，甚则色炲，渴而欲饮，病本于心。……帝曰：六气相胜奈何？岐伯曰：厥阴之胜，耳鸣头眩，愦愦欲吐，胃膈如寒。……太阳之复，厥气上行，水凝雨冰，羽虫乃死，心胃生寒，胸膈不利，心痛痞满，头痛善悲，时眩仆，食减，腰脽反痛，屈伸不便，地裂冰坚，阳光不治，少腹控睾，引腰脊，上冲心，唾出清水，及为哕噫，甚则入心，善忘善悲。神门绝，死不治。……帝曰：善。客主之胜复奈何？岐伯曰：客主之气，胜而无复也。帝曰：其逆从何如？岐伯曰：主胜逆，客胜从，天之道也。帝曰：其生病何如？岐伯曰：厥阴司天，客胜则耳鸣掉眩，甚则咳；主胜则胸胁痛，舌难以言。……帝曰：愿闻病机何如？岐伯曰：诸风掉眩，皆属于肝。诸寒收引，皆属于肾。诸气膹郁，皆属于肺。诸湿肿满，皆属于脾。诸热瞀瘛，皆属于火。诸痛痒疮，皆属于心。诸厥固泄，皆属于下。诸痿喘呕，皆属于上。诸禁鼓栗，如丧神守，皆属于火。诸痉项强，皆属于湿。诸逆冲上，皆属于火。诸胀腹大，皆属于热。诸躁狂越，皆属于火。诸暴强直，皆属于风。诸病有声，鼓之如鼓，皆属于热。诸病胕肿疼酸惊骇，皆属于火。诸转反戾，水液浑浊，皆属于热。诸病水液，澄澈清冷，皆属于寒。诸呕吐酸，暴注下迫，皆属于热。』

《灵枢·海论》：『髓海不足，则脑转耳鸣，胫酸眩冒。』《灵枢·卫气》：『上虚则眩。』《灵枢·大惑论》：『故邪中于项因逢其身之虚……入于脑则脑转，脑转则引目系急，目系急则目眩以转矣。』

《金匮要略·痰饮咳嗽病脉证并治》：『心下有支饮，其人苦冒眩，泽泻汤主之。』

宋代陈无择《三因极一病证方论》：『夫寒者，乃天地杀厉之气……肾中之，多使挛急疼痛，昏不知人，挟风则眩晕，兼湿则肿痛。』『喜怒忧思，致脏气不行，郁而生涎，……随气上厥，……亦使人眩晕呕吐。』

宋代杨士瀛《仁斋直指方》：『眩言其黑，运言其转，冒言其昏，……其状目闭眼暗，……起则欲倒。』

宋代王贶《全生指迷方》：『头眩之状，谓目眩旋转，……头重不能举，目不能开，闭则不能视物』。

《内经》曰：诸风掉眩，皆属肝木。又曰：岁木太过，风气流行，脾土受邪，民病飧泄食减，甚则忽忽善怒，眩冒巅疾。虽为气化之所使然，未必不由气体之虚衰耳！其为气虚肥白之人，湿痰滞于上，阴火起于下，是以痰挟虚火，上冲头目，正气不能胜敌，故忽然眼黑生花，若坐舟车而旋晕也，甚而至于卒倒无所知者有之，丹溪所谓无痰不能作眩者，正谓此也。若夫黑瘦之人，躯体薄弱，真水亏欠，或劳役过度，相火上炎，亦有时时眩晕，何湿痰之有哉？大抵人肥白而作眩者，治宜清痰降火为先，而兼补气之药；人黑瘦而作眩者，治宜滋阴降火为要，而带抑肝之剂。抑考《内经》有曰：风胜则地动。风木太过之岁，亦有因其气化而为外感风邪而眩者，治法宜祛风顺气，伐肝降火，为良策焉。外有因呕血而眩冒者，胸中有死血迷闭心窍而然，是宜行血清心自安。医者宜各类推而治之，无有不痊者也。（明·虞抟《医学正传》）

《脉经》曰：头眩旋晕，火积其痰，或本气虚，治痰为先。丹溪曰：眩晕者，痰动于气也。经又曰：诸风掉眩，乃肝木。又谓眩晕动摇，痛而脉弦。盖见热甚则生风，气胜则生痰，木胜则生火，皆因金衰不能以平之也。其症发于仓卒之间，首如物蒙，心如物扰，招摇不定，眼目昏花，如立舟船之上，起则欲倒，恶心冲心，呃逆奔上，得吐少苏，此真眩晕也，宜以二陈汤加厚朴、香附、白术、炒黑干姜之类。又有体虚之人，外为四气所感，内因七情所伤，郁结成痰，令人一时眩晕者有之，但目暗口噤，头痛项强，手足厥冷为验也，亦前方加当归，有火者加姜汁炒山栀，有热者加酒炒黄芩。有因于风者，则脉浮、自汗、恶风、项强不仁；因于寒者，则脉紧、无汗、恶寒、筋挛掣痛；因于暑者，则脉虚、烦热、有汗、躁闷不宁；因于湿者，则脉濡、吐逆、恶心、胸满、腹胀。此六气外感而眩晕也，亦宜前方用治，如风加防风，寒加紫苏，湿加苍术，暑加黄连。至于七情内伤，郁结中焦而为痰饮，随气上攻，令人头眩，此气虚生痰而眩晕也，亦宜本方去干姜，加生姜、山楂。亦有醉饱房劳，损伤精血，肾家不能纳气归元，使诸气逆奔而上，此气虚而眩晕也。吐衄崩漏，肝家不能调摄荣血，使诸血错经妄行，此血虚而眩晕也。亦宜本方去半夏、厚朴，气虚者加人参、麦冬，血虚加当归、童便。又有早起而眩晕者，须臾自定，日以为常，乃为之晨晕，此阳虚之不足也，宜以补阳则晕自止。日晡而眩晕者，亦为之昏晕，得卧少可，此阴虚之不足也，宜以益阴则晕自定。益阴，本方中可加归、芎；壮阳，本方中可加参、芪。又有眉骨痛者，即眼眶眉棱骨痛也，此症皆因血虚生风之谓，在妇人多有之。妇人经行将尽，不能安养，反以针指劳目，致令眉骨酸疼者焉，宜以养血益阴可也，治用四物汤加酒炒黄芩之类。若男子眉骨疼，皆因多怒之人，怒蓄不得发越，致伤肝木，木能生风，令人头目昏眩，眼合难开，致生眉骨酸疼，宜以贝母二陈汤加归、芎、生地、连翘、玄参、天花粉、酒炒黄芩之类。经又云：治眩晕法，犹当审谛，先理痰气，次随症治，或者虚当补之，实可泻之，外感者发散之，痰饮者消导之，全在活法，不可执一。

虽因风者，不可用风药甚多，恐助火邪，反动其痰，使眩晕之太盛，又不可治者矣。

愚按：眩晕之症，有虚有实。实则清之，用二陈等治。虚则如用二陈，恐伤正气，有为虚虚之患乎，不若更加审治。且如阴虚不足而眩晕者，劳力过伤而眩晕者，产后去血过多而眩晕者，精血竭尽而眩晕者，然则所晕皆同，而所得与前不一，必以四物为主，加减用治。如阴虚者，本方加参、术、炒黑山栀；劳伤者，补中益气，加酒炒黄芩、玄参；产后者，四物汤去芎、地，加童便、益母草；精血虚者，四物加枸杞、牛膝、酒炒黄柏。又有火晕者，目暗生花，起则欲倒，冷汗自出，亦宜四物加参、芪、童便、五味。设或有用二陈之症，在初病时，呕逆恶心，无此不可也。苟能二陈施之于先，四物调治于后，则万举万全者也。

治法主意头眩旋晕，有痰者多，血虚与热，分经治可。又谓非火不能致其晕，非痰不能致其吐，吐泄其气易治，晕不得吐者，气不得泄涉乎。（明·方谷《医林绳墨》）

头为诸阳之首，病人头晕，清阳不升也。头重不能抬起，阳虚不能撑持也。

头晕有肾虚而阳无所附者，有血虚火升者，有脾虚生痰者，有寒凉伤其中气，不能升发，故上焦元气虚而晕者，有肺虚肝木无制而晕者。

中气虚则脾不运化，以致生痰上逆而头晕者，四君子加半夏、天麻。

五更头晕，阳气不足也。盖阳主动，动则阳气上升，故不晕，五更静极，阳气虚则潜于下，不足于上，所以晕也。张东扶曰：乃阴阳交接、清浊升降之时。人有此证，恐是浊阴不降，清阳不升之故也。

肾虚阳无所附而晕，六味汤加人参；血虚火升而晕，芎归芍药汤；脾虚生痰，四君子加半夏、天麻；寒凉伤气，气虚而晕，补中益气加附子；肝木无制而晕，黄芪建中汤；血虚头晕，便燥，归身、白芍、生地各一钱，川芎八分，荆芥七分，细辛一分。（明·周之干《慎斋遗书》）

眩谓眼黑眩也，运如运转之运，世谓之头旋是也。《内经》论眩，皆属肝木，属上虚。丹溪论眩，主于补虚治痰降火。仲景治眩，亦以痰饮为先也。赵以德曰：丹溪先生主火而言者，道也。然道无所之而不在，道之谓何？阴阳水火是也。其顺净清谧者水之化，动扰挠乱者火之用也。脑者，地气之所生，故藏于阴，目之瞳子，亦肾水至阴所主，所以二者皆喜静谧而恶动扰，静谧则清明内持，动扰则掉扰散乱，是故脑转目眩者，皆由火也。《灵枢》曰：五脏六腑之精气，皆上注目而为之精，筋骨血气之精与脉并为目系，上属于脑，后出于项中，故邪中于项，因逢其身之虚，其入深，则随眼系以入于脑，入于脑则脑转，脑转则引目系急，目系急则目眩以转矣。所谓邪者，风寒湿热内外之诸邪也。

然诸邪尽谓以火之所成眩者何？《内经》谓诸风掉眩，皆属肝木者，是专言风邪矣。《原病式》释之曰：风火皆属阳，多为兼化，阳主乎动，两动相搏，则头目为之眩晕而旋转，火本动也，焰得风则自然旋转，于是乎掉眩。掉，摇也，眩，昏乱旋晕也，此非风邪之因火所成者欤。然风有内外，外入者，兼火化者则如是。若内发者，尤是因火所生之风也。及诸篇中考之，有谓厥阴司天，客胜，耳鸣掉眩。厥阴之胜者亦然。此司天之气，从上受者，外入者也。又谓发生之纪，与岁木运太过，皆掉眩巅疾，善怒。肝脉太过，善忘，忽忽冒眩巅疾。又徇蒙招尤，过在足少阳、厥阴者，言目嗃动蒙暗也。巢氏亦谓胁下痛头眩者，肝实也。此或得于肝脏，应天气者所动，或因本脏虚实之气自动，皆名之为风，非火之烈焰，何能上于巅也。至于木郁之发，甚则耳鸣眩转，目不识人，善暴僵仆者，尤是肝木中火发之甚也。此天气内应于脏，与肝虚实之气动者，是皆名内发之风者也。又谓太阳之胜，热反上行，头项顶脑中痛，目如脱。注文谓寒气凌逼，阳不胜之，太阳之气，标在于巅，入络于脑，故病如是。谓太阳司天，善悲，时眩仆。《灵枢》谓邪在心者病亦同。二者皆是邪逼于心下，致神志不安则悲，心火不行则妄动上炎。谓太阴之复，阴气上厥，饮发于中，头项胸痛而掉瘛尤甚。注文谓湿气内逆，寒气不行，太阳上留，故为是病。谓太阴在泉，病冲头痛，目似脱。注文云亦是足太阳病也。谓太阴司天，头项痛，善眩。《灵枢》谓邪在肾，颈项时眩。此皆湿邪害肾，逼太阳之气留于上而然也。至于《金匮要略》谓心下有支饮，其人苦冒眩者，亦是格其心火不行而上冲也。谓尺脉浮为伤肾，趺阳脉紧为伤脾，风寒相搏，食谷即眩。谓阳明脉迟，食难用饱，饱则发烦头眩。二者因脾胃虚而阳气不足，所以外见迟紧之脉，内受湿饮之郁，不足之微阳者，始与所郁之热，并而冲上于胸目也。用此比类言之，则眩晕之病，非一邪而可终。若夫太乙天真元气，皆得胃脘之阳以行于周身，分三阴三阳之经脉。六气应天之阴阳，运行于表者，谓之六化。布五行于五脏，属之气，应地之阴阳运行于里者，谓之五阳。虽然表里固分为二，及乎一经合一脏相通气而行，则表里必似二而一，一而二者也。悉如其天之有德、有化、有用、有变于气交者，备在身形之中。经曰：成败倚伏，皆生于动，动之清静则生化治，动之躁乱则苛疾起。自此言之，掉眩由人气所动者，岂止如《金匮》所云湿饮而已。若此五阳六化妄动而病者，又可胜数哉。且夫凡有过节，即随其所动经脏之气而妄起，因名曰厥阳之火。厥阳之火有五，谓之五邪。五邪之变，遂胜克之病作。又或肾水不足，或精血伤败，不能制其五阳之火独光，或中土虚衰，不能堤防下气之逆，则龙雷之火得以震动于巅，诸火上至于头，重则搏击为痛，轻则旋转为眩晕矣。夫如是比类之道，在经有之，诸治病循法守度，援物比类，化之冥冥，循上及下。何必守经，不引比类，是知不明也，其此之谓欤。或曰：治诸邪当何如？曰：夫火因动而起，但各从其所动之因而治之。因实热而动者，治其热。因邪搏击而动者，治其邪。因厥逆逼上者，下治所厥之邪。因阴虚而起者，补其阴，抑其阳，按而收之。因阳虚而气浮上者，则补其阳，敛其浮游之气。因五志而动者，各安其脏气以平之。因郁而发者，治其所郁之邪，开之、发之。因精血不足者补之，不已，则求其属以衰之。因胜克而动者，从盛衰之气而补泻之。

中气虚衰而动者，补其土以安之。上焦清明之气虚，不能主持而动者，亦当补中焦之谷气，推而扬之。

因五脏六腑上注之精气不足而动者，察其何者之虚而补之。如是，虽不专治其火，而火自息矣。凡治百病之由火生者皆然，非唯掉眩而已。严氏云：外感六淫，内伤七情，皆能眩晕，当以脉证辨之。风则脉浮有汗，项强不仁，局方消风散、本事川芎散、羚羊角散、都梁丸、青州白丸子。寒则脉紧无汗，筋挛掣痛，不换金正气散加芎、芷、白芍药，甚则姜附汤、济生三五七散。暑则脉洪大而虚，自汗烦闷，黄连香薷饮、十味香薷饮、消暑丸。湿则脉细沉重，吐逆涎沫，肾著汤加川芎名除湿汤、渗湿汤、济生芎术散。风热，羌活汤、钩藤散。寒湿，芎术除眩汤、理中汤，仍吞来复丹，甚者养正丹。七情相干，眩晕欲倒，用十四友丸、安肾丸二药夹和，以和剂七气汤送下，仍间用乳香泡汤下。有气虚者，乃清气不能上升，或汗多亡阳所致。当升阳补气，黄芪、人参、白术、川芎、当归、甘菊花、柴胡、升麻之类。《直指方》云：淫欲过度，肾家不能纳气归元，使诸气逆奔而上，此眩晕出于气虚也，宜益气补肾汤。有血虚者，乃因亡血过多，阳无所附而然，宜益气补血芎归汤。《直指方》云：吐衄崩漏，肝家不能收摄荣气，使诸血失道妄行，此眩晕生于血虚也，宜补肝养荣汤。有因虚致晕，虽晕醒时面常欲近火，欲得暖手按之，盖头面乃诸阳之会，阳气不足故耳。丹溪云：一男子年七十九岁，头目昏眩而重，手足无力，吐痰口口相续，左手脉散大而缓，右手缓而脉大不及于左，重按皆无力，饮食略减而微渴，大便三四日一行。众人皆与风药，至春深必死。予曰：此大虚证，当以补药作大剂服之。众怒而去。予教用人参、当归身、黄芪、芍药、白术，浓煎作汤，使下连柏丸三十粒。如此者服一年半，而精力如少壮时。连柏丸，冬加干姜少许，馀三时皆依本法。连柏皆姜汁炒为细末，又以姜汁煮糊为丸。东垣云：范天睐之内，素有脾胃之病，时显烦躁，胸中不利，大便不通，初冬出外晚归，为寒气怫郁，闷乱大作，火不得伸故也。医疑有热，治以疏风丸。

大便行而病不减，又疑药力少，复加七八十丸，下两行，前证仍不减，复添吐逆，食不能停，痰吐稠黏，涌出不止，眼黑头旋，恶心烦闷，气短促，上喘无力，不欲言，心神颠倒，兀兀不止，目不敢开，如在风云中，头苦痛如裂，身重如山，四肢厥冷，不得安卧。予谓前证乃胃气已损，复下两次，则重损其胃，而痰厥头痛作矣。制半夏白术天麻汤治之而愈。中脘伏痰，呕逆眩晕，旋覆花汤主之。《金匮》方：本呕吐，心下痞，膈间有水，眩悸者，小半夏加茯苓汤主之。假令瘦人脐下有悸，吐涎沫而头眩，此水也，五苓散主之。又云：心下有支饮，短气倚息，形如肿，为支饮。其人苦冒眩，泽泻白术汤主之。泽泻五两，白术二两，水二升，煮一升，分温再服。痰闭不出者，吐之。青黛散嘧鼻取涎，治眩神效。头风眩晕，可用独圣散吐之，吐讫可用清上辛凉之药，防风通圣散加半夏等味；仲景云：此痰结胸中而致也。大小便结滞者，微利之，河间搜风丸。体虚有寒者，温之；仲景云：风虚头重眩，苦极，不知食味，暖肌补中益精气，白术附子汤主之。肝厥，状如痫疾，不醒呕吐，醒后头虚运发热，用麻黄、钩藤皮、石膏、干葛、半夏曲、柴胡、甘草、枳壳、甘菊为粗末，每服四钱，水一钟半，生姜三片，枣一枚，同煎至八分，去渣温服。钩藤散：钩藤、陈皮、半夏、麦门冬、茯苓、石膏、人参、甘菊、防风各等份，甘草减半，为粗末，每服四钱，水一钟半，生姜七片，煎八分温服。戴复庵云：有眩晕之甚，抬头则屋转，眼常黑花，观见常如有物飞动，或见物为两，宜小三五七散；或芎附汤、生料正元饮加鹿茸一钱，下灵砂丹；或用正元饮加炒川椒一十五粒，下茸朱丸。若不效，则独用鹿茸一味，每服半两，用无灰酒一盏半，煎至一盏，去滓，入麝香少许服。缘鹿茸生于头，头晕而治以鹿茸，盖以类相从也。曾有头痛不愈，服茸朱丹而效。上一条，为虚寒者设也。若实热者用之殆矣。故丹溪云：眩晕不可当者，大黄三次酒炒干为末，茶调下，每服一钱至二钱。刘宗厚以眩晕为上实下虚所致，而又明之曰：所谓虚者，血与气也；所谓实者，痰涎风火也。是固然矣。然《针经·胃风篇》云：上虚则眩。

又『五藏生成篇』云：徇蒙招尤，目瞑耳聋，下实上虚。蒙，昏冒也，招，摇掉也，瞑，黑眩也，即眩晕之证。则刘氏所称，无乃与之冰炭乎？盖知虚者正气虚，实者邪气实，邪之所凑，其气必虚，留而不去，其病为实。则虚即实，实即虚，何冰炭之有。然亦当从寸部以定虚实。上虚者，以鹿茸法治之。上实者，以酒大黄法治之。《本事方》治虚风头旋，吐痰涎不已，以养正丹主之，称其升降阴阳，补接真气，非止头旋而已。严氏云：世所谓气不归元，而用丹药镇坠、沉香除气之法。盖香窜散气，丹药助火，其不归之气，岂能因此而复耶！《内经》云：治病必求其本气之归，求其本而用药则善矣。

诊左手脉数热多。脉涩有死血。右手脉实痰积。脉大是久病。（明·王肯堂《证治准绳》）

眩晕一证，虚者居其八九，而兼火兼痰者，不过十中一二耳。原其所由，则有劳倦过度而晕者，有饥饱失时而晕者，有呕吐伤上而晕者，有泻泄伤下而晕者，有大汗亡阳而晕者，有触目惊心而晕者，有焦思不释而晕者，有被殴被辱气夺而晕者，有悲哀痛楚大叫大呼而晕者，此皆伤其阳中之阳也。又有吐血、衄血、便血而晕者，有痈脓大溃而晕者，有金石破伤失血痛极而晕者，有男子纵欲气随精去而晕者，有妇女崩淋产后去血而晕者，此皆伤其阴中之阳也。再若大醉之后湿热相乘而晕者，伤其阴也。有大怒之后木肆其强而晕者，伤其气也。有痰饮留中治节不行而晕者，脾之弱也，此亦有余中之不足也。至若年老精衰，劳倦日积，而忽患不眠，忽苦眩晕者，此营卫两虚之致然也。由此察之，虚实可辨矣。即如《内经》之言，亦无非言虚，而何后世诸家，每多各逞臆说，其于病情经义，果相合否？指南若此，后学能无误乎？因摘其尤者，悉之如下。

河间之论眩晕，独取《至真要大论》一句，曰诸风掉眩，皆属肝木。风主动故也。所谓风气甚而头目眩晕者，由风木旺，必是金衰不能制木，而木复生火，风火皆属阳，阳主乎动，两动相搏，则为之旋转。故火本动也，焰得风则：自然旋转也。此释风木之义，固然似矣，然不知《至真要大论》之言，乃言运气脏气所属之理，非所以悉眩晕之病情也。必若《口问篇》、《卫气篇》《决气篇》《经脉篇》《海论》等议，方为最切最近之论。何河间一无引证，而独言风火二字，以该眩晕一证，岂无失乎？又若丹溪之论眩晕，曰痰在上，火在下，火炎上而动其痰也。此证属痰者多，盖无痰不能作眩，虽因风者亦必有痰，挟气虚者亦宜治痰为主，兼用补气降火之药。若据此论，则凡属眩晕，无非痰证也，何轩岐之言绝然不及痰饮，而但曰上气不足，头为之苦倾，目为之眩，曰上虚则眩，曰督脉虚则头重高摇之，曰髓海不足则脑转耳鸣而眩冒。凡此者岂皆痰证耶？又若余前章所列诸证，无非眩晕之由，亦岂皆痰证耶？故在丹溪则曰无痰不能作眩，当以治痰为主，而兼用他药。余则曰无虚不能作眩，当以治虚为主，而兼酌其标，孰是孰非，余不能必，姑引经义以表其大意如此，尚俟明者正之。

头痛之病，上实证也；头眩之病，上虚证也。故《内经》分别甚明，曰头痛巅疾，上实下虚，又曰：上实下虚，为厥巅疾，此以邪气在上，所以为痛，故曰上实也。至若眩晕之病，则曰上气不足，又曰上虚则眩，未闻言上之实也。而后世诸家，如严用和、杨仁斋辈，有曰结而为饮，随气上逆者；有曰疲劳过度，下虚上实者；有曰肾家不能纳气，使诸气逆奔而上者；即如朱丹溪亦曰痰在上，火在下。凡此皆言上实也，何与《内经》相反若此？噫！此实后人之不明耳。夫眩晕之证，或为头重，或为眼黑，或为脑髓旋转，不可以动，求其言实之由，不过谓头重者为上实，而不知头本不重于往日，而惟不胜其重者，乃甚于往日耳。上力不胜，阳之虚也，岂上实乎？又何气不归原，及诸气逆奔之有？盖上实者宜降宜抑，上虚者最不宜再伐生气，此上实上虚之旨，有不可不辨，而误则害矣。

头眩有大小之异，总头眩也，于此察之，可得虚实之情矣。何以言之？如今人之气禀薄弱者，无论少壮，或于劳倦，或于酒色之后，每忽有耳鸣如磬，或头眩眼黑，倏顷而止者，乃人所常有之事；至于中年之外，多见眩仆卒倒等证，亦人所常有之事。但忽运而忽止者，人皆谓之失运眼花，卒倒而不醒者，人必谓之中风中痰。不知忽止者，以气血未败，故旋见而旋止，即小中风也；卒倒而甚者，以根本既亏，故遽病而难复，即大头眩也。且必见于中年之外，而较之少壮，益又可知。于此察之，则其是风非风，是痰非痰，而虚实从可悟矣。何今人不识病机，但见眩仆不语等证，无不谓之风痰，而非消即散，吾恐几微之气，有不堪再加铲削矣，深可悲也。头眩虽属上虚，然不能无涉于下。盖上虚者，阳中之阳虚也；下虚者，阴中之阳虚也。阳中之阳虚者，宜治其气，如四君子汤、五君子煎、归脾汤、补中益气汤，如兼呕吐者，宜圣术煎加人参之类是也。阴中之阳虚者，宜补其精，如五福饮、七福饮、左归饮、右归饮、四物汤之类是也。然伐下者必枯其上，滋苗者必灌其根，所以凡治上虚者，犹当以兼补气血为最，如大补元煎、十全大补汤，及诸补阴补阳等剂，俱当酌宜用之。眩晕证，凡有如前论首条所载病源者，当各因其证求而治之。

其或有火者，宜兼清火；有痰者，宜兼清痰；有气者，宜兼顺气，亦在乎因机应变，然无不当以治虚为先，而兼治为佐也。

古法之治，眩晕亦有当察者。丹溪曰：湿痰者多宜二陈汤，火者加酒芩；挟气虚者相火也，治痰为先，挟气药降火，如东垣半夏白术天麻汤类；眩晕不可当者，以大黄酒炒为末，茶汤调下，火动其痰，用二陈加黄芩、苍术、羌活，散风行湿。附录曰：有早起眩晕，须臾自定，日以为常者，正元散下黑锡丹；伤湿头晕，肾著汤加川芎，名除湿汤；有痰者，青州白丸子。愚谓古法之治眩晕，如半夏白术天麻汤，治脾痰也；二陈汤加黄芩，治热痰也；青州白丸子，治风痰寒痰也；肾著汤，治湿痰也。此外如大黄末之治眩晕不可当，惟痰火上壅者宜之；黑锡丹之重坠，惟气实于上者宜之。第恐眩晕一证，实痰实火者无几，而亦非上盛之病，此古方之有宜否用者，不可不审。（明·张景岳《景岳全书》）

眩者，头晕也，眼有黑花，如立舟车之上，而旋转者是也。刘河间专主于火，谓肝木自病。经云：诸风掉眩，皆属于肝。肝风动而火上炎也。故丹溪尝言无火不生痰，痰随火上，故曰无痰不作眩。夫眩，痰也，非病也。痰非人身素有之物。痰者，身之津液也。气滞、血凝，则津液化而为痰，是痰因病而生者也。若云无痰不作眩，似以痰为；眩病之本矣。岂知眩晕之来也，有气虚而眩，有血虚而眩，有肾虚而眩。气虚者，阳气衰乏，则清阳不上升。经云：上气不足，头为之苦倾是也。血虚者，吐衄、崩漏、产后血脱，则虚火上炎，眼生黑花。经云：肝虚则目晾晾无所见是也。肾虚者，房欲过度，则肾气不归原而逆奔于上。经云：徇蒙招尤目瞑，上实下虚，过在足少阴、巨阳。又云：髓海不足，目为之眩是也。风火之眩晕属外感，正虚之眩晕本内伤。其云痰而作眩者，必内外合邪而后痰聚而为害，非竟主乎痰而可以为眩也。若一纯攻痰，而不大补气血，壮水滋阴，以救其本，病未有不毙者也。（明·张景岳《质疑录》）

经曰：因于风，欲如运枢，起居如惊，神气乃浮。《内经》论眩，皆属于木，属上虚。仲景论眩，以痰饮为先。丹溪论眩，兼于补虚治痰降火。

戴复庵云：有头风证，耳内常鸣，头上如有乌雀啾啾之声，切不可全谓耳鸣为虚，此头脑挟风所致。有眩晕之甚，抬头则屋转，眼常黑花，观见常如有物飞动，或见物为两，宜三五七散，或秘旨正元散加鹿茸，兼进养正丹；不效，一味鹿茸，每服半两，酒煎去滓，入麝少许，缘鹿茸生于头，头晕而主以鹿茸，盖以类相从也。曾有服头痛药不愈，服茸朱丹而效，此为虚寒也，若实者用之，殆矣。故丹溪曰：眩晕不可当者，大黄三次酒炒干为末，茶调下，每服一钱至二钱。刘宗厚曰：眩晕乃上实下虚所致，所谓虚者，血与气也，所谓实者，痰涎风火也。经云：上虚则眩。又云：徇蒙招尤，目瞑耳聋，下实上虚。则与刘氏所称，无乃冰炭乎？盖邪之所凑，其气必虚，留而不去，其病为实，亦何冰炭之有。然当以脉法辨之，寸口大而按之即散者为上虚，以鹿茸法治之；寸口滑而按之益坚者为上实，以酒大黄法治之。

外感六淫，内伤七情，皆能眩晕，然无不因痰火而作。谚云：无火不动痰，无痰不作晕。须以清火豁痰为主，而兼治六淫之邪，无不愈者。风寒在脑，或感邪湿，头眩重痛欲倒，呕逆不定，三因芎辛汤。冒雨或中湿眩晕呕逆，头重不食，本方去细辛、芽茶加半夏、茯苓。恶风眩晕，头旋眼黑恶心，见风即复作者，半夏苍术汤。风虚眩晕多痰，导痰汤加天麻。肾气素虚而逆者，沉香降气下养正丹，不应，八味丸。风热眩晕眼掉，川芎茶调散。痰厥眩晕，半夏白术天麻汤。痰火眩晕者，二陈汤加白术、川芎、天麻；有热，更加山栀、黄芩。七情郁而生痰，亦令头眩，但见于郁悒之人，及妇女辈，二陈加木香、丁香、白术、砂仁。早起眩晕，须臾自定，乃胃中老痰使然，古方用黑锡丹劫之，不若青礞石丸镇坠，后用理中丸调理。痰结胸中，眩晕恶心，牙皂末和盐汤探吐，吐定，服导痰汤。劳役过度，眩晕发热者，补中益气汤加天麻；兼呕逆，六君子汤；气虚而喘，加黄芪；阴虚火炎痰盛，少加熟附子，煎成加姜汁、竹沥。因虚致眩，虽定后，而常欲向火，欲得暖手按者，阳气不足故也，附子理中汤。淫欲过度，肾与督脉皆虚，不能纳气归源，使诸逆奔上而眩晕，六味丸加沉香、鹿茸，名香茸八味丸。肥白人眩晕，清火降痰为先，而兼补气药。黑瘦人眩晕，滋阴降火为要，而带抑肝之剂。胸中有死血，作痛而眩，饮韭汁酒良。产后血晕，见妇人本门。

诊左手脉数热多，脉涩有死血，浮弦为肝风。右手滑实痰积，脉大是久病，虚大是气虚。（清·张璐《张氏医通》）

眩晕一证，叶氏主要归属肝风，以『阳化内风』立论，由肝胆之风阳上冒所致，并反复指出慎防瘈疭痉厥、跌仆风痱之类。内风乃身中阳气之动变，『非发散可解，非沉寒可清，与六气火风迥异，用辛甘化风方法，乃是补肝用意。』肝为刚脏，非柔润则不能调和。其本质由于精液有亏，肝阴不足，血燥生热，热则风阳上升，窍络阻塞，故头目不清，眩晕跌仆。但是造成风阳上亢的原因，不止一端，有肝、肾、心、肺、脾胃之分。肝为风木之脏，内寄相火，故肝阴易虚，阴虚不能育阳，故肝阳、内风、相火易于动扰上窜，治宜滋补、育养、涵濡扶其阴之不足，宜镇潜、清泄、平熄，抑其阳之有余。肾属水而藏精，肝木赖肾水之涵濡而得以生发条达；若精髓劳损，肾气虚耗，肝失濡养，也使肝阳亢扰，虚风内动，致呈阴液下亏，不能上承，阳夹内风，侮蒙清窍，即所谓「下虚上实」证，治宜「重培其下，冀得风息」「缓肝之急以息风，滋肾之液以驱热」「以介类沉潜真阳，咸酸之味为宜」「大凡肾宜温，肝宜凉，温纳佐凉，乃复方之剂」。心血耗亏，营液内损，既可使肝之阴血因而不足，致虚阳上亢，肝风内动，治宜「养心气以通肝络」；又可使阴不涵阳，心君之火夹厥阴相火炎亢于上，治「先拟清血分中热，继当养血息其内风」。中土脾胃虚惫，肝失培养，既可造成土衰木旺，肝邪乘脾，「土被木克，脾胃俱伤，先当镇肝阳」「木横土衰，培中可效，若穷治风痰，便是劫烁，则谬」；又可造成脾为湿困，湿痰夹肝风上干清阳，「治痰须健中，息风可缓晕。」

叶氏养肝阴常用生地、阿胶、白芍、萸肉、桑椹子、芝麻、杞子、当归、川石斛，养肝血常用当归、首乌、枸杞、桂圆肉、阿胶、女贞、旱莲草，清肝热常用羚角、丹皮、菊花、连翘、山栀、桑叶，息肝风常用天麻、钩藤、菊花、白蒺藜，潜肝阳常用牡蛎、龟甲、石决明、磁石，补真阴常用二地、首乌、黑豆、元参、二冬、阿胶、五味子、萸肉、牛膝、补骨脂、菟丝子、鳇鱼胶、淡菜胶、龟甲胶，清心火常用犀角、元参、竹叶心、连翘、石菖蒲、鲜生地，安心神常用枣仁、远志、柏子仁、丹参、茯神、小麦、南枣、炙甘草、莲肉，化痰饮常用半夏、橘红、茯苓、苡仁、竹沥、姜汁、陈皮、川贝、花粉、郁金、枳实、桂枝、附子，健脾胃常用人参、白术、茯苓，通络瘀常用芜蔚子、川芎等。

叶案中，对阴虚阳亢的治法比较完备，而且对后世有一定影响，如《医醇勝义》的羚羊角汤，《杂病证治新义》的天麻钩藤饮，都取法于叶氏。（陈克正主编《叶天士诊治大全》）

鸡峰云：夫风眩之病，起于心气不足，胸中蓄热而实，故有头风面热之所为也。痰热相感而动风，风与心火相乱则闷瞀，故谓之风眩闷瞀也。又云：头风目眩者，由血气虚，风邪入脑，而牵引目系故也。五脏六腑之精，皆上注于目，血气与脉并上为目系属于脑，后出于项中，血脉若虚，则为风邪所伤，入脑则转，而目系急，故成眩也。诊其脉洪大而长者，风眩也。

按：眩晕虽为风疾，而有内外之分。鸡峰所谓痰热相感而动风者，风自内生者也。血气虚风邪入脑者，风从外入者也。内风多从热化，引之则弥盛。外风多从虚入，清之则转加。二者不可不辨也。

《素问》云：头痛巅疾，下虚上实，过在足少阴巨阳，甚则入肾，徇蒙招尤，目瞑耳聋，下实上虚，过在足少阳厥阴，甚则入肝。下虚者，肾虚也。故肾虚则头痛；上虚者，肝虚也，故肝虚则头晕。徇蒙者，如以物蒙其首，招摇不定，目瞑耳聋，皆晕之状也。

高鼓峰云：肾阴不足，三阳之焰，震耀于当前，中土虚衰，下逆之光，上薄于巅顶，阴虚而眩者，目中时见火光，土虚而眩者，必兼恶心呕吐也。

按：中土虚衰，不能下蔽真阳，则上乘清道，所谓上入之光也。

然亦有中虚肝气动而晕者，如土薄则木摇也。大抵眩晕多从肝出，故有肝虚头晕，肾虚头痛之说，虽亦有肝病头痛者，要未有眩晕而不兼肝者也。

《圣济总录》云：风头旋者，以气虚怯，所禀不充，阳气不能上至于脑，风邪易入，与气相鼓，致头旋而晕也。亦有胸膈之上，痰水结聚，复犯大寒，阴气逆上，风痰相聚而结，上冲于头，亦令头旋，治当用人参丸、祛痰丸之类者也。（清·尤在泾《金匮翼》）

眩，惑乱也，从目从玄。玄，黑暗也，谓眼见黑暗也。虚人久蹲陡起，眼多黑暗是也。晕与运同，旋转也，所见之物皆旋转如飞，世谓之头旋是也，此风火上冲使然。经以掉眩属风木，风即火气之飘忽者，风从火生，火借风煽，观焰得风而旋转可见矣。外风内风，热风冷风，皆能煽火。经言五脏六腑之精气，皆上注于目，然则目之能视者，乃脏腑之精气灵明为之也。此上注之精气，必安静不摇，而后烛物有定。若为风火所煽而旋转，则所见之物亦旋转矣。

此乃目之精气为病，非目睛之转动也。然经谓目系属于脑，出项中，邪指风邪言。中项入深，随目系入脑则脑转，脑转则引目系急，目系急则目转眩。赵以德谓顺静宁谧者水之化，动扰挠乱者火之用，头以脑为主，脑者髓之海，目之瞳子亦肾之精，二者皆属肾。水喜宁静而恶动扰，宁静则清明内持，动扰则散乱昏惑，故目眩脑转云云。则风火煽动，故有脑转系急，而目转眩者乎。六淫七情，饮食痰水诸邪，皆能动火生风，风火盛极即然，虽壮实人亦有之，不必虚弱也，但虚者多耳。昧者定归之虚，试观醉人眼花，与虚何涉哉？刘宗厚以为上实，经以为上虚，非相悖也。盖虚者血与气也，实者风火与痰涎也，正自虚而邪自实也。痰涎随风火上壅，浊阴干于清阳也，故头风眩晕者多痰涎。丹溪谓无痰不作眩，必嗃去而后愈。治法：气虚者补中益气汤。见气血虚者补肝养荣汤，或四物汤加味。肾阳虚八味丸，见虚损或黑锡丹。见呃逆肾阴虚六味地黄丸。中脘伏痰呕逆，旋覆花汤。痰闭不出者吐之，独圣散吐之。吐讫可用清上辛凉之药，防风通圣散见中风加半夏等。青黛散嗃鼻取涎神效。痰涎盛而小便结，利下之，但见有吐涎者，知其有痰，半夏、橘红、旋覆等，风痰南星、僵蚕。因停水眩晕者。因湿者头重不起，虚人更甚，五苓散，见伤湿除湿汤。见中湿因热者，烦渴栀子、黄连、甘菊，实者大黄酒炒三次，为末茶调，每一二钱。因气郁者则志气不舒，逍遥散见郁加薄荷、菊花。虚寒者宜三五七散或芎附汤，见血生料正元饮加鹿茸一钱下灵砂丹，见呕吐正元饮加炒川椒十五粒下茸珠丸，不效则独用鹿茸一味，每服五钱，无灰酒煎，入麝香少许服。缘鹿茸生于头，故治头眩也。泻多脱阴，虚阳上浮，时时眩晕，或视物不见者危。眩晕非天麻不治，不可缺。（清·何梦瑶《医碥》）

经云：东方生风，风生木，木生酸，酸生肝。故肝为风木之藏，因有相火内寄，体阴用阳，其性刚，主动主升。全赖肾水以涵之，血液以濡之，肺金清肃下降之令以平之，中宫敦阜之土气以培之，则刚劲之质得为柔和之体，遂其条达畅茂之性，何病之有。倘精液有亏，肝阴不足，血燥生热，热则风阳上升，窍络闭塞，头目不清，眩晕跌仆，甚则瘈疭痉厥矣。先生治法，所谓缓肝之急以息风，滋肾之液以驱热，如虎潜、侯氏黑散、地黄饮子、滋肾丸、复脉等方加减，是介以潜之，酸以收之，厚味以填之，或用清上实下之法。若思虑烦劳，身心过动，风阳内扰，则营热心悸，惊怖不寐，胁中动悸，治以酸枣仁汤、补心丹、枕中丹加减，清营中之热，佐以敛摄神志。若因动怒郁勃，痰火风交炽，则有二陈、龙荟，风木过动，必犯中宫，则呕吐不食，法用泄肝安胃，或填补阳明。其他如辛甘化风、甘酸化阴、清金平木，种种治法，未能备叙。然肝风一症，患者甚多，因古人从未以此为病名，故医家每每忽略，余不辞杜撰之咎，特为拈出，另立一门，以便后学考核云。（清·华岫云《临证指南医案·肝风按》）

喻嘉言治吴添官生母案时多暴怒，以致经行复止，秋间渐觉气逆上厥，如畏舟船之状，动辄晕去，久久卧于床中，时若天翻地覆，不能强起，百般医治不效。因而人参三五分，略宁片刻。最后日服五钱，家产费尽，病转凶险，大热引饮，脑间有如刀劈，食少泻多，已治木，无他望矣。姑延喻诊，喻曰：可治。凡人怒甚，则血菀于上，而气不返于下，名曰厥巅疾。厥者，逆也。气与血俱逆于高巅，故动辄眩晕也。又以上盛下虚者，过在少阳。少阳者，足少阳胆也。胆之穴皆络于脑，郁怒之火上攻于脑，得补而炽，其痛如劈，同为厥巅之疾也。风火相煽，故振摇而热蒸。木土相凌，故艰食而多泻也。于是会《内经》铁落镇坠之意，以代赭石、龙胆草、芦荟、黄连之属，降其上逆之气；以蜀漆、丹皮、赤芍之属，行其上菀之血；以牡蛎、龙骨、五味之属，敛其浮游之神。最要在每剂药中，生入猪胆汁二枚。盖以少阳热炽，胆汁必干，亟以同类之物济之，资其持危扶颠之用。病者药一入口，便若神返其舍，忘其苦日。连进十数剂，服猪胆二十余枚，热退身凉，饮食有加，便泻自止，始能起床行动数步。然尚觉身轻如叶，不能久支。喻恐药味太苦，不宜多服，减去猪胆及芦、龙等药，加入当归一钱，人参三分，姜、枣为引，平调数日而痊愈。

金道宾案喻嘉言诊其脉，左尺和平，右尺如控弦，如贯索，上冲甚锐。喻曰：是病枝叶未有害，本实已先拔。必得之醉而使内也。曰诚有之，但已绝欲二年，服人参斤许。迄今诸无所苦，惟用目转眩，则身非己有，恍若离魂者然，不识可治与否？喻曰：夫人生之阴阳，相抱而不脱。故阳欲上脱，阴下吸之则不脱；阴欲下脱，阳上吸之则不脱。惟大醉后大犯房劳，五脏翻覆，百脉动摇，二气乘之脱离，有顷刻殒于女身者。病之得有今日，犹幸也。但真阳不能潜藏，常欲飞腾泄越耳。治之之法有二：以涩固脱，以重镇怯，以补里虚，更佐以介类沉重下伏之物，引之潜降，使真阳复返其宅，凝然与真阴相恋。再用大封大固之法，可以收功。经云：阳者，亲上者也；阴者，亲下者也。故凡上脱者，妄见妄闻，有如神灵；下脱者，不见不闻，有如聋聩。上脱者，身轻快而汗多淋漓；下脱者，身重着而肉多青紫。昔有新贵人，马上洋洋得意，未及加寓，一笑而逝者，此上脱也。又有入寝而遭魇，身如被杖，九窍出血者，此下脱也。是病始于溺情，继以纵欲，必须大夺其情，永积其精，再加千日之把持，乃不为倏然之上脱矣。

震眩晕有实有虚。如壮盛人，实痰实火，脉滑大有力者，二陈、芩、栀；不恶心者，用酒制大黄二三钱，或加入，或为末，茶调下。如肥白人，痰多气虚，脉濡大或细软者，六君加芪、附。又《内经》谓诸风掉眩，皆属肝木，故因于外风者，二陈加荆、防、钩藤、天麻；因于内风者，即类中之渐，宜虎、膝、牡蛎、枸杞、首乌、桑叶、菊花、生地、人参。戴复庵曰：头脑挟风，眩晕之甚，抬头则屋转，眼常黑花，如见有物飞动，或见物为两，宜大追风散，或秘旨正元散，加鹿茸，不效。一味鹿茸，每服五钱，酒煎去渣，入麝少许。盖鹿之阳气钟于头，故以类相从也。此即就风之一端而有虚实之分也。若在夏月，有冒暑而眩晕者，又不得概从风治。夫肝为风木之脏，故《内经》以眩晕专责之肝。若肾水亏少，肝枯木动，复挟相火，上踞高巅而眩晕者，近时最多。董载臣曰：妇人患此更多，宜逍遥散为主，轻则合四物，重则合六味加黄连，极有效验。他如晨晕属阳虚，昏晕属阴虚，亦辨证之大旨，未可据以为准。今所选三案，原不越乎诸法，而议论卓荦，方药巧妙，实能驾乎诸法，原本《类案》所载者不及也。（清·俞震《古今医案按》）

眩晕一症，有虚晕、火晕、痰晕之不同，治失其要，鲜不误人。医家能审脉辨症，细心体会，斯病无遁情，而药投有验矣。曷言乎虚晕也？如纵欲无节而伤阴，脱血过多而伤阴。痈脓大溃而伤阴，崩淋产后而伤阴，金石破伤失血痛极而伤阴，老年精衰劳倦日积而伤阴，大醉之后湿热相乘而伤阴。其症面赤耳热，口干不渴，烦躁不寐，寒热往来，大便秘而小便赤。其脉或弦细而数，或弦大而数，或细涩而数，无非精血受亏，阴虚为病，盖蒂固则真水闭藏，摇则上虚眩仆，此阴虚之晕也。如劳倦费神而伤阳，呕吐过甚而伤阳，泄泻无度而伤阳，大汗如雨而伤阳，悲哀痛楚大呼大叫而伤阳。其症面色青惨，神倦气乏，畏寒厥冷，身面浮气，大便泄而小便清。其脉或沉细而微，或弦细而迟，或浮大而空，无非元阳被耗，气虚为病，盖禀厚则真火归脏，脏亏则气逆上奔，此阳虚之晕也。治阴虚者，用六味归芍汤，加人参之类，壮水之主，以生精血；治阳亏者，用八味养血汤，加人参之类，益火之源，以生元气。所谓滋苗者，必灌其根也。

曷言乎火运也？如房劳则火起于肾，暴怒则火起于肝，思虑则火起于脾，两耳磬鸣，两目昏黑，上重下轻，眩仆卒倒，脉象细弱，无非动乱劳扰，虚火为用，盖火藏则清明内持，动扰则掉摇散乱，此虚火之运也。若实火眩晕者，其人必强健，其症必暴发，其渴必引饮，其脉必洪数，其呕酸苦水之味晕稍定，其饮食寒冷之物晕稍缓，其大便燥结解后晕稍止，无非风火相搏，实热为害，盖有余则上盛而火炎，壅塞则火炽而旋转，此实火之晕也。治虚火者，宜六味汤、逍遥散之属，滋阴以制火，舒肝以养脾；治实火者，宜三黄汤、竹叶石膏汤之属，清降以抑火，辛凉以泻热。所谓虚火可补，实火可泻也。

曷言乎痰晕也？如水沸之泛则痰起于肾，风火生涎则痰起于肝，湿饮不行则痰起于脾，头重眼花，脑转眩冒，倦怠嗜卧，食饮不甘，脉象缓滑，无非疲劳过度，虚痰为患，盖清升则浊阴下走，气滞则津液不行，此虚痰之晕也。若实痰眩晕者，其症实而脉实，其积热在阳明，其阻塞在经络，其郁遏在肠间，无非风火结聚，积痰生灾，盖液凝则浊阴泛上，饮停则火逆上升，此实痰之晕也。治虚痰者，宜六味、八味、归脾之属，补脾肾之原，治痰之本；治实痰者，宜二陈汤加芩、连、滚痰丸之属，逐肠胃之热，治痰之标，所谓实实虚虚，补不足而损有余也。

大抵虚晕者，十之六七，兼痰、火者，十之二三。即伤寒眩晕，虽有表散之法，亦多因汗、吐、下后，虚其上焦元气所寒。且今人气禀薄弱，酒色不谨，肝肾亏而内伤剧，致眩晕大作。望其容，则精神昏倦也；闻其声，则语言低微也；察其症，则自汗喘促也；切其脉，则悬悬如丝也。当上之时，须执一定之见，毋惑多歧之臆说，惟投参、芪、术、附重剂，多进庶可转危为安。倘病家畏骤补而生疑，医家见骤补而妄驳，旁人因骤补而物议，以虚症为实火，以参、芪为砒毒，点滴不尝，卒中之变，至危脱之象现，虽有智者，亦无如之何矣，岂不惜哉！（清·汪文琦《杂症会心录》）

《内经》云：诸风掉眩，皆属于肝。掉，摇也；眩，昏乱旋转也。皆由金衰不能制木，木旺生风，风动火炽，风火皆属阳而主动，相搏则为旋转。《内经》又云上虚则眩，是正气虚而木邪干之也。又云肾虚则头重高摇，髓海不足则脑转耳鸣，皆言不足为病，仲景论眩以痰饮为先，丹溪宗河间之说，亦谓无痰不眩，无火不晕，皆言有余为病。前圣后贤，何其相反如是？余少读景岳之书，专主补虚一说，遵之不效，再搜求古训，然后知景岳于虚实二字，认得死煞，即于风火二字，不能洞悉其所以然也。盖风非外来之风，指厥阴风木而言，与少阳相火同居。厥阴风逆，则风生而火发，故河间以风火立论也。风生必挟木势而克土，土病则聚液而成痰，故仲景以痰饮立论。丹溪以痰火立论也。究之肾为肝母，肾主藏精，精虚则脑海空而头重，故《内经》以肾虚及髓海不足立论也。其言虚者，言其病根；其言实者，言其病象，理本一贯。但河间诸公，一于清水、驱风，豁痰，犹未知风、火、痰之所由作也。余惟于寸口脉滑，按之益坚者为上实，遵丹溪以酒大黄治之；如寸口脉大，按之即散者为上虚，以一味鹿茸酒治之；寸口及脉微者，以补中益气汤，或黄芪、白术煎膏入半夏末治之。然欲荣其上，必灌其根，如正元散及六味丸、八味丸，皆峻补肾中水火之妙剂，乙癸同源，治肾即所以治肝，治肝即所以息风，息风即所以降火，降火即所以治痰。神而明之，存乎其人，难以笔传也。如钩藤、玉竹、菊花、天麻柔润息风之品，无不可于各方中出入加减，以收捷效也。（清·陈修园《医学从众录》）

头为诸阳之会，烦劳伤阳，阳升风动，上扰巅顶。耳目乃清空之窍，风阳旋沸，斯眩晕作焉。良由肝胆乃风木之脏，相火内寄，其性主动主升。或由身心过动，或由情志郁勃。或由地气上腾，或由冬藏不密。或由高年肾液已衰，水不涵木。或由病后精神未复，阴不吸阳，以至目昏耳鸣，震眩不定，甚则心悸舌辣，肢麻筋惕，寤不成寐，动则自汗，起则呕痰。无痰不作眩。此经所谓诸风掉眩，皆属于肝也。顾内风肆横，虚阳上升，非发散可解，非沉寒可清，与治六气风火大异。法宜辛甘化风，或甘酸化阴。叶氏所谓缓肝之急以息风，滋肾之液以驱热，肝风既平，眩晕斯止。其治法，如上焦窍络火郁，用羚羊角、山栀、连翘、天花粉、丹皮、生地、桑叶、钩藤、天麻以泄热，从胆治也。如中虚风阳扰胃，用人参、山药、黄芪、小麦、炙草、龙眼肉以填补，从胃治也。肝风内扰，阳明正当其冲，故须补中。如下元水涸火升，用阿胶、熟地、石斛、何首乌、杞子、天冬、黑芝麻、磁石、五味子以摄纳，从肝肾治也。其阳冒不潜，用牡蛎、淡茶、龟甲。痰多作眩，用茯苓、川贝、橘红、竹沥、姜汁。心悸不寐，用枣仁、麦冬、茯神、龙骨。厥阳不敛，用萸肉、白芍、牛膝炭。土被木克，呕吐不食，宜泄肝安胃，用橘白、木瓜、半夏曲、茯苓。动怒郁勃，痰火风交炽，用二陈汤下龙荟丸。至于息风之品，如甘菊炭、煨天麻、钩藤之属，皆可随症加入者也。（清·林珮琴《类证治裁》）

金衙桑观察，过于劳顿，虚阳上冒，更挟痰火，上阻清空，下流足膝，年逾古稀，体质偏阳，头晕脚弱，患此数年，退归静养，医治罔效，召余治之，脉浮滑数大，溢上鱼际，正脉法所云高年之脉也。余曰：高年亢阳为患甚多，徐洄溪云凡年高福厚之人，必有独盛之处，症似不足，其实有余也。

夫头面诸窍，乃清空之地，六阳经脉之所会聚，上窍皆奇，尤为阳中之阳。厥阴风火内旋，蒸腾津液，如云雾之上升，清阳不利，则为眩晕；且痰之为物，随气升降，无处不到，气有余即是火。其冲于上也，则为眩晕；流于下也，则成痿痹；入于肢节，则如瘫痪；藏于包络，则为痫厥。阴不足而阳有余，所谓上实下虚是也。治以清痰火为先，次息肝风，终以养血潜阳，徐图奏效。方用鲜橄榄数斤，敲碎煮汁，人乳蒸西洋参、川贝母、钗石斛、桑椹子、白蒺藜、麦冬、山栀皮、竹沥，少佐姜汁，同熬膏，入生矾末，每清晨用开水冲服三四钱，服之眩晕一得颇安。再诊改用茯神、人乳蒸西洋参、石斛、山栀皮、桑椹子、蒺藜、生牡蛎、甜杏仁、川贝母、麦冬、石菖蒲、竹沥、姜汁等，调理两月，渐能步履，而头晕终不能瘥，总须慎阴为是。（清·谢映庐《得心集》）

水亏于下，火炎于上，壮火食气，上虚则眩，头眩足软，如立舟中，咽干口燥，梦泄频频。少阴肾脉上循喉，有梦而泄主于心。精不化气，水不上承，明验也。清上实下，是其大法。肾水亏，必盗气于金，金衰不能平木，水虚不能涵木，木燥生火，煎熬津液变痰。丹溪所谓无痰不作眩是也。脉来软数兼弦，值春令阳升，防其痉厥。乙癸同源，法宜壮水。地黄汤加半夏、沙苑。

经以上气不足，脑为之不满，耳为之苦鸣，头为之旋，目为之眩。素本脾肾不足，抑郁不宜，气郁化火，土郁生痰，上扰精明之府，颠眩如驾风云，卒然愦乱，倏尔神清，非类中之比。脉来软数无神，原当壮水之主，上病下取，滋苗灌根。第痰伏中州，清气无由上达，下气无以上承。姑拟治痰为主，以半夏白术天麻丸加减。半夏、冬术、天麻、南星、橘红、洋参、当归、川芎、柴胡、五倍子共为末，用竹沥三两，姜汁和水为丸。

上实则头痛，下虚则头眩，邪气盛则实，精气夺则虚。诸风掉眩，皆属于肝，头痛颠疾，下虚上实。河间云：风主动故也。风气甚，则头目旋转，风木旺，必是金衰。金衰不能平木，木复生火，风火皆属阳，阳主乎动，两阳相搏，则头为之眩，故火本动也。火焰得风则自然旋转。上实为太阳有余，下虚乃少阴不足。少阴虚，不能引巨阳之气则颠痛，肾精虚，不能充盈髓海则颠眩。润血息风，肃金平木，固是良谋。然上病下取，滋苗灌根，又当补肾。熟地黄鹿胶、枸杞子、龟甲炙、牡蛎、怀山药、当归、山萸肉、菟丝子。血虚肝风上扰，头眩肢酸，腰脊时痛，当归养荣加味。四物加蒺藜、丹参、柏子仁、杜仲、桑枝、香附、炙草、芝麻、大枣。脉弦细，按之稍滑，营卫两亏，痰气结中，中脘板闷，嗳气不舒，内热食少，有时肢抽肉瞤所谓血虚肝风扰络，延久须防晕厥。拟进化痰镇逆法。代赭石、橘络、苏梗、香附、茯苓、枣、金沸草、蒺藜、党参、沉香、当归、藕。（清·王九峰《王九峰医案》）

第十一章　淋证

《黄帝内经素问》：病中热胀，脾受积湿之气，小便黄赤，甚则淋。

《金匮要略》：淋之为病，小便如粟状，小腹弦急，痛引脐中。……热在下焦者，则尿血亦令淋秘不通。

《中藏经》：五脏不通，六腑不和，三焦痞涩，营卫耗失。……砂淋者，腹脐中隐痛，小便难，其痛不可忍，须臾，从小便中下如砂石之类。虚伤真气，邪热渐增，结聚而成砂。又如以水煮盐，火大水少，盐渐成石之类。……非一时而作也，盖远久乃发，成即五岁，败即三年，壮人五转，祸必至矣。宜乎急攻。八淋之中，唯此最危。

后周·《集验方》：五淋者，石淋、气淋、膏淋、劳淋、热淋也。

南宋·《济生方》：……种凡有五，气、石、血、膏、劳是也。

隋·《诸病源候论》：诸淋者，由于肾虚而膀胱热故也。肾虚，则小便数，膀胱热，则水下涩，数而且涩，则淋沥不宣，故谓之为淋，……血淋者，是热淋之甚也。……气淋者，肾虚膀胱热气胀所为也。……热淋者，三焦有热，气搏于肾，流入于胞而成淋也，其状小便赤涩。……石淋者，肾主水，水结则化为石，故肾客砂石，肾虚为热所乘。……膏淋者……此肾虚不能制于肥液。……劳淋者，谓劳伤肾气而生成热淋也。……宿病淋，今得热而发……。寒淋者，……由肾气虚弱，下焦受于冷气，入胞与正气交争，寒气胜则战寒而成淋。

唐·《千金方》：热结下焦，则为坚，热结下焦则为溺血，令人淋闭不通，此多是虚损人久服大散，下焦客热所为，亦有自然下焦热者，但自少可善候之。……凡气淋之为病，溺难涩，常有余沥。石淋之为病，茎中痛，溺不得卒出。膏淋之为病，尿似膏自出。劳淋之为病，劳倦即痛，引气冲下。热淋之为病，热即发，甚则尿血。

金·《素问玄机原病式》：热甚客于肾部，干于足厥阴之经庭孔，郁结极甚而气血不能宣通，则痿痹而神无所用。

元·《丹溪心法》：大凡小肠有气则小便胀，小肠有血则小便涩，小肠有热则小便痛。执剂之法，并用流行滞气，疏利小便，清解邪热，其于调平心火，又三者之纲领焉。心清则小便利，心平则血不妄行。……最不可用补气之药，气得补而愈胀，血得补则愈涩，热得补而愈盛，水窦不行，加之谷道闭遏，未见其有能生者也。

元·《东垣十书》：分在气在血而治之，以渴与不渴而辨之。

《内经》曰：饮食入胃，游溢精气，上输于脾，脾气散精，上归于肺，通调水道，下输膀胱。夫膀胱者，主足太阳寒水之化，其体有下口而无上口者也。长生在申，是故西方肺金以为之母而资其化也。肺金清肃，则水道通调而渗营于下耳。然肺金又借脾土健旺，以资化源，而清气得以上升，而归于肺以运行也。故经又曰：清阳出上窍，浊阴出下窍。故清阳不升，则浊阴不降，而成淋闭之患矣。故先哲以滴水之器譬之，上窍闭则下窍不出，此理甚明。故东垣使灸百会穴，丹溪使吐以提其气之横格，是皆开上窍之法也。原其为病之由，皆膏粱之味，湿热之物，或烧酒炙肉之类，郁遏成痰，以致脾土受害乏力，不能运化精微，清浊相混，故使肺金无助，而水道不清，渐成淋闭之候。或谓用心太过，房劳无节，以致心肾不交，水火无制，清阳不升，浊阴不降，而成天地不交之否，皆先哲之法言也。古方有五淋之别，气、砂、血、膏、劳是也。若夫气淋为病，小便涩滞，常有余沥不尽。砂淋为病，阴茎中有砂石而痛，溺不得卒出，砂出痛止。膏淋为病，溺浊如膏。劳淋为病，遇房劳即发，痛引气冲。血淋为病，遇热则发，甚则溺血。候其鼻准色黄者，知其为小便难也。东垣分在气、在血而治之，以渴与不渴而辨之耳。如渴而小便不利者，热在上焦气分，肺金主之，宜用淡渗之药，茯苓、泽泻、琥珀、灯心、通草、车前子、瞿麦、萹蓄之类，以清肺金之气，泻其火以滋水之上源也。不渴而小便不利者，热在下焦血分，肾与膀胱主之，宜用气味俱阴之药，知母、黄柏之类，滋肾丸是也。除其热，泄其闭塞，以滋膀胱肾水之下元也。治淋之法，无越于此，学者不可不知。《脉经》曰：少阴脉数，妇人则阴中生疮，男子则为气淋，脉而数。脉盛大而实者生，虚细而涩者死。（明·虞抟《医学正传》）

《内经》言淋，湿与热两端而已。《病源论》谓膀胱与肾为表里，俱主水，水入小肠与胞，行于阴为溲便也。若饮食不节，喜怒不时，虚实不调，脏腑不和，致肾虚而膀胱热，肾虚则小便数，膀胱热则水下涩，数而且涩，则淋沥不宣，小腹弦急，痛引于脐，分石淋、劳淋、血淋、气淋、膏淋、冷淋六种。石淋者，有如砂石，膀胱蓄热而成，正如汤瓶久在火中，底结白碱也。劳淋者，因劳倦而成，多属脾虚。血淋者，心主血，心移热于小肠，搏于血脉，血入胞中，与溲俱下。气淋者，肺主气，气化不及州都，胞中气胀，少腹满坚，溺有余沥。膏淋者，滴下肥液，极类脂膏。冷淋者，寒客下焦，水道不快，先见寒战，然后成淋。更有过服金石，入房太甚，败精强闭，流入胞中；亦有湿痰日久，注渗成淋。由是则致淋之故，殆有多端，若不求其本末，未有获痊者也。石淋：清其积热，涤去砂石，则水道自利，宜神效琥珀散、如圣散、独圣散，随证选用。劳淋：有脾劳、肾劳之分。多思多虑，负重远行，应酬纷扰，劳于脾也，宜补中益气汤与五苓散分进；专因思虑者，归脾汤。若强力入房，或施泄无度，劳于肾也，宜生地黄丸或黄芪汤；肾虚而寒者，《金匮》肾气丸。血淋：有血瘀、血虚、血冷、血热之分。小腹硬满，茎中作痛欲死，血瘀也，一味牛膝煎膏，酒服大效，但虚人能损胃耳，宜四物汤加桃仁、通草、红花、牛膝、丹皮；血虚者，六味丸加侧柏叶、车前子、白芍药，或八珍汤送益元散；血色鲜红，心与小肠实热，脉必数而有力，柿蒂、侧柏、黄连、黄柏、生地黄、牡丹皮、白芍药、木通、泽泻、茯苓；血色黑黯，面色枯白，尺脉涩迟，下元虚冷也，《金匮》肾气丸，或用汉椒根四五钱，水煎冷服。然有内热过极，反兼水化而色黑者，未可便以为冷也，须以脉证详辨。气淋：有虚实之分。如气滞不通，脐下反闷而痛者，沉香散、石韦散、瞿麦汤；气虚者，八珍汤加杜仲、牛膝，倍茯苓。膏淋：似淋非淋，小便色如米泔，或如鼻涕，此精溺俱出，精塞溺道，故欲出不快而痛，鹿角霜丸、大沉香散、沉香丸、海金沙散、菟丝子丸，随证选用。冷淋：多是虚证，肉苁蓉丸、泽泻散、《金匮》肾气丸。胞痹：膀胱者，州都之官，津液藏焉，气化则能出矣。风寒湿邪气客于胞中，则气不能化出，故胞满而水道不通，小腹膀胱按之内痛，若沃以汤，涩于小便，以足太阳经其直行者上交颠入络脑，下灌鼻则为清涕也，肾着汤、肾沥汤、巴戟丸。

愚按经文及细考前哲诸论，而知浊病即精病，非溺病也。故患浊者茎中如刀割火灼，而溺自清，惟窍端时有秽物，如疮之脓，如目之眵，淋沥不断，与便溺绝不相混。大抵由精败而腐者十之六七，由湿热流注与虚者十之二三。其有赤白之分者，何也？精者，血之所化，浊去太多，精化不及，赤未变白，故成赤浊，此虚之甚也。所以少年天癸未至，强力行房，所泄半精半血，少年施泄无度，亦多精血杂出，则知丹溪以赤属血、白属气者，未尽然也。又以赤为心虚有热，由思虑而得，白为肾虚有寒，因嗜欲而得，亦非确论。总之，心动于欲，肾伤于色，或强忍房事，或多服淫方，败精流溢，乃为白浊；虚滑者血不及变，乃为赤浊。挟寒则脉来沉迟无力，小便清白，萆薢分清饮、八味丸、内补鹿茸丸之类；挟热则口渴便赤，脉必滑数有力，清心莲子饮、香苓散。有胃中湿痰流注，苍白二陈汤加升麻、柴胡。有属虚劳，六味地黄丸加莲须、芡实、菟丝、五味、龙骨、牡蛎。有因伏暑，四苓散加香薷、麦门冬、人参、石莲肉之类。有稠黏如胶，涩痛异常，乃精塞窍道，香苓散送八味丸或《金匮》肾气丸；有热者萆薢分清饮、茯菟丸。有思想太过，心动烦扰，则精败下焦，加味清心饮、瑞莲丸之类。如上数端，此其大略，若夫五脏之伤，六淫之变，难以枚举，临证之顷慎之。（明·李中梓《医宗必读》）

《金匮》云：淋之为病，小便如粟状，少腹弦急，痛引脐中，趺阳脉数，胃中有热，即消谷引食，大便必坚，小便即数。小便不利者，有水气，其人苦渴，栝楼瞿麦丸主之。小便不利，蒲灰散主之，滑石白鱼散、茯苓戎盐汤并主之。渴欲饮水，口干舌燥者，白虎加人参汤主之。脉浮发热，渴欲饮水，小便不利者，猪苓汤主之。淋家不可发汗，发汗则便血。《金匮》论淋证四条，一曰小便如粟状，少腹弦急，痛引脐中。此肝移热于膀胱，因肝热甚，失其疏泄之令而然也。一曰胃中有热，消谷引食，大便坚，小便数。此因胃热炽甚，消烁津液，肠胃膀胱之源俱涸也。一曰有水气，其人苦渴。此膀胱气化不行，水积胞中为患也。一曰小便不利，用蒲灰散等治。此因膀胱血病，血属阴，阴病则阳亦不能施化也。其用栝楼瞿麦丸者，盖缘肺气不化，膀胱不通，致水渍则津液不行而胃中燥渴，故用栝楼根以生津，薯蓣以补肺，茯苓疏肺气下行，瞿麦逐膀胱热结，然欲散下焦之结，又需阳药始得开通，故少加附子为使，必水渍而腹中冷者，方可用之，若虽有水气而腹中不冷，即当效五苓之法，以桂易附，或因积热闭癃，又当改附子为知、柏也。其蒲灰散等三方，悉治膀胱血滞气不化而小便不利之证。蒲灰、滑石者，蒲灰治瘀血，滑石利窍也。乱发、白鱼者，发灰消瘀血，白鱼去水气也。茯苓、戎盐者，盐润走血，佐茯苓淡渗利小水，白术兼利腰脐间血也。三方亦有轻重，乱发为重，蒲灰次之，戎盐又次之。至于渴欲饮水，口干舌燥，明系热在上焦，故用白虎以荡涤膈口之热，加人参以救津液也。渴欲饮水，小便不利，乃热结膀胱，津液固结之候，而见脉浮发热，太阳热邪循经发外也，故用猪苓汤以导热滋燥，慎勿因其发热而与发汗，重伤其阴，必致便血，故为切戒。

诸淋所发，皆肾虚而膀胱生热也。水火不交，心肾气郁，遂使阴阳乖舛，清浊相干，蓄在下焦，故膀胱里急，膏血砂石从水道出焉，于是有淋沥不断之状，甚者窒塞其间，令人闷绝，凡小肠有气则小便胀，小肠有血则小便涩，小肠有热则小便痛，制剂之法，并宜流行滞气，疏利小水，清解热邪，其于平调心火，又三者之纲领焉。心清则小便自利，血不妄行，最不可用补气之药，气得补而愈胀，血得补而愈涩，热得补而愈盛。水窦不行，加之谷道闭遏，未见其有能生者也。虽然肾气虚弱，囊中受寒而成淋者有之，其证先寒栗而后溲血，盖冷气与正气交争故也。又有胞系转戾不通者，其证脐下急痛，小便不通，凡强忍小便，疾行走马，或忍尿入房，使水气逆上，气迫于胞，故屈戾而不得舒张也。胞落则殂。

石淋者，脐腹隐痛，小便难，痛不可忍，溲如砂石，或黄赤，或浑浊，色泽不定，正如汤瓶受煎熬，底结白碱，宜清其积热，涤其砂石，如麦冬、葶苈、木通、葵子、滑石、车前、连翘、瞿麦、知母，痛甚者为膀胱蓄血，加琥珀、肉桂、大黄辛温以散之。加味葵子茯苓散专治石淋之圣药，紫雪亦佳。

劳淋者，遇劳即发，小便淋沥不绝，如水滴沥而不断，有脾劳肾劳之分，劳于脾者补中益气加车前、泽泻，劳于肾者六味丸加麦冬、五味。

血淋者，虽主实、主血而与小肠为表里，然须看血色分冷热，色鲜紫者为小肠实热，小肠热甚而血渗胞中，与溲俱下，大剂生牛膝为主，兼车前、山栀、生地、紫菀、犀角、桃仁、芦根汁、生藕节汁。血虚而热用生地黄三两，黄芩、阿胶各半两，柏叶少许，水煎服之，此《千金》法也。若色瘀淡者，属肾与膀胱虚冷，生料味丸加肉桂，芦根捣水煎，候冷服。若两尺脉沉弦而数，必有瘀血停蓄，犀角地黄汤加紫菀、牛膝，若琥珀、麝香、当归、川芎、萆薢、木通、白术、木香香燥破血利水耗气之类切禁。

气淋者，气化不及州都，胞中气胀，小腹满坚，溺有余沥，宜沉香、肉桂、茯苓、泽泻，佐以木通、瞿麦、葵子、山栀、石韦之类，实则气滞不通，脐下妨闷，加香附、木香，不应加硝、黄，溺后疼痛，去石韦、木通、瞿麦、葵子、山栀，加秋石、生甘草梢、藕汁。气淋服利水药不能通者，沉香降气、四磨汤选用。

膏淋者，俨若脂膏，或便中有如蜓蚰之状，此名肉淋，乃精溺俱出，精塞溺道，故便欲出不能而痛，宜茯苓、秋石、沉香、海金沙、泽泻、滑石，如不甚痛者，须固涩其精，慎勿误与通利，鹿角霜、肉苁蓉、菟丝子、莲须、芡实、山药之类，或桑螵蛸、菟丝子等份，泽泻减半，蜜丸服，后以六味丸合聚精丸调补之。

冷淋者，寒气客于下焦，水道不宣，满于胞内，淋涩而白，先发寒栗，而后便数成淋，宜金匮肾气丸加鹿茸、沉香。戴氏云：进冷剂愈甚者，此是冷淋，牛膝半两煎汤，加麝少许，下八味丸。冷淋小便闭涩，数起不通，窍中苦痛，憎寒凛凛，或因烦渴饮水过多，水积胞中不行，生附子散，不应，用栝楼瞿麦汤。

热淋者，心肺蕴热，不能滋其化源，小便赤涩如血而少，烦渴引饮者，导赤散加黄芩，躁热不渴者，滋肾丸，或淡竹叶煎汤调辰砂益元散。

凡人服金石大毒，以助入房，败精流入胞中，及饮食痰积渗入者，则皆成淋，或忍精不泄，停凝作痛而致淋者，木通、车前、牛膝、泽泻、茯苓、滑石、甘草，或汤或丸俱效。有膏粱太过，食积成痰，流注为淋，宜尿浸山楂、川连、丹皮、海石、玄明粉之类。小便艰涩如淋，短而不作痛者，虚也，六味丸加鹿茸、肉苁蓉，如茎中不痛而痒者，此属精虚，八味丸。

小便淋沥，茎中痛不可忍，相引胁下痛，参苓琥珀散。有服五苓散不效，用生料鹿茸丸即愈，此皆下元虚冷之故。

胞痹，小便淋沥涩痛，肾虚膀胱移热也，肾沥汤。胞痹，不得小便，小腹痛，若沃以汤则小便虽涩而略通者，此膀胱虚寒也，茯苓丸，虚寒甚者，巴戟丸。老人精气已衰，犹不绝欲，小便淋沥，小腹胀闭而牵引谷道，或溺血梗痛，肾气丸加牛膝。

热极成淋，茎中痛，五苓散减桂大半，加滑石、木通、生甘草梢。口苦咽干，小便赤涩，或欲成淋，清心莲子饮。伏暑成淋，五苓和益元散；虚人，生脉散不时服之。小便自清，后有几点血者，五苓散加牛膝、熟地、紫菀。有因怒而致淋者，非青皮、沉香、山栀、木通不能已也。有因思虑成淋者，归脾汤和五苓散并进。汗多而小便痛，暑月常有之，盛暑饮冷既多，上停为饮，外发为汗，津液不通，小肠闭塞，五苓散加人参、甘草，名春泽汤，最为合剂。老人气虚下陷成淋者，补中益气加木通、泽泻，以升麻、柴胡升九地之阴，木通、泽泻降九天之阳，服之殊验。心脾血虚，归脾汤、辰砂妙香散选用。淡秋石治血淋茎中热痛，降火最捷，但元气下陷，小便多者禁用。血淋服诸药不效，一味薏苡根捣汁服之。血淋每日用黄茧丝二两煮汤饮之，七日必效，留丝煅灰存性，蜜丸服之，并主妇人血崩，又生鸡子黄，每日清晨沸汤调服二枚，其血自清。牛膝三两，煮成，入麝少许顿服，名地髓汤，此治血淋要剂，但淋久不止，元气下陷者又为切禁，且虚人能损胃气，及崩淋下血不止者皆不宜服，以其滑精故也。朴硝雪白者，治痛淋殊效，每服二钱。血淋用冷水下，气淋木通汤下，石淋炒研用温水下。石膏火煅，同琥珀、滑石，乃石淋之要药，然须质壮初起者宜之。老人绝欲太早成淋，生绿豆水浸擂汁服之，然不若淡秋石擂水饮之，其效如神。一切淋浊属实热者，应手获效，稍涉阴虚，甚于砒鸩，不可不慎。（清·张璐《张氏医通》）

淋者，小便频数，不得流通，溺已而痛是也。大抵由膀胱经湿热所致。然淋有六种，一曰石淋，下如砂石，有似汤瓶久在火中，底结白碱也，益元散加琥珀末主之。二曰膏淋，滴下浊液，如脂膏也，萆薢饮主之。三曰气淋，气滞不通，水道阻塞，脐下妨闷胀痛是也，假苏散主之。四曰血淋，瘀血停蓄，茎中割痛难忍是也，生地四物汤加红花、桃仁、花蕊石主之，或兼服代抵当丸。五曰劳淋，劳力辛苦而发，此为气虚，以至气化不及州都，补中益气汤主之。六曰冷淋，寒气坚闭，水道不行，其症四肢厥冷，口鼻气冷，喜饮热汤是也，金匮肾气丸主之。更有过服金石热药，败精流注，转而为淋者。又老人阴已痿而思色以降其精，则精不出而内败，以致大小便牵痛如淋，愈痛则愈便，愈便则愈痛，宜用萆薢饮，去黄柏，加菟丝、远志导去其精，然后用六味地黄汤补之，方为有益，淋证多端，未可执一而论也。

浊之因有二种，一由肾虚败精流注；一由湿热渗入膀胱。肾气虚，补肾之中必兼利水，盖肾经有二窍，溺窍开则精窍闭也。湿热者，导湿之中必兼理脾，盖土旺则能胜湿，且土坚凝则水自澄清也。补肾，菟丝子丸主之，导湿，萆薢分清饮主之。或问：浊有赤者，何也？答曰：此浊液流多，不及变化也，又或心火盛，亦见赤色，宜加入莲子心、灯心、丹参等药，则愈矣。（清·程国彭《医学心悟》）

诸淋者，由肾虚而膀胱热也。肾气通于阴，阴，津液下流之道也。膀胱与肾为表里，为津液之府，肾虚则小便数，膀胱热则水下涩，数而且涩，则淋沥不宣，故谓之淋。其状小便数起少出，少腹弦急，痛引于脐，有石淋、劳淋、血淋、气淋、膏淋之异。

劳淋，劳倦虚损，小便不出，小腹急痛，葵子米煎汤下，通后便须服补虚丸散。血淋，小便不出，疼痛满急。热淋，小便热赤色，脐下急痛，并用冷水调下。气淋，小腹满急，尿后常有余沥，木通煎汤下。石淋，茎内痛，尿不能出，内引小腹，膨胀急痛，尿下砂石，令人闷绝。将药末先人铫内，隔纸炒至焦为度，再研，用温水调下，并空心调药，使消如水，乃服之。沈存中《灵苑方》

淋证所感不一，或因房劳，或因忿怒，或因醇酒厚味。房劳者，阴虚火动也。忿怒者，气动生火也。醇酒厚味者，酿成湿热也。积热既久，热结下焦，所以淋沥作痛。初则热淋、血淋，久则煎熬水液，稠浊如膏、如沙、如石也。

夫散热利小便，只能治热淋、血淋而已，其膏、石、砂淋，必须开郁行气，破血滋阴方可也。古方用郁金、琥珀，开郁也。青皮、木香，行气也。蒲黄、牛膝，破血也。黄柏、生地黄，滋阴也。东垣治小腹痛，用青皮、黄柏，夫青皮疏肝，黄柏滋肾，盖小腹乃肝肾部位也。

砂石淋者，膀胱结热，水液燥聚，有如砂石，随溺而出，其大者留碍水道，痛引小腹，令人闷绝也。人参散方，海金沙散、鳖甲散、茅根汤，《三因》石燕丸，《外台》疗石淋方、白茅汤。

劳淋者，劳伤肾气，内生虚热，热传膀胱，气不施化，以致小便淋涩作痛。此证劳倦即发，故谓之劳淋，其候小腹痛引茎中者是也。菟丝子丸，白芍药丸。

血淋者，热在下焦，令人淋闭不通，热盛则搏于血脉，血得热而流溢，入于胞中，与溲便俱下，故为血淋。白茅根汤、鸡苏散、四汁饮、瞿麦汤、琥珀散、茅根饮子、《本事》火府丹、牛膝膏。

气淋者，气闭不能化水，病从肺而及于膀胱也。其候小腹满，尿涩常有余沥。许仁则云：气淋者，气壅小便不通，遂成气淋。此病自须依前疗水气法，然亦有气热不能化水者，当以清肺金为主也。瞿麦汤、桑白皮汤、石韦散、沉香散。

膏淋者，小便肥浊，色若脂膏，故名膏淋，亦曰肉淋。磁石丸、秋石丸、《三因》鹿角霜丸。（清·尤怡《金匮翼》）

五淋二浊，皆肾病也。淋者，滴沥涩痛。浊者，小便浑浊而不清。凡人肾有二窍，一出溺，一出精，淋病则由溺窍，浊病则由精窍，二者绝不可以相蒙。近医不能分辨，淋病以浊药治之，浊病以淋药治之，宜其难愈。古方书列五淋之名，曰热，曰气，曰虚，曰膏，曰砂石，以揭其概。宋元后，又分石、劳、血、气、膏、冷六症，至为详尽。而究其原，则皆由阴阳乖舛，清浊相干，或膀胱蓄热，由水道瘀塞，所以欲通不通，滴沥涩痛，为溺窍病也，丹溪以赤浊属血，白浊属气。或又以赤为心虚有热，由思虑而得，白为肾虚有寒，因嗜欲而得，皆非定论。盖皆出于精窍，其白者为败精流溢，其赤则由虚滑，精化不及，赤未变白，此虚之极也。兹分列而款举之：淋病之原，大约由肾虚，膀胱有湿热，盖膀胱与肾为表里，俱主水，水入小肠与胞，行于阴为溲便，若肾虚而膀胱有湿热，则因肾虚致小便涩数，因膀胱湿热致小便涩，数而且涩，则淋沥不宣，小腹弦急，痛引于脐，此石劳、血气、膏冷所由成也。盖石淋者，膀胱蓄热积成，如汤在瓶中，日久结成白碱也，治须清积热，涤去砂石，则水道自利，宜如圣散、神效琥珀散。劳淋者，多思虑，负重远行，劳于脾也，宜补中益气汤与五苓散分进。专由思虑者亦伤脾，宜归脾汤。若强力入房，施泄无度，劳于肾也，宜生地黄丸、黄芪汤。亦有纵欲强留不泄，淫精渗下而作淋者，宜益元固真汤。血淋者，小腹硬，茎中痛欲死，血瘀也，以一味牛膝煎膏，大妙，但虚人恐损胃耳，宜四物汤加桃仁、牛膝、通草、红花、丹皮。而亦有因血虚者，应以养荣为主，宜六味丸加侧柏、车前，或八珍汤送益元散。如血色鲜红，脉数而有力，心与小肠实热也，宜柿蒂汤。血色黑黯，面色枯白，尺脉沉迟，下元虚冷也，宜金匮肾气丸。亦有血热过极，反兼水化而色黑者，非冷也，宜赤豆、绿豆、麻仁、干柿、黄连、侧柏、竹叶、葛根、藕汁、黄柏、生地、丹皮。当以脉症辨之。气淋者，气实则滞而不通，脐下妨闷而痛也，宜沉香散、瞿麦汤。或由气虚，急须补益，宜八珍汤倍茯苓，加牛膝、杜仲。膏淋者，似淋非淋，小便如米泔如鼻涕，此精俱出，精塞溺道，故意欲出不快而痛也，宜鹿角霜丸、沉香丸、大沉香散、海金沙散。冷淋者，必先寒战，小便涩数，窍中肿痛，盖冷气与正气交争，冷气胜则寒战成淋，正气胜则寒战解而得便也，大约多由肾虚，宜金匮肾气丸、肉苁蓉丸。砂淋者，茎中有沙涩痛，尿卒不易出，有细沙沉在缸底，乃膀胱阴火煎熬，津液凝结也，轻则为沙，重则为石，宜二补丸。以上诸证治法，悉本古人，最为不易。此外又有过服金石，入房太甚，败精强闭，流入胞中而成淋病者，宜海金沙散。又有湿痰日久，注渗而成淋病者，宜渗湿汤加减。又有淋而小腹胀甚者，宜泻肾汤。又有妇人产后成诸淋者，宜白茅汤，不论膏淋石淋皆治。另有一症，名胞痹，风寒湿邪客胞中，气不能化出，故胞满而水道不通，小腹膀胱皆痛，且痛而涩于小便也。

浊病之原，大抵由精败而腐者居半，由湿热流注者居半，其症茎中皆如刀割火灼，而溺自清利。惟窍端时有秽物，如米泔，如粉糊，如疮脓，如目眵，淋沥不断，与便溺毫不相混，故曰是精病，非溺病也。而脏腑所主，则各有异，大约血虚而热甚者为赤浊，此属火，心与小肠主病。气虚而热微者为白浊，此属金，肺与大肠主病。其致浊之由，有因思虑过度，心虚有热者宜地骨皮汤、金莲丸、辰砂妙香散。有由心经伏暑者宜四苓散加香薷、麦冬、人参、莲肉。以上皆赤浊症所由。有因嗜欲过度，肾虚有寒者宜清心莲子饮。有因脾精不敛者宜苍术难名丹。有因湿痰流注者宜苍术二陈汤。有因脾虚下陷者宜补中益气汤。有小便如常，少顷即澄浊物，或如米泔色者，宜萆薢分清饮。有稠黏如膏，茎中涩痛，为精塞窍道，而非热淋者，宜加味清心饮。有茎中不痛，脉来无力，为下元虚冷者，宜鹿茸补涩丸。有茎中大痛，便赤口渴，脉来滑数者，宜二苓清利饮。有挟寒者，小便必清白，宜萆薢分清饮、内补鹿茸丸。有挟热者，便必黄赤，宜清心莲子饮、香苓散。以上皆白浊症所因。有赤白浊，小腹痛不可忍者，当作寒治，宜东垣酒煮当归丸。

丹溪曰：淋证所感不一，或由房劳，阴虚火动也；或由忿怒，气动火生也；或由醇酒厚味，酿成湿热也。积热既久，热结下焦，所以淋沥作痛。初则热淋血淋，久则煎熬水液稠浊，如膏如沙如石也。夫散热利小便，只治热淋血淋而已，其膏砂石淋，必须开郁行气，破血滋阴方可也。古方用琥珀、郁金开郁也，木香、青皮行气也，蒲黄、牛膝破血也，黄柏、生地滋阴也。东垣治小腹痛，用黄柏、青皮，夫青皮疏肝，黄柏滋肾，小腹乃肝肾部位也。

《得效》曰：先正有言，夏则土燥而水浊，冬则土坚而水清，此其理也。水火既济，则土自坚，其流清矣。小便白浊，盖脾有虚热而肾不足，土邪于水也。《入门》曰：赤白浊，皆因脾胃湿热，中焦不清，浊气渗入膀胱也。丹溪曰：小便浊主湿热，有痰有虚，赤属血，白属气，与痢疾带下同治。又曰：凡便浊治法，概宜燥湿降火，兼升举之，如二陈汤加二术升柴白芍。《医旨》曰：赤白浊，肥人多湿痰，瘦又多虚火。又曰：凡便浊，必兼服加减珍珠粉丸。《回春》曰：赤白浊，其状漩面如油，光彩不定，漩脚澄下，凝如膏糊，或如米泔赤脓，皆湿热所伤也。

尿血，溺窍病也。其原由于肾虚，非若血淋之由于湿热，其分辨处，则以痛不痛为断，盖痛则血淋，不痛则为尿血也，而以尿血亦为有火者非，宜太极丸、无比山药圆。

《直指》曰：大凡小肠有气则小便胀，小肠有血则小便涩，小肠有热则小便痛，痛者血淋，不痛者尿血。

白淫，热郁病也。一名蛊。《内经》曰：脾传之肾，病名曰疝瘕，小腹冤热而痛，出白，一名曰蛊。注云：肾脉贯脊，属肾，络膀胱，故小腹冤热而痛，溲出白液也。据此，则脾受风邪而传于肾，风能煽热，故邪热内结，真精不守，而白物游淫而出，此所以名白淫。又邪热既结，则火能消烁脂肉，如蚕之蚀物然，此所以又名蛊病白淫也。经又曰：思想无穷，所愿不得，意淫于外，入房太甚，宗筋弛纵，发为筋痿，及为白淫。据此，则为淫欲过度，肾伤所致，即子和所谓茎中作痛，痛极则痒或阴茎挺纵不收，或出白物如精，随溲而下，得之于房劳及邪术者是也，治以降心火为要，宜半苓丸、清心莲子饮。此外又有精伤白浊，亦名白度，盖由房劳失节，以致伤精流出，一似白浊，宜清心莲子饮，甚且小便中推出髓条也，宜治小便白浊流出髓条方。凡诸白淫总治，宜金箔丸、白龙丸，非皆精窍

病乎，故附于此。（清・沈金鳌《杂病源流犀烛》）

浊者，浑浊之谓也。方书多责之肾，而余独求之脾。盖以脾主土，土病湿热下注，则为浊病，湿胜于热则为白，热胜于湿则为赤。治之之法，不外导其湿热，湿热去而浊自清矣。苍白二陈汤加黄柏、石菖蒲、萆薢主之。久患不愈，宜求之肾，以二妙地黄丸与萆薢分清间服。又《内经》云：中气虚而溺为之变，宜四君子汤、补中益气汤加减主之。又有命门火衰，气不摄精，致败精为浊，宜以八味温其命火，加菟丝子、车前子导其败精。总之，浊出精窍，与淋出溺窍者不同，病之稍久，宜固肾不宜利水，此要旨也。茯菟丸、水陆二仙丹之类皆固肾药。

淋证有五，方治甚多，而总不外于蕴热，统以景岳大分清饮主之。

五淋，下如砂石，合益元散更加琥珀，或石首鱼头内石子五六个，研末调下。膏淋，下如膏脂，加萆薢、海蛤粉各二钱，石菖蒲八分。气淋，气滞不通，脐下妨闷胀痛，加荆芥二钱，香附、生麦芽各一钱，不愈，再加升麻，或用吐法。血淋，瘀血停蓄茎中，割痛难忍，加牛膝、生地、当归、桃仁各三钱，红花、川芎各一钱，不愈，另用牛膝膏。劳淋，从劳役而得，气化不及州都，本方合补中益气汤同煎服。

以上五淋，俱属蕴热所致，又有一种，名曰冷淋，四肢口鼻冷，喜饮热汤，以加味肾气汤主之。更有过服金石热药，败精为淋，与老人阳已痿，而思色以降其精，则精不出而内败，以致大小便牵痛如淋，愈痛则愈便，愈便则愈痛，宜前饮加萆薢、菟丝子、石菖蒲、远志以导之，后服六味丸。大分清饮（景岳）茯苓、泽泻、木通各三钱，猪苓、栀子或倍之，枳壳、车前子一钱或加甘草梢一钱。（清・陈修园《医学实在易》）

肾有两窍，一溺窍，一精窍。淋出溺窍，病在肝脾；浊出精窍，病在心肾，同门异路，分别宜详。

《内经》论淋，由于脾湿郁热，病源谓肾虚则小便数，膀胱热则水下涩，数而且涩则淋沥引痛。凡小肠有气，则小便胀；小肠有血，则小便涩；小肠有热，则小便痛。

证有五：石淋、劳淋、血淋、气淋、膏淋也。

石淋系膀胱蓄热，溺则茎中急痛，频下砂石，如汤瓶久受煎熬，底结白碱也。宜清其积热，涤去砂石，水道自利。神效琥珀散、如圣散。石淋初起，宜石膏、滑石、琥珀、木通，或加味葵子散。盖重则为石，轻则为砂。二神散。

劳淋有二，因思虑烦忧，负重远行，劳于脾者，补中汤加车前、泽泻。专因思虑者，归脾汤。因强力入房，劳于肾者，生地黄丸加麦冬、五味子。老人精衰入房，溺涩腹胀，牵引谷道者，肾气丸。

血淋热甚搏血，失其常道，以心主血，与小肠为表里，血渗胞中，与溲俱下，须辨血瘀、血虚、血热、血冷。如小腹坚，茎痛，脉沉弦而数者，为血瘀。鸡苏散，或四物汤加牛膝、丹皮、木通。脉虚弱者为血虚，六味丸加侧柏叶、车前子、白芍、八珍汤，送益元散。

如血色鲜红，脉数有力，心与小肠实热也。大分清饮加生地、黄芩、龙胆草。如血色黯淡，面枯白，尺脉沉迟者，肾与膀胱虚冷。肾气汤。血淋小肠热甚者，牛膝、山栀、生地、犀角、藕节、车前子。血虚热者，生地三两，黄芩、阿胶各五钱，柏叶少许。血淋茎中痛，淡秋石宜之，或服薏苡根汁，或日用黄茧丝煮汤服。

气淋气化不及州都，胞中气胀，少腹满痛，溺有余沥，沉香散、瞿麦汤。如气虚，八珍汤倍茯苓，加杜仲、牛膝。气虚下降，补中汤。

膏淋便有脂腻如膏，浮于漩面，此肾虚不能约制脂液而下流也。海金沙散、鹿角霜丸、菟丝子丸、大沉香丸。膏淋溺不痛者，须固精，六味合聚精丸。有热淋茎中痛者，导赤散加滑石、灯心。茎不痛而痒者，八味丸去附子。溺艰涩如淋，不作痛，为虚，六味加鹿茸、肉苁蓉。

老人气虚成淋，补中益气汤。又有寒客下焦，水道不快，先寒战而后溲便，由冷气与正气争，则寒战成淋，正气胜，则战解得便，是为冷淋。肾气丸、肉苁蓉丸。有过服金石，入房太甚，败精瘀隧而成淋者，海金沙散。有湿痰渗注而成淋者，渗湿汤。有淋而小腹胀甚者，滑利通阳，韭白汁、小茴、桂枝、归尾、两头尖、牛膝。妇人产后成诸淋者，白茅汤，不论石、膏淋皆治。以上淋证治法。此外有风寒湿客于胞中，气不能化，胞满而水道不通，按之内痛而涩者，为胞痹，肾着汤、肾沥汤。亦溺窍病者。至赤白浊，由心动于欲，肾伤于色，强忍不泄，败精流溢窍端，时有秽物，如疮之脓，如眼之眵。淋沥不断，由精败而腐居多，亦有湿热流注而成者，须分便浊精浊。浊在便者，色白如泔，乃湿热内蕴，由过食肥甘辛热炙博所致。苓术二陈煎，或徙薪饮。浊在精者，相火妄动，或逆精使然，至精溺并出。牛膝、赤苓、黄柏、远志、细生甘草。或血不及变精，乃为赤浊。远志丸、加味清心饮。当分精瘀精滑，精瘀者先理其离宫腐浊，古方用虎杖散。继与补肾，六味丸。精滑者乃用固摄，秘元煎、菟丝煎。浊久而滑，则任督脉必伤，须升固奇经。青囊斑龙丸，或鹿茸、龟甲、杞子、核桃、杜仲、补骨脂、沙苑子、茯神。大法，夹寒者脉迟，萆薢分清饮、内补鹿茸丸。夹热者脉数，清心莲子饮、二苓清利饮。湿痰流注者，苍术二陈汤。心经伏暑者，四苓散加香薷、麦冬、人参、石莲，或导赤散。小便如常，少顷澄浊在底，或如米泔色者，萆薢分清饮。稠黏如胶，茎中涩痛者，肾气汤去桂、附。积想心动，烦扰伤精者，加味清心饮、瑞莲丸。肾虚气下降者，补中汤。以上浊症治法。此外有溺血症，其原由于肾虚，无比山药丸去巴戟、苁蓉，加阿胶、丹皮、麦冬、赤芍。非如血淋因乎湿热，但以痛不痛为辨，痛为血淋，不痛为溺血也。有白淫症，经言思想无穷，所愿不得，意淫于外，入房太甚，发为筋痿，及为白淫，宜降心火。半苓丸、清心莲子饮。又精伤白浊，小便推出髓条，痛不可忍者，乃由房事失节。宜使出髓条方。凡此皆精窍病也。

皆肾虚膀胱生热，故小水涩而不利也。治法初起，宜清解结热，疏利水道，通用五淋散加藕汁，不用补涩。淋而渴属上焦气分，宜淡渗轻药，如茯苓、通草、灯心、瞿麦、泽泻、琥珀、车前子之类。清肺气以滋水之上源。淋而不渴，属下焦血分，宜味厚阴品，如知柏滋肾丸。滋肾阴以泄水之下流。如肺燥不能生水者，生脉散加减。心火及小肠热者，导赤散。肺脾积热，移于膀胱者，黄芩清肺饮。肾水亏，小便赤涩者，加减一阴煎。砂淋膀胱涩者，牛膝汤加秋石。劳淋脾肾不足者，朝用补中益气汤，夕用六味丸。血淋茎中热痛者，淡秋石泡汤。溺涩不痛者，一味琥珀末，薄荷、灯心汤调服。气淋脐下妨闷，木香、沉香、枳壳、甘草梢、滑石、木通。膏淋乃精溺并出，精塞溺隧，故小便涩痛。初用海金沙散，加茯苓。若不痛，须摄固其精，勿与通利。宜鹿角霜、菟丝子、莲须、山药、芡实，后以六味丸，合聚精丸调补。冷淋寒客胞中，欲溺先发寒栗，肾气丸加鹿胶、沉香。热淋溺赤如血而少，时烦渴者，导赤散。伏暑成淋，六一散。虚者，生脉散。因怒致淋，宜青皮、山栀、沉香、木通等。因思虑成淋，归脾汤。暑月汗多津液不降，参泽汤。妊妇病淋，葵子汤。

茎中热痛，如火灼刀割，溺浊或赤或白。赤伤血分，白伤气分也。赤浊有溺赤，有血赤，其纯见鲜血，当从溺血条治。若溺色黄赤，固多火证，然必赤而痛涩，兼见火脉，方可清利。若劳倦伤中气，酒色伤肾阴，溺短欠而无痛涩等症，则系水亏液涸，不可清利，经所谓中气不足，溲溺为之变，但滋补下元，气化则水自清。加减六味丸、鹿茸地黄丸。白浊有浊在溺者，白如泔浆，此湿热内生。有浊在精者，由相火妄动，精离其位，不能闭藏，与溺并出，或移热膀胱，溺孔涩痛，皆白浊之因于热也，久之则有脾气下降，土不制湿，而水道不清者，有相火已杀，心肾不交，精滑不固，而遗浊不止者，皆白浊之因于虚也。

热者当辨心肾而清之，虚者常求脾肾而固之举之。

如泔，为胃中湿热下流，二陈汤加萆薢、黄柏、泽泻、姜汁。精浊如膏，乃精溺并出，涩痛甚者，先清火，抽薪饮。久则涩痛去，精浊未止，宜固摄，固阴煎、元菟丹。胃中湿热浊痰，下渗膀胱，为溺浊，与肾无干。若黏腻如膏，心动即遗，或溺后遗出，皆精病，与浊无干。肥人多白浊，系湿痰，二术二陈汤。瘦人多赤浊，系肝火，龙胆泻肝汤。心虚遗浊者，金锁玉关丸。脾虚下降者，补中益气汤。心脾两虚者，菟丝煎。虚寒带浊者，五味丸。淋沥湿浊者，威喜丸。浊久足膝痿弱，漩脚澄下如糊者，六味丸加萆薢、麦冬。茎中大痛，溺赤，脉滑数，宜清热利水，生地、麦冬、山栀、知母，加六一散。肾虚淫火易动，精滑黏腻如膏，九龙丹收摄之。若忍精不泄而成白浊者，四苓散。丹方治白浊，杞子钱半，菟丝子、车前子、韭子各一钱，莲子二十粒，共入猪尿脬内煮，加葱酒啜汁，并食猪脬、莲子，连服二三次效。赤浊者，猪苓汤，并加麝香、杜牛膝，以通瘀腐之在隧窍者。有溺时结块，阻窍作痛，块中蓄水泡者，必醉酒使内，酒湿乘虚袭入精窍也。治同上。（清·陈修园《类证治裁》）

气淋，小便涩，常有余沥，欲尽不尽。石淋，茎中痛，溺如砂石，最难得出。膏淋，日夜流膏。劳淋，劳倦即发，痛引气冲。血淋，溺如血也。盖气淋由中气下陷，当补而升提之。石淋由欲火煎熬，七情郁结，及饮食燥热而然。血淋由小肠与膀胱积热，而且心热移于小肠，兼心火而治之，得其源也。膏淋不涩不痛，乃命门之不固也，而兼乎湿者有之。至于劳淋，或禀质素弱，或劳心劳力，或房劳之后，发则气由小腹上冲，痛引外肾。所急者，在自知摄养，治之者必以脉（盛大实者生，虚小而涩者死）以证，而察其寒热虚实，庶不致误。且淋证当分在气、在血而治之，以渴与不渴为辨。如渴而小便不利，热在上焦气分，肺金生之，宜用淡渗之药，如茯苓、泽泻、灯心、通草、车前、瞿麦、萹蓄之类，清其肺，以滋水之上源也。不渴而小便不利者，热在下焦血分，肾与膀胱主之，宜用气味俱阴之药，如滋肾丸：黄柏、知母各二两（酒浸阴干），肉桂二钱为末，蜜丸，空心服。方中用肉桂者，以欲降肾火，桂与火邪同体，此寒因热引也。姑举此以为例，触类而长之可也。凡一切淋病，小便赤涩而痛者，必有热证，方以清热为急。若膏淋自流，不得以热论。有劳于脾者，如思虑过用，负重远行之类，宜补中益气汤与五淋散分进。专因思虑者，止用归脾汤。若嗜欲甚而施泄太过，劳于肾者，宜用黄芪汤。肾虚而寒者，须金匮肾气丸。至于血淋，如小腹硬，茎中痛者，是瘀血也，用怀牛膝三两煎膏，合酒服，大效。但虚人能损胃耳，宜四物汤加桃仁、红花（酒炒）、通草、牛膝、车前、丹皮。血虚者，用六味地黄丸加侧柏叶、车前子、白芍。血鲜而脉数有力者，乃心与小肠实热，宜山栀、丹皮、黄连、黄柏、生地、木通、车前、泽泻、赤茯苓。血黑而右尺沉迟者，下元虚冷也，服金匮肾气丸。然亦有内热过极，反兼水化，而血黑者，未可便为虚冷也。又有膏淋阻塞溺孔者，须各以脉证辨之。（清·罗国纲《罗氏会约医镜》）

淋证一条，诸书载有劳淋、砂淋、血淋、气淋、石淋之别，是因病情而立名者也。余欲求一定之要，诸书俱未明晰，再三追索，统以阳不化阴，抑郁生热为主。大凡病淋之人，少年居多，由其世欲已开，专思淫邪，或目之所见，耳之所听，心之所思，皆能摇动阴精，邪念一萌，精即离位，遂不复还，停滞精道，不能发泄，久久抑郁生热，熬干阴精，结成砂石，种种病形，当小便时，气机下降，败精之结于经隧者，皆欲下趋，然尿窍与精窍，相隔一纸，精窍与尿窍异位同源（同从玉茎而出），尿窍易开，精窍不易启，不知好色之人，元阳日耗，封锁不固，当君火下照，尿窍已开，精窍亦启，尿欲速出，而精窍又开，两窍相启，彼此牵强，欲行不行，而痛故愈甚也。此二窍原不并开，此证全是并开之故，两相欲下，停精之结与未结，化与未化者，皆欲下趋也。稍有而结者，有砂、石之形，郁热熬而成之也。好色过度，精未化者，血淋之源也。治砂、石贵以清热为先，而化气之品，亦不可少。治血淋须以扶阳为重，交通上下，而固元尤当知。此病皆由自取，当其痛如刀割，虽云可怜，未始非好色之果报也。古方每以八正、五淋散，功专清热，亦多获效。余意此证当于清热利水中兼以化精化气之品，鼓其元阳，俾二窍不同时并开为主。余治此证，常以滋肾丸倍桂多效；又常以白通汤，专交心肾亦多效；又常以大剂回阳饮加细辛、吴萸、安桂多效。是取其下焦有阳，而开阖有节，不至两相并启也。但服回阳等方，初次小便虽痛甚，而尿来觉快者，气机将畅，而病当解也。此道最微，理实无穷，学者须当细心求之，勿执余法为一定，恐未必尽善，而辨认总以阴阳两字，有神无神，两尺浮大，有力无力为准。（清·郑寿全《医法圆通》）

第十二章 癃闭

《灵枢·经脉》：肝足厥阴之脉……，是主肝所生病者……胸满呕逆飧泄，狐疝遗溺闭癃。

《灵枢·本输》：三焦者……太阳之别也……入络膀胱，约下焦，实则闭癃，虚则遗溺，遗溺则补之，闭癃则泻之。

《素问·五常政大论》：涸流之纪，是谓反阳，藏令不举，化气乃昌……其病癃闭，邪伤肾也。

《素问·宣明五气篇》：膀胱不利为癃，不约为遗溺。

《素问·气厥论》：胞移热于膀胱，则癃溺血。

《素问·玉机真脏论》：脾为孤脏，中央土以灌四傍，其太过与不及，其病皆何如？岐伯曰：太过，则令人四肢不举；其不及，则令人九窍不通，名曰重强。

《素问·奇病论》：有癃者，一日数十溲，此不足也。

《诸病源候论·小便病诸侯》：小便不通，由膀胱与肾俱有热故也，肾主水，膀胱为津液之腑，此二经为表里，而水行于小肠，入胞者为小便。肾与膀胱既热，热入于胸，热气大盛，故结涩，令小便不通。

明·吴昆《素问吴注》：癃，不得小便也，癃而一日数十溲者，由中气虚衰，欲便则气不能传送，出之不尽，少间则又复便，而溲出亦无多也。

小便不通，治以吐法何也？曰：取其气化而已。经曰：三焦者，决渎之官，水道出焉。膀胱者，州都之官，津液藏焉，气化则能出矣。故上、中、下三焦之气，有一不化，则不得如决渎之水而出矣，岂独下焦膀胱气塞而已哉。上焦肺者，主行荣卫，通调水道，下输膀胱，而肾又上连肺，岂非小便从上焦之气化者乎？仲景谓：胃气行则小便宣通。《内经》谓：脾病则九窍不通。小便不利者，其病一也。由是三焦所伤之邪不一，气之变化无穷，故当随处治邪行水，大要在乎阴阳无相偏负，然后气得以化。若方盛衰论曰：至阴虚天气绝，至阳盛地气不足。夫肾肝在下，地道也；心肺在上，天道也；脾胃居中，气交之分也。故天之阳绝，而不下交于地者，尚且白露不下，况人同乎天，其上之阳不下交于阴，则下之阴虚，在上之阳盛不务其德而乘之，致肾气之不化，必泻其阳而举之，则阴可得而平也。若此条所叙之症，皆用吐法，盖因气道闭塞，升降不常者而用耳！其他众法，何尝舍之而独施是哉！先生尝曰：吾以吐法通小便，譬如滴水之器，开其上窍则下窍水自出焉。（明·戴思恭《推求师意》）

肾主水，膀胱为之腑。水潴于膀胱，而泄于小肠，实相通也。然小肠独应于心者何哉？盖阴不可以无阳，水不可以无火，水火既济，上下相交，则荣卫流行，水窦开阖，故不失其司尔！惟夫心肾不济，阴阳不调，使内外关格，而水道涩，传送失度，而水道滑，热则不通，冷则不禁。其热甚者，小便闭而绝无；其热微者，小便难而仅有。肾与膀胱俱虚，客热乘之，则水不能制火，火挟热而行涩焉，是以数起而有余沥。肾与膀胱俱冷，内气不充，故胞中自滑，所出多而色白焉，是以遇夜阴盛愈多矣。若常便涩而难通者，又当调适其气，而兼治火邪，用归、芎、茯苓、泽泻、升麻、甘草、青皮、山栀、木通、黄芩、黄连之属。其冷则不禁者，用盐炒益智，炙甘草为末，升麻灯芯汤调服。白带、白浊久而不愈者，补中益气汤加肉桂、青皮。

愚按：小便不利者，小水不能令利也。盖小腹急疾，小便急痛，来而不多，去而频数，或尿管作痛，或便门作闭，或溺有余沥，或溺后作疼，有浊无浊，若似淋沥癃闭之状。但淋沥癃闭自膀胱所出，行止作痛，有不能通泰之理；此症由小水不利，但阴茎便门或胀或痛，或急滞而不能令利也，与淋闭大不相同。治宜清湿热，行肝气，泄小肠，利膀胱，用升麻、柴胡、黄连、黄柏、青皮、木通、山栀、灯草之类。治法主意，古方虚寒而用五苓散，虚热而用四苓散，意在此矣。（明·方谷《医林绳墨》）

丹溪大法，小便不通，有热有湿有气结于下，宜清、宜燥、宜升。有隔二隔三之治。如因肺燥不能生水则清金，此隔二；如不因肺燥，但膀胱有热，则宜泻膀胱，此正治也；如因脾湿不运而精不升，故肺不能生水，则当燥脾健胃，此隔三。车前子、茯苓清肺也；黄柏、知母泻膀胱也；苍术、白术健胃燥脾也。

《卫生宝鉴》小便不利有三，不可一概而论。若津液偏渗于肠胃，大便泄泻，而小便涩少，一也，宜分利而已。若热搏下焦津液，则热湿不行，二也，必渗泄则愈。若脾胃气涩，不能通调水道，下输膀胱而化者，三也，可顺气，令施化而出也。

东垣大法，小便不通，皆邪热为病。分在气在血而治之，以渴与不渴而辨之，如渴而不利者，热在上焦肺分故也。夫小便者是足太阳膀胱经所主也，肺合生水。若肺热不能生水，是绝其水之源。经云：虚则补其母，宜清肺而滋其化源。故当从肺之分助其秋令，水自生焉。又如雨如雾如霜，皆从天而降下也。且药有气之薄者，乃阳中之阴，是感秋令肃杀之气而生，可以补肺之不足。淡味渗泄之药是也。茯苓、泽泻、琥珀、灯心、通草、车前子、木通、瞿麦、萹蓄之类以清肺之气泄其火，滋水之上源也。如不渴而小便不通者，热在下焦血分，故不渴而小便不通也。热闭于下焦者，肾也，膀胱也，乃阴中之阴，阴受热邪，闭塞其流。

《内经》云：无阳则阴无以生，无阴则阳无以化。若服淡渗之药，其性乃阳中之阴，非纯阴之剂。阳无以化，何以补重阴之不足也。须用感地之水运而生大苦之味，感天之寒气而生大寒之药，此气味俱阴，乃阴中之阴也。大寒之气，人感之生膀胱。寒水之运，人感之生肾。此药能补肾与膀胱，受阳中之阳热火之邪，而闭其下焦，使小便不通也。夫用大苦寒之药，治法当寒因热用。又云：必伏其所主，而先其所因，其始则气同，其终则气异也。如热在上焦，以栀子、黄芩；热在中焦，以黄连、芍药；热在下焦，以黄柏；热在气分，渴而小便闭，清肺散、猪苓汤、五苓散、茯苓琥珀汤、红秫散；热在血分，不渴而小便闭，滋肾丸、黄连丸、导气除燥汤。

东垣治一人小便不利，目睛突出，腹胀如鼓，膝以上坚硬，皮肤欲裂，饮食不下。服甘淡渗泄之药皆不效。曰：疾急矣，非精思不能处。思之半夜，曰：吾得之矣。经云：膀胱者津液之府，必气化而能出焉。多服淡渗之药而病益甚，是气不化也。启玄子云：无阳则阴无以生，无阴则阳无以化。甘淡气薄皆阳药，独阳无阴，欲化得乎。遂以滋肾丸群阴之剂投服，再服即愈。渴而腹冷，水气也。《金匮》云：小便不利者，有水气，其人苦渴，瓜蒌瞿麦丸主之。以小便利腹中温为度。小便不通，腹下痛状如复碗，痛闷难忍者，乃肠胃干涸，膻中气不下。经云：膀胱者州都之官，津液藏焉，气化则能出矣。膻中者臣使之官，三焦相火，肾为气海也。王注曰：膀胱精液之府，胞内居之。少腹处间毛内藏胞器。若得气海之气施化，则溲便注下。气海之气不及，则隐秘不通，故不得便利也。先用木香、沉香各三钱酒调下，或八正散。甚则上涌之令气通达，便自通利。经所谓病在下上取之。王注曰：热攻于上，不利于下；气盛于上，则温辛散之，苦以利之。一方：煎橘红茯苓汤，调木香、沉香末服之，空心下。

丹溪云：小便不通属气虚血虚，有实热痰气闭塞，皆宜吐之以提其气，气升则水自降。盖气承载其水者也。气虚，用参、术、升麻等。先服后吐，或就参芪药中调理吐之。血虚，用四物汤先服后吐，或就芎归汤探吐之。痰多，二陈汤先服后探吐之。痰气闭塞，二陈加香附、木通探吐之。实热，当利之，或用八正散。盖大便动则小便自通矣。或问以吐法通小便，方论中未尝有之，理将安在？曰：取其气化而已。何则？《内经》谓三焦者，决渎之官，水道出焉。膀胱者，州都之官，津液藏焉，气化则能出矣。故上中下三焦之气，有一不化，则不得如决渎之水而出矣，岂独下焦膀胱气塞而已哉。上焦肺者，主行荣卫，通调水道，下输膀胱，而肾之合足，三焦下输又上连肺，此岂非小便从上焦之气化者乎。

张仲景有言：卫气行，则小便宣通，其义亦在是矣。《内经》又谓脾病则九窍不通，小便不利，是其一也。此岂非小便从中焦之气化者乎。由是言之，三焦所伤之邪不一，气之变化无穷，故当随处治邪行水，求其气化，亦无穷也。然而大要在乎阴与阳，无相偏负，然后气得以化。若《方盛衰论》曰：至阴虚，天气绝，至阳盛，地气不足。夫肾肝在下，地道也，心肺在上，天道也，脾胃居中，气交之分也。故天之阳绝而不交于地者，尚且白露不下，况人同乎天。其在上之阳不交于阴，则在下之阴，无以为化，而水道其能出乎。东垣引八十一难经谓：有阴阳相乘，有覆有溢而为内关，不得小便者。有或在下之阴虚在上之阳盛，不务其德而乘之，致肾气之不化者。必泻其阳而举之，则阴可得而平也。若此条所叙之证，皆用吐法。盖因气道闭塞，升降不前者而用耳，何尝舍众法而独施是哉。丹溪尝曰：吾以吐通小便，譬为滴水之器，上窍闭，则下窍无以自通。必上窍开，而下窍之水出焉。譬之蒸物，汤气上熏釜甑，遂有液而下滴，此脾气熏蒸肺叶，所以遂能通调水道而输膀胱也。故小便不通之证，审系气虚而水涸也，利之益甚，须用大剂人参少佐升麻，则阳升阴降，地气上为云，天气下为雨，自然通利矣。

予尝推是开窍之法，用之多验，姑书一二证以明之。甲午秋，治一妇人，年五十。初患小便涩，医以八正散等剂，辗转小便不通，身如芒刺加于体。予以所感霖淫雨湿，邪尚在表。因用苍术为君，附子佐之。发其表，一服即汗，小便即时便通。又治马参政父年八旬，初患小便短涩，因服药分利太过，遂致闭塞，涓滴不出。予以饮食太过，伤其胃气，陷于下焦，用补中益气汤一服，小便通。因先多利药损其肾气，遂致通后遗尿一夜不止，急补其肾，然后已。凡医之治是证，未有不用泄利之剂者，安能顾其肾气之虚哉。表而出之以为世戒。有瘀血而小便闭者，宜多用牛膝。

本事方云：顷在毗陵有一贵官妻妾，小便不通，脐腹胀痛不可忍。众医皆作淋治，如八正散之类，数种皆治不通，病愈甚。予诊之曰：此血瘕也，非瞑眩药不可去，乃用桃仁煎。初服至日午，大痛不可忍，卧少顷，下血块如拳者数枚，小便如黑豆汁一二升，痛止得愈。此药猛峻，气虚血弱者，宜斟酌之。大抵小腹痛胀如覆碗者为实，亦分在气在血。气壅塞于下者，木香流气饮。血污于下者，桃仁煎代抵当丸、牛膝膏。经曰：肾合膀胱，膀胱者津液之府也。小肠属肾，肾上连肺，故将两藏。三焦者中渎之府也，水液出焉，是属膀胱，乃肾之府也。又云：膀胱者州都之官，津液藏焉，气化则能出矣，由是言之。膀胱藏水，三焦主水。治小便不利，故刺灸法但取三焦穴，不取膀胱也。小肠属肾肺，故东垣用清肺饮子滋肾丸利小便也。

运气小便不利者有三：其一属湿邪攻三焦。经云：太阴在泉，湿淫所胜，病小腹痛肿，不得小便。又云：水不及曰涸流，涸流之纪，上宫与正宫同其病，癃闭是也。其二属风邪攻脾。经云：厥阴司天，风淫所胜，病溏瘕泄，水闭是也。其三属燥热。经云：阳明司天之政，天气急，地气明，民病癃闭。初之气其病小便黄赤，甚则淋。又云：少阴司天之政，地气肃，天气明，二之气，其病淋是也。

良法治小便不通，诸药不效，或转胞至死危困。用猪尿胞一个，底头出一小眼子，翎筒通过放在眼儿内。根底以细线系定。翎筒子口细杖子堵定，上用黄蜡封尿胞口。吹满气七分，系定了。再用手捻定翎筒根头，放了黄蜡，塞其翎筒，在小便出里头，放开翎筒根头，手捻其气透于里，小便即出，神效。

妊娠小便不通，妊娠胎满逼胞，多至小便不利。若胞系了戾，小便不通，名曰转胞。丹溪以为多因胎妇虚弱，忧闷性躁，食味厚，古方用滑利疏导药鲜效。若脬为胎所坠而不通，但升举其胎，胞系疏而小便自行。若脐腹作胀，而小便淋涩，此脾胃气虚。胎压尿胞，四物二陈参术空心服后探吐，数次自安。薛氏云：前证亦有脾肺气虚不能下输膀胱者，亦有气热郁结膀胱，津液不利者，亦有金为火燥，脾土湿热甚而不利者，更当详审施治。（明·王肯堂《证治准绳》）

小水不通是为癃闭，此最危最急证也。水道不通，则上侵脾胃而为胀，外侵肌肉而为肿，泛及中焦则为呕，再及上焦则为喘，数日不通则奔迫难堪，必致危殆。今人一见此证，但知利水，或用田螺罨脐之法，而不辨其所致之本，无怪其多不治也。

凡癃闭之证，其因有四，最当辨其虚实。有因火邪结聚小肠膀胱者，此以水泉干涸，而气门热闭不通也；有因热居肝肾者，则或以败精，或以槁血，阻塞水道而不通也。若此者本非无水之证，不过壅闭而然，病因有余，可清可利，或用法以通之，是皆癃闭之轻证也。惟是气闭之证，则尤为危候。然气闭之义有二焉，有气实而闭者，有气虚而闭者。夫膀胱为藏水之府，而水之入也由气以化水，故有气斯有水；水之出也由水以达气，故有水始有溺。

经曰：气化则能出矣。盖有化而入，而后有化而出。无化而出，必其无化而入，是以其入其出，皆由气化。此即本经气化之义，非单以出者言气化也。然则水中有气，气即水也；气中有水，水即气也。今凡病气虚而闭者，必以真阳下竭，元海无根，水火不交，阴阳否隔，所以气自气而气不化水，水自水而水蓄不行。气不化水，则水府枯竭者有之；水蓄不行，则浸渍腐败者有之。气既不能化，而欲强为通利，果能行乎？阴中已无阳，而再用苦寒之剂，能无甚乎？理本甚明，何知之者之不多见也！至若气实而闭者，不过肝强气逆，移碍膀胱，或破其气，或通其滞，或提其陷，而壅者自无不去。此治实者无难，而治虚者必得其化为不易也。故凡临此证，不可不详辨其虚实。

火在下焦而膀胱热闭不通者，必有火症火脉，及溺管疼痛等症，宜大分清饮、抽薪饮、益元散、玉泉散及绿豆饮之类以利之。若肝肾实火不清，或遗浊，或见血者，大都清去其火，水必自通，前法俱可通用。气闭证当分虚实寒热而治之。凡气实者，气结于小肠、膀胱之间，而壅闭不通，多属肝强气逆之证，惟暴怒郁结者多有之，宜以破气行气为主，如香附、枳壳、乌药、沉香、茴香之属，兼四苓散而用之。若气陷于下，药力不能骤及者，当即以此药多服探吐，以提其气，使气升则水自降也。有痰气逆滞不通者，即以二陈汤、六安煎之类探吐之。有热闭气逆者，即以大分清饮探吐之。有气实血虚而闭者，用四物汤探吐之。凡气实等证，无如吐之妙者，譬之滴水之器，闭其上窍则下窍不通，开其上窍则下窍必利。盖有升则有降，无升则无降，此理势之使然也。凡气虚而小便闭者，必以素多斫丧，或年衰气竭者，方有此证。正以气有不化，最为危候，不易治也。然凡病此者，必其有渐，但觉小便短少，或便时费力，便当留心速治，若待其剧，恐无及也。但治此者，亦当辨其脏气之寒热。若素无内热之气者，是必阳虚无疑也，或病未于甚，须常用左归、右归、六味、八味等汤丸，或壮水以分清，或益火以化气，随宜用之，自可渐杜其原。

若病已至甚，则必用八味丸料，或加减金匮肾气汤，大剂煎服，庶可挽回。或疑桂、附辛热，不敢轻用，岂知下元阳气亏甚，得寒则凝，得热则行，舍此二者，更有何物可以直达膀胱，而使水因气化也。若气虚下陷，升降不利者，宜补中益气汤主之，或用此汤探吐之最妙。若素禀阳脏，内热不堪温补，而小便闭绝者，此必真阴败绝，无阴则阳无以化，水亏证也，治宜补阴抑阳，以化阴煎之类主之。或偏于阳亢而水不制火者，如东垣之滋肾丸亦可，但此即火证之属耳。

大小便俱不通者，必先通其大便，则小便自通矣，宜八正散之类主之。久服桂、附之属，以致水亏阳亢，而小便不通者，宜解毒壮水，以化阴煎之类主之；甚者以黄连解毒汤加分利滋阴等药亦可，然尤惟绿豆饮为解毒之神剂。其有因久服阳药，作用过多，火本不盛，单由水亏者，非六味地黄汤大剂滋之不可也。服分利既多，而小水愈不通者，此必下竭之证，察其水亏者必须大补真阴，火虚者必须峻补阳气，气达水行，其便自调。不可见其假实，恣意疏通，此与榨干汁、沸枯油者何异？致令竭者愈竭，鲜不危矣。膀胱无水等证，有因泄泻水归大肠，而小水不通者，此当但治泄泻，泄泻止而水自利也。有因大汗多汗，气从汗泄，而小水不利者，此当调治营卫，表气收而小便自利也。

有虚劳亡血伤精，水随液去，五内枯燥，而小水不利者，此当调补真阴，血气渐充而小水渐利也。凡此数者，皆膀胱无水枯涸之证，水泉既涸，故不可再加分利，内惟泄泻证亦有可分利者，然亦不过十之三耳。诸如此类，当于各门详察治之，皆非有水不通，而为癃闭之类也。

怀妊之妇，每有小便不通者，此以胎气下陷，溺孔被压而然，多以气虚不能举胎所致，宜八珍汤、补中益气汤之类主之。若临盆之际，胎压膀胱而小便不通者，宜以手指托起其胎，则小水自出。

通闭方法：凡治小水闭塞不通，危急之甚，诸药不效者，速寻白菊花根捣烂，用生白酒冲和，取酒汁温而饮之，神效。按此方或白花者一时难得，即不拘何色，但以家菊根代之，亦必无不效。一法治膀胱有溺，或因气闭，或因结滞阻塞，不能通达，诸药不效，危困将死者，用猪溲胞一个，穿一底窍，两头俱用鹅翎筒穿透，以线扎定，并缚住下口根下出气者一头，乃将溲胞吹满，缚住上窍，却将鹅翎尖插入马口，解去根下所缚，手捻其胞，使气从尿管透入膀胱，气透则塞开，塞开则小水自出，大妙法也。一通塞法，凡败精干血，或溺孔结垢，阻塞水道，小便胀急不能出者，令病人仰卧，亦用鹅翎筒插入马口，乃以水银一二钱徐徐灌入，以手逐段轻轻导之，则诸塞皆通，路通而水自出，水出则水银亦从而喷出，毫无伤碍，亦最妙法也。一熏洗通便法，凡偶有气闭，小水不通，胀急危困之极者，速用皂角、葱头、王不留行各数两，煎汤一盆，令病者坐浸其中，熏洗小腹下体，久之热气内达，壅滞自开，

便即通矣。若系妇人，亦可用葱数茎塞阴户中，外加熏洗，其通尤速。（明·张景岳《景岳全书》）

闭癃之病，《内经》分肝与督脉、三焦与膀胱四经，然太阳膀胱但主藏溺，其主出溺者，皆肝经及督脉及三焦也。又考膀胱为州都之官，津液藏焉，气化则能出矣。夫主气化者，太阴肺经也，若使肺燥不能生水，则气化不及州都，法当清金润肺。车前、紫菀、麦门冬、茯苓、桑皮之类。如脾湿不运，而精不上升，故肺不能生水，法当燥脾健胃。苍术、白术、茯苓、半夏之类。如肾水燥热，膀胱不利，法当滋肾涤热。黄柏、知母、茯苓、泽泻、通草之类。夫滋肾泻膀胱，名为正治；清金润燥，名为隔二之治；健胃燥脾，名为隔三之治。又或有水液只渗大肠，小腑因而燥竭，宜以淡渗之品，茯苓、猪苓、通草、泽泻之类。分利而已。或有气滞，不能通调水道，下输膀胱者，顺气为急，枳壳、木通、橘红之类。有实热者，非与纯阴之剂，则阳无以化；上焦热者，栀子、黄芩，中焦热者，黄连、芍药；下焦热者，黄柏、知母。

有大虚者，非与温补之剂，则水不能行。如金匮肾气丸及补中益气汤是也。如东垣治一人小便不通，目突腹胀，皮肤欲裂，服淡渗之药无效。东垣曰：疾急矣，非精思不能处，思至半夜，曰：吾得之矣！膀胱为津液之府，必气化而能出，服淡渗而病益甚，是气不化也。无阳则阴无以生，无阴则阳无以化。淡渗气薄，皆阳药也，孤阳无阴，欲化得乎？以滋肾丸群阴之剂，投之即愈。丹溪尝曰：吾以吐法通小便，譬如滴水之器，上窍闭则下窍无以自通，必上窍开而下窍之水出焉。气虚者，补中益气汤，先服后吐；血虚者，芎归汤，先服后吐；痰多者，二陈汤，先服后吐；气闭者，香附、木通探吐。更有瘀血而小便闭者，牛膝、桃仁为要药。《别录》云：小便不利，审是气虚，独参汤如神。由是观之，则受病之源，自非一途，若不从望、闻、问、切察之明，审之当，而浪投药剂，几何不以人命为戏耶！

妊娠小便不通：孕妇胎满压胞，多致小便塞闭，宜升举其气，补中益气汤探吐。仲景用八味丸，酒服。或令稳婆手入产户，托起其胎，溺出如注。或令孕妇眠于榻上，将榻倒竖起，胎即不压而溺出，胜于手托多矣。或各有所因者，并依证施治。产后小便不通：陈皮去白为末，空心酒调二钱，外用盐填脐中，却以葱白皮十余根作缚，切作一指厚，安盐上，用大艾炷满葱饼上，以火灸之，觉热气入腹内即通。此唯气壅者宜之，若气虚源涸，或有他因者，更当审详也。（明·李中梓《医宗必读》）

经云：三焦者，决渎之官，水道出焉。膀胱者，州都之官，津液藏焉，气化则能出矣。下焦者，别回肠，注于膀胱而渗入焉，故水谷者，常并居于胃中，成糟粕，俱下于大肠，而成下焦，渗而俱下，济泌别汁，循下焦而渗入膀胱焉。膀胱之胞薄以濡，得酸则缩蜷，约而不通，水道不行，故癃。阴者，积筋之所终也，故酸入而走筋矣。饮食入胃，游溢精气，上输于脾，脾气散精，上归于肺，通调水道，下输膀胱。

经云：至阴虚，天气绝；至阳盛，地气不足，夫肾肝在下，地道也。心肺在上，天道也。脾胃居中，气交之分也。故天之阳绝而不安于地者，则白露不下。在上之阳不交于阴，则在下之阴无以为化，水道其能出乎？此上焦之气化也。仲景曰：卫气行，则小便宣通。又曰：脾病则九窍不通，此中焦之气化也。东垣云：在下之阴虚，在上之阳盛，致肾气不化，必宣其阳而举之，则阴可得而平也。故丹溪云：以吐法通小便，上窍通而下窍之水出焉。然升提只可施于涓滴不通者，若尿涩短少，或淋漓作痛者，非所宜也。由经言及诸论观之，未有不主于气化者，不审乎此，转行疏利之剂求功，多见其不知量也。

东垣云：小便不通，皆邪热为病，分在气在血而治之，以渴与不渴而辨之。渴而不利，或黄或涩者，热在上焦气分也。小便者，膀胱所主，若肺热不能生水，是绝其寒水生化之源，宜清肺而滋化源，故当从肺分助其秋令，宜茯苓、泽泻、车前、木通之类淡味渗泄之药，水自生焉。如不渴而小便不通者，热在下焦血分，肾与膀胱受热，闭塞其流，须知、柏之类苦寒气味俱阴之药以除其热，稍兼肉桂辛温散结之阳药以泄其闭，若服淡渗之味，则阳无以化，而阴愈闭塞不通矣。气分热，渴而小便闭，或黄或涩者，黄芩清肺饮。血分热，小便闭而不渴者，滋肾丸；不应，并中焦亦有热也，加连、柏、甘草，等份煎服。阴虚血热人，渴而小便不通，或涩痛淋沥者，切禁五苓燥剂，宜导赤散。津液偏渗于大肠，大便泄泻，小便涩少，或水停心下，不能下输膀胱者，五苓散渗泄之。若六腑客热转于下焦而不通者，用益元散以清之。若气迫闭塞，升降不通者，二陈汤去半夏，加木通、滑石、柴胡、升麻以提之。汗出过多，小便赤涩，此五内枯燥，慎勿用利水之剂，生脉散加黄芪、当归。若右寸独数大，小便点滴而下者，此金燥不能生水，气化不及州都，生脉散去五味子，易大剂紫菀，可一服而愈。小便不通，腹下痛闷难忍如覆碗者为实，亦分在气在血。气壅于下者，四磨、六磨选用；血污于下者，代抵当丸。有火虚者，非与温补之剂则水不能行，如金匮肾气丸；元气下陷而水道不通者，补中益气汤加木通、车前，升清以降浊也。小便不利，审是气虚，独参汤少加广皮如神。凡小便不通，用独蒜涂脐法。以独蒜一枚，栀子三枚，盐少许，捣烂，摊纸贴脐，良久即通，未通，涂阴囊上立效，或用食盐半斤，炒热布包熨之。天行热病，小便不通，用蚯蚓泥升许，以水浸澄清，渴即与饮，不应，用地龙数枚，同芦根，捣汁饮之。闭癃者，尿闭不通，淋沥点滴也，惟肝与督脉三焦膀胱主之。经云，膀胱之胞薄以濡，得酸则缩蜷，约而不通，水道不行，故癃。又云：膀胱不利为癃，不约为遗尿。盖实则闭癃，虚则遗尿，遗尿则补之，闭癃则泻之。然遗尿闭癃，不取膀胱俞者，盖膀胱但藏尿，其主出尿者，皆从三焦及肝与督脉也。闭癃者，合而言之，一病也，分而言之，有暴久之殊。盖闭者，暴病，为尿点滴不出，俗名小便不通是也，可用疏通利窍之剂，甚则用吐法以提其气自通，若补中益气、二陈、五苓，俱可探吐也。癃者，久病，为尿癃淋沥，点滴而出，一日数十次，名淋病是也，惟宜滋养真阴，兼资气化，如六味、生脉之类，亦可合用，若疏泄利气之药，皆为戈戟矣。夏秋热伤癃闭，以滑石调水饮之即通，但阴虚泉竭者禁用。（清・张璐《张氏医通》）

膀胱者，州都之官，津液藏焉，气化则能出矣。故膀胱不利为癃。三焦者，决渎之官，水道出焉。故三焦实则闭癃。癃与闭，二症也。暴病为溺闭，小便点滴，内急，胀满而难通。久病为溺癃，欲解不解，屡出而短少。

有心肾不交，阴阳不通，而内外关格者。有热结下焦，壅塞胞内，而气道涩滞者。有肺中伏热，不能生水，而气化不施者。有脾经湿热，清气郁滞，而浊气不降者。有痰涎阻结，气道不通者。有久病多汗，津液枯耗者。有肝经忿怒，气闭不通者。有脾虚气弱，通调失宜者。

凡人鼻色黄，小便必难。热微则小便难而仅有，热甚则小便闭而绝无。

小便胀满，气急上逆，心腹俱闷，叫痛欲死。甚有肺气壅极，横行脐中，小肠为之突出，外肾为之挺长。脉紧而滑直者，不得小便也。又尺脉或浮，或涩，或缓，皆小便难，溺有余沥也。右寸关滑实者，痰滞上焦。细微者，中气不运。左尺脉洪数者，热结下焦。虚浮者，肾气不足。

一身之气关于肺，肺清则气行，肺浊则气壅。故小便不通，由肺气不能宣布者居多，宜清金降气为主，并参他症治之。若肺燥不能生水，当滋肾涤热。夫滋肾涤热，名为正治。清金润燥，名为隔二之治。燥脾健胃，名为隔三之治。又有水液只渗大肠，小肠因而燥竭者，分利而已。有气滞不通，水道因而闭塞者，顺气为急。实热者，非咸寒则阳无以化。虚寒者，非温补则阴无以生。痰闭者，吐提可法。瘀血者，疏导兼行。脾虚气陷者，升提中气。下焦阳虚者，温补命门。

肺气受热，清肺饮。膀胱热结，八正散。气滞于内者，利气散。阴虚者，地黄汤。阳虚者，八味丸。脾虚不运者，补中益气汤。气虚不化者，六君子汤。血瘀者，牛膝汤。痰闭者，导痰汤，先服后吐。又有因小便不通，过服寒凉渗利诸剂，致气闭于下，寒郁于中阴翳否隔不能气化而不通者用干姜、升麻煎服而愈。于此可悟夫天地升降之道，阴阳消长之理。故志之。（清·李用粹《证治汇补》）

小便不通，谓之癃闭。癃闭与淋证不同，淋则便数而茎痛；癃闭则小便点滴而难通。东垣云：渴而小便不利者，热在上焦气分也，宜用四苓散加山栀、黄芩等药以分利之。若大便亦闭，加大黄、元明粉之类。不渴而小便不利者，热在下焦血分也，宜用滋阴化气之法，若滋肾丸之类是已。大法，无阳，则阴无以生；无阴，则阳无以化。下之真阴不足，则阳气不化，必滋其阴；若下之真阳不足，则阴气不生，必补其阳。譬如水肿臌胀，小便不通者，服金匮肾气丸，而小便自行，阴得阳以生也；复有除桂、附服之而亦效者，阳得阴而化也。此阴阳气化之精义也。更有小便不通，因而吐食者，名曰关格。经云：关则不得小便，格则吐逆，关格者，不得尽其命矣。宜用假苏散治之。又丹溪治孕妇转脬，小便不通者，用补中益气汤，随服而探吐之，往往有效。譬如滴水之器，上窍闭则下窍不通，必上窍开然后下窍之水出焉。丹溪初试此法，以为偶中，后来屡用屡验，遂恃为救急良法。每见今人治转脬症，投补中益气，而不为探吐，且曰古法不效，有是理乎？予尝用茯苓升麻汤，治此有验。盖用升麻以举其胎气，用茯苓以利小便，用归、芎以活其胎，用苎根理胞丝之缭乱，此以升剂为通之法也。（清·程国彭《医学心悟》）

小便不通分虚实，虚则三焦失其职，屡经利水不相合。此宜金匮肾气丸，治其三焦决渎官；象牙生煎服亦安。实者人素强，或好食热物，肺热不能通水道，以致膀胱成热结，宜用猪苓、泽泻、栀、滑石；用后仍不效，须向膀胱寻外窍，经说毫毛是其应，经曰：三焦膀胱者，腠理毫毛其应。是三焦主腠理，膀胱主毫毛。膀胱有出窍而无入窍，济泌别汁，而渗入膀胱者也。毫毛是其外窍。比如水注塞其上窍，则水不能出矣。如人不虚，利小水而仍不通者，宜发其汗，外窍通而内窍亦通，此所谓开鬼门也。改从发汗最为妙。又有动其胞中血，虚寒实热随症别，虚寒便温补，热则清热而养血，因症施方不可执。（清·叶天士《南病别鉴》）

太无论小便不利三端：一者大便泻而小便涩，为津液偏渗，治宜分利而已。二者热搏下焦，湿热不行，必通泄则愈。三者脾胃气涩，不能通调水道，下输膀胱，可顺气令施化而出。然津液偏渗，有脾肺之分；湿热不行，亦有肾与膀胱之别。更当参合脉症而分辨之。东垣以小便不通，皆邪热为病，分在气在血而治之。如渴而不利者，热在上焦气分，为肺热不能生水，是绝小便之源也。宜淡味渗泄之药，以清肺泄火，滋水之化源。如不渴者，热在下焦血分，为阴受热邪，闭塞其流，宜气味俱阴之药，以除其热，泄其闭塞也。此以上下二焦分气血言。然在下焦，亦有气壅血污之分，即在上焦，亦有气虚气窒之异，不可不察也。

《元珠》论遗溺闭癃，惟肝与督脉、三焦、膀胱主之。经云：肝足厥阴之脉，环阴器，所生病遗溺闭癃。督脉者女子入系廷孔，其孔，溺孔之端也。其男子循茎下至篡，与女子等。其生病癃痔遗溺，三焦者足太阳少阴之所将，太阳之别也。上踝五寸，别出贯踹肠，出于委阳，并太阳之正，入络膀胱约下焦，实则闭癃，虚则遗溺。然刺灸之法，但取厥阴、督脉、三焦俞穴，而不及膀胱者，以膀胱但藏溺耳。其出溺，皆从三焦及肝、督脉也。按：经云肾开窍于二阴；又云肾合膀胱。余常见老医以白通、六味、肾气等药，辨阴阳虚实而治之，其效捷于桴鼓，而此论独不及肾，故当总统诸家，而参考之，则无遗义矣。

丹溪云：小便不通，有正治，有隔二隔三之治，如不因他故，但膀胱有热者，则宜黄柏、知母之属泻膀胱，此正治也。如因肺燥不能生水者，则宜车前、茯苓之属清肺气，此隔二之治也。如因脾湿不运，而精不升，以致肺不能生水者，则当苍术、白术之属燥脾利湿，此隔三之治也。但所谓清肺之法，自宜《外台》百合饮子之类，清润兼行，庶几得理，若车前、茯苓渗利之品，以求其水，益资其燥矣。

丹溪又谓：不论气虚、血虚、实热、痰闭，皆宜吐之以提其气，气升则水自降，譬之滴水之器，必使上窍通而后下窍之水出焉。夫病在下，取之上，《内经》之旨也。天地之气不升则不降，吐亦法之巧耳。然必痰实气闭者，乃可用之，未可以之概治气虚、血虚等症也。

《元珠》闭癃遗溺不禁之辨，谓闭者，小便不出，塞而不通也。癃者，罢弱而气不充，淋淋沥沥，点滴而出，或涩而疼，一日数十次，俗名淋病者是也。闭则是急病，癃则是缓病。遗溺睡梦中溺出，醒而方知是也。不禁者，日夜无遍数，频频而溺也。

有下焦蓄热者，《内经》所谓膀胱不利为癃也，巢氏谓膀胱与肾为表里，而俱主水，热气太盛，故令结涩，小便不通，腹胀气急，甚者水气上逆，令心腹痛呕，乃至于死，其脉紧而滑直者是也。

有肺热不降者，东垣曰：小便闭而不渴者，热在下焦血分，真水不足，膀胱干涸，乃无阴则阳无以化，法宜苦寒之属，以补肾与膀胱，使阴气行而阳自化，则小便自通。其渴者，热在上焦气分，肺中伏火，不能生水，膀胱绝其化源，宜气味俱薄淡渗之药，以泻肺火，清肺金而滋水之化源。有下焦阳虚不化者，夫肾开窍于二阴，肾中阳虚，则二阴之窍闭，闭则大小便俱不得出，如重阴泛寒，地道闭塞，惟与白通汤多加葱白，阳气一至，二便立通矣。伤寒并用猪胆者，所以从上焦格拒之阴，此病独加入尿者，所以通阴中闭塞之阳也。有下焦阴虚而阳不化者，其状脚膝软弱无力，阴汗阴痿，足热不能履地，不渴而小便闭，是不可以淡渗之剂利之，利之则阴愈竭，而水益不行矣。宜苦寒之属以补肾与膀胱，所云使阴气行而阳自化也。

《内经》曰：热者寒之。又云：肾苦燥，急食辛以润之。以黄柏之苦寒泻热，补水润燥，故以为君；以知母苦寒泻肾火，故以为佐；肉桂辛热，寒因热用也。

丹溪云：诸淋皆属于热，余每用滋肾丸，每百丸，可用四物汤加甘草梢、杜牛膝、木通、桃仁、滑石、木香煎汤，空心吞服。兼灸三阴交，如鼓应桴，累试累验。

有转胞不得小便者，由胞为热所迫，或强忍小便，俱令水气迫于胞，屈辟不得充张，外水应入不得入，内水应出不得出，小腹急痛，不得小便，不治害人。亦有虚人下焦气冷不治，胞系了戾者，宜分而治之。（清·尤在泾《金匮翼》）

点滴不出，小腹胀痛，由气道闭塞。六淫七情，痰湿血食，内外诸邪，皆能闭气。气分上中下三焦。上焦之气肺主之，肺热则气不下行，治宜清降。中焦之气脾胃主之，湿盛或热盛而气滞不行，须治湿热；若气虚而下陷不运，须升清以降浊。下焦之气肝肾主之，肾移热于膀胱，无阴则阳无以化，须纯阴之剂，滋肾丸。肝脉过阴器，肝火郁不伸则癃闭，肝火疏泄则为遗溺，治取肝经俞穴。又下焦脉在膀胱经前、胆经后，出腘中外廉，曰委阳，膀胱经络也。下焦火盛则癃闭，虚则遗溺。又督脉，女子入系庭孔，男子循茎下至篡，其病癃闭遗溺，治取督脉俞穴。不取膀胱俞穴者，以膀胱但藏溺，其出溺皆从三焦、督脉及肝也。丹溪云：肺热不生水清金，乃隔二之治也。脾湿不运，清不升，浊不降，故肺气壅，闭不下行，燥湿健脾，乃隔三之治也。若不关脾肺，但膀胱有热，直泻膀胱乃正治也。东垣分在气在血，以渴不渴为辨，渴者热在肺，属气分，用淡渗之药，茯苓、猪苓、泽泻、琥珀、灯芯、通草、车前、瞿麦、萹蓄等气薄之品，气薄为阳中之阴，从阳而下降者也。不渴者热在下焦，属血分，须用纯阴之剂，无阴则阳无以化，黄连、黄柏、知母、滑石之类。淡渗之品，乃阳中之阴，非阴中之阴，勿用。

热实者，八正散加木香。腹痛不可忍木通汤，上喘红秫散。肾虚寒气不化者，甚而转筋不救，肾气丸。见虚损此为下元冷秘，常有用桂、附乃通者。气虚不化而不急满，惟倦怠懒言，春泽汤。见伤湿津液藏于膀胱，气化乃能出，故用沉香、橘红之属。或用吐法以提其气，气升则水自降，如滴水之器，上窍开下窍乃通也。气虚而不升化，用参、芪等药，先服后吐之。痰多闭气，用二陈先服后吐之，更推类，以尽其余。或由大便不通而小便渐闭者，通大便则小便自行，瘀血闭气者，宜多用牛膝；实者桃仁煎代抵当丸、见血牛膝膏。见淋渴而腹冷，水气也，水蓄腹中故冷，停蓄不运，清气升津液不生故渴，不降故小便闭。瓜蒌瞿麦丸主之，便利腹、温为度。小便不通及转胞危急，诸药不效，用猪尿脬一个，底头穿一小孔，贯一通透翎管，线扎紧，翎筒口塞以蜡，从脬口吹气满七分，线扎紧，再用手捻紧翎筒根，令不泄气，乃去筒口之螺，将筒口插入茎物窍内，放手，放开捻筒根之手也。却擒猪脬，使气透入膀胱，小便即出。小便不通，呕逆，饮食不得入，名关格。若头汗出者阳脱，死；脉细涩者知阴亦竭，亦死。葱白一斤碎切，入麝香五分拌匀，分二包，先用一包置脐上，以红火熨斗熨之半炷香久，换一包，以熨斗盛冷水熨之，互相换熨，以通为度。或以木通、老葱煎汤服，顿时探吐，再服再吐，以通为度。或身无汗，以葱汤入木桶内，令病者坐杌上，没脐为度，匝腰系裙以覆之，少时汗出，尿亦出，即于桶中溺之，勿出桶，恐气收而尿又回也。孕妇胎满，逼压尿脬，胞转翻倾侧，胞系了戾，不得小便，名转胞。须举其胎，令稳婆香油抹手，入产户托起其胎，溺出如注。次以人参、白术、陈皮、升麻加入四物内煎服，顷时以指探吐，如此三四次，则胎举矣。一法令孕妇坐榻上，连榻倒竖起，尿自出，胜手托。男子亦有转胞。妇人转胞不必尽由胎压，多因尿急脬胀。而骤马驰车，飞跑急走，致脬颠翻，或水溢中焦，食满肠胃，下压膀胱，无处退避，以致闪侧翻转，热攻气迫者可推。并须吐法。滑石散。《金匮》妇人病，饮食如故，病不在胃。烦热不得卧，倚息，喘也，下不通则上干，故烦喘不得卧，阳被迫浮越故热。此转胞不得溺也，此由虚寒气不化，溺急胞胀，肿坠翻转。

（清·何梦瑶《医碥》）

人有小便不通点滴不能出，然又急闷欲死，心烦意躁，口渴索饮，饮后愈急。人以为小肠之热极也，谁知是心火之充极乎。夫心与小肠，一表一里，心热则小肠亦热，小肠热极而癃闭，热在心而癃闭也。虽然心火炎上，小肠在下，何能受热，即移热于小肠，热亦不宜甚也。而何以便闭如此。不知小肠之能开阖者，全责于心肾之气能通也。今心火亢热，则清气不交于小肠。而惟烈火之相迫，小肠有阳无阴，何能传化乎。小肠既不能传化，而膀胱又何肯代小肠以传化耶。况心肾之气，既不入于小肠，亦何能入于膀胱以传化夫水哉，此膀胱所以谨闭而不可泄也。治之法，泻心中之火，而兼利其膀胱，则心肾之气通，而小便亦通矣。方用凉心利水汤。麦冬一两茯苓五钱莲子心一钱车前子三钱水煎服。少顷而水出如注矣。四剂痊愈。此方补心之药，而即凉心之药也，在心既无太亢之虞，在小肠又岂有太干之患，况又有滑利淡渗之味以通其水，则心气自交于肾，而肾气自交于膀胱。气化易于出水，岂尚有不通之苦哉。人有小便不通眼睛突出，面红耳热，口渴引饮，烦躁不安。人以为上焦之火盛也，谁知是膀胱之火旺乎。夫膀胱与肾为表里者也膀胱必得肾气之相通，而后能化水。是膀胱之火，即肾中命门之火也，膀胱无火，不能化水，何以火盛而反闭结耶。不知膀胱得正火则水易分消，膀胱得邪火而水难通利，是膀胱之火，不尽生于命门之中矣。盖膀胱乃太阳之经也，太阳最易入邪，一入邪，而寒变为热。热结于膀胱，又邪将散之时也，邪既将散，而火随溺而泄矣，何以反成闭结之症。因邪将出境，惟恐截杀去路，故作威示强，屯住到膀胱耳。治之法，不必泄肾火，而但利膀胱，则邪去如扫。方用导水散。王不留行五钱泽泻三钱白术三钱水煎服。一剂而通达如故矣，不必二剂也。此方逐水至神，因王不留行性速善走，故用之以祛除耳。闭原在膀胱，利膀胱而闭自开，又安用张皇而轻投迅利之剂乎。

人有小便闭结点滴不通，小腹作胀，然而不痛。上焦无烦躁之形，胸中无闷乱之状，口不渴，舌不干。人以为膀胱之水闭也，谁知是命门之火寒乎。夫膀胱者决渎之官，气化而能出。气化者肾中之气也，肾中之气即命门之火也。命门火旺，而膀胱之水通，命门火衰，而膀胱之水闭矣。或曰：小水之勤者，由于命门之火衰也。火衰正宜小便之大利，何反至于闭塞耶。不知命门之火必得肾水以自养，肾水衰而火乃旺，火旺水无力以制之也。无水之火，火虽旺而实衰；无火之水，水欲通而反塞。命门火衰而小水勤，衰之极者，勤之极，勤之极者闭之极也。人见其闭，错疑是膀胱之火，反用寒剂，愈损其命门之火，而膀胱之气益微，又何能化水乎。致投利水之药，转利转虚，真无异向乞人而求食也。然则治之法，必须助命门之火，然而徒助命门之火，又恐有阳旺阴消之虑，必须于水中补火，则火生于水之中，而水即通于火之内，不啻如泉之奔放也。方用八味地黄汤。熟地一两山茱萸五钱丹皮三钱山药五钱泽泻三钱茯苓五钱肉桂二钱附子一钱水煎服。一剂即如注。八味汤乃水中补火之圣药也，水中补火，而火无大炎之惧，火中通水，而水无竭泽之虞。即久闭而至胞转，以此方投之，无不奏功于眉睫，况区区闭结哉。

人有小便不通目睛突出，腹胀如鼓，膝以上坚硬，皮肤欲裂，饮食且不下。独口不渴，服甘淡渗泄之药，皆无功效，人以为阳盛之极也，谁知是阴亏之至乎。夫阴阳不可离也，离阴则阳不生，离阳则阴亦不生。甘淡渗泄之药，皆阳药也。病是无阴，而用阳药，宜乎阳得阴而可生矣。然而无阴者无阴中之至阴也。阴中之至阴，必得阳中之至阳而后化。小便之不通，膀胱之病也。膀胱为津液之府，必气化乃能出。是气也，即阳中至阳之气也，原藏于至阴之中，至阳无至阴之气，则孤阳无阴，又何以化水哉。治之法，补其至阴，而阳自化也。方用纯阴化阳汤。熟地一两玄参三两肉桂二分车前子三分水煎服。一剂而小便如涌泉，再剂而闭如失。此方又胜于滋肾丸。以滋肾丸用黄柏、知母苦寒之味以化水，不若此方用微寒之药以化水也。论者谓病势危急，不宜用补以通肾，且熟地湿滞，不增其附淫之苦哉。讵知肾有补而无泻，用知母、黄柏以化水，似有益于肾，非泻药可比。但无阴者无肾水也，无肾水而用黄柏、知母以泻肾，不虚其虚乎，何若用熟地纯阴之品，又得玄参濡润之助。既能生阴，又能降火，攻补兼施。至阳得之，不啻如鱼之得水。化其亢炎，而变为清凉，安得不崩决而出哉。或谓既用熟地、玄参以生阴，则至阳可化矣，何必用肉桂、车前子之多事。然而许是纯阴，必得至阳之品，以引入于至阳，而又有导水之味，同群共济。所以既能入于阳中，而又能出于阳外也。斜肉桂止用其气以入阳，而不用其味以助阳。实有妙用耳。

人有小便不出中满作胀，口中甚渴，投以利水之药。不应。人以为膀胱之火旺也，谁知是肺气之干燥乎。夫膀胱者州都之官，津液藏焉，气化则能出矣。上焦之气不化，由于肺气之不热也。肺热则金燥而不能生水，投以利水之药，益耗其肺气，故愈行水而愈不得水也。治之法，当益其肺气，助其秋令，而水自生焉，方用生肺散治之。人参一两麦冬二两北五味一钱黄芩一钱水煎服。二剂而水自通矣。生肺散补肺气以生金，即补肺气以生水是矣。何以又加入黄芩以清肺，不虑其伐金以伤肺乎。不知天令至秋而白露降，是天得寒以生水也。人身肺金之热，不用清寒之品，又何以益肺以生水乎。此黄芩之必宜加入于生肺散中，以助肺金清肃之令。

人有饮食失节伤其胃气，遂至小便不通。人以为肺气之虚也，谁知是胃气下陷于下焦，不能升举之故乎。夫膀胱必得气化而始出，气升者即气化之验也，气之升降，全视乎气之盛衰。气盛则清气升而浊气降，气衰则清气不升，而浊气不降矣。若胃者多气之府也，群气皆统之，胃气之盛衰，尤为众气之盛衰也，所以胃气一虚，而众气皆不能举，故脾胃虚而九窍皆为之不通，岂独前阴之闭水哉。治之法，必须提其至阳之气，而提气必从胃始也，方用补中益气汤。人参一钱黄芪三钱白术三钱当归二钱甘草一钱陈皮三分柴胡一钱升麻五分水煎服。一剂而小便通矣，再剂痊愈。此方用参芪甘温之味，补其胃气，以升麻、柴胡从化源之下而升提之，则清升浊降，而肺气不虚，自能行其清肃之令，何至有闭结之患哉。（清·陈士铎《辨证录》）

癃闭者，小便点滴不通，甚而为胀为肿，喘满欲死。五淋者，小便痛涩淋沥，欲去不去，欲止不止，有砂、膏、气、血、劳五种之分。癃闭用利水之药，人所知也，若愈利而愈闭，胀闷欲死，宜治其本。经云：膀胱者，州都之官，津液藏焉，气化则能出矣。今小水点滴不能出，病在气化可知。桂性直走太阳而化气，此症实不可缺。阴虚不化，热逼膀胱，小腹胀痛，尺脉旺，宜服滋肾丸主之。阳虚不化，寒结膀胱，小腹不痛，尺脉弱，宜加减肾气丸主之，然犹恐未能即效，又有巧法以施，譬之滴水之器，闭其上而倒悬之，点滴不能下也，去其上之闭，而水自通流，宜以补中益气汤提之，即以此药再煮服尽，以手探吐，顷刻即通，而更有启其外窍，即所以开其内窍之法。麻黄力猛，能通阳气于至阴之下，肺主皮毛，配杏仁以降气，肺气下达州都，导水必自高原之义也，以八正散加此二味，其应如响。如夏月不敢用麻黄，恐阳脱而汗漏不止，以苏叶、防风、杏仁三味等份，水煎温服，覆取微汗，而水即利矣。此张隐庵治水肿验案。虚者以人参、麻黄各一两煎服，神效。此卢晋公验案。如汗多不任再散者，即以紫菀、桑白皮各三钱，麦冬五钱，加于利水药中，或加于升提药中，亦效。此李士材验案。皆下病上取之法也。治水肿者，可遵此法以治其标，即以六君子汤去甘草加苍术、厚朴、炮姜、附子以扶脾气，以复元气。（清·陈修园《医学从众录》）

闭者，小便不通。癃者，小便不利。遗溺者，小便不禁，虽膀胱见症，实肝与督脉、三焦主病也。经云：膀胱之胞薄以濡，得酸则蜷缩，约而不通，水道不行。又云：膀胱不利为癃，不约为遗溺，此但主膀胱言之也。夫膀胱仅主藏溺。主出溺者，三焦之气化耳。故经云：三焦下腧，并太阳正脉，入络膀胱，约下焦，实则闭癃，虚则遗溺。

又云：肝脉过阴器，其病闭癃。又云：女子督脉入系廷孔，男子循茎下至篡。病不得前后，此闭癃遗溺，所由兼责诸经也。分言之，闭癃为实，遗溺为虚。闭为暴病，癃为久病。闭则点滴难通，全资气化，或疏通利窍，或用丹溪吐法，以升提其气。诸溺闭治法，已见小便不通论中。此特详溺癃治法。癃为滴沥不爽，惟滋养真阴，清热化气，升提非所宜矣。仲景云：阴虚则小便难。经曰：阳入阴分，则膀胱热而小便难。东垣云：小便不通，皆邪热为病。治分在气在血。以渴与不渴辨之，渴而不利，或黄或涩，热在上焦气分也。宜清肺气而滋水源，黄芩清肺饮。闭而不渴，热在下焦血分也。宜润肾燥以导其流，滋肾丸。若服淡渗之味，则阳无以化，而阴愈闭窒矣。其阴虚血热，渴而涩痛淋沥者，导赤散，切忌用五苓。或大便水泻，小便涩少，五苓散渗泄之。若湿热传于下焦，水道不利，益元散清利之。若气机闭塞，升降不通，二陈汤去半夏，加木通、滑石、升麻以提之。若右寸数大，肺燥不能生水，是气化不及州都。生脉散去五味，加紫菀、车前子、茯苓。左寸数大，心火盛，移热于小肠，天冬、麦冬、犀角、黄连、赤茯、白芍。或肾火衰，水不能化，金匮肾气丸。或元气下陷，宜升清降浊，补中益气汤加木通、车前。或血瘀下焦，小便闭涩，代抵当汤。此治闭癃大概也。

胞痹　胞居膀胱之中，受气化以藏溺出溺者也。经曰：胞移热于膀胱，盖膀胱内别有胞，得气化而为溺以出也。若气痹不通，必由膏粱积热于上，作强伤精于下，湿热乘虚，结于胞中，故痹也。经曰：胞痹者，小腹膀胱，按之内痛。若沃以汤，涩于小便，上为清涕。盖以膀胱既虚，不能上吸肺气，肺气不清，不能下通水道，所以痹塞不利。得热汤之助，则小便涩涩微通，其气循经蒸发，肺乃暂开，清涕亦得上泄矣。条其治法：由膀胱伤湿，致痹而溺涩者，肾着汤加萆薢。由实热致痹而溺痛者，葵子丸。由湿热致痹而溺不利者，肾沥汤。由虚寒致痹而溺闭者，巴戟丸。其艰涩如淋不痛者，非胞病，属肾阴虚，六味丸加肉苁蓉、鹿茸。其老人精气已衰，犹不绝欲，小便涩痛，少腹胀闭，牵引谷道者，肾气丸。昼苦溺涩，夜则遗溺者，属肾气大亏，地黄饮子。其膀胱气坠，溺道不爽者，补中益气汤。石顽有治胞痹案数则，医者忽之，今特标为论焉。

小便不通　经云：膀胱者，州都之官，津液藏焉，气化则能出矣。三焦者决渎之官，水道出焉。是知膀胱主藏溺，必待三焦气化，乃能出水也。详列所由，有肺燥不能生水者，用清润法，生脉散加沙参、茯苓、桑皮，车前。有气闭不能通调水道以下输者，用探吐法，以沉香、木香、陈皮、枳壳、小茴、木通，煎汤探吐。有气虚下陷，升降不利者，用升举法，补中益气汤。孕妇胎重压胞，小水闭者，用补中汤探吐。气升则水降，如滴水之器，开其上则下自通矣。有火郁小肠，溺短而痛者，用清降法，导赤散加滑石。有湿壅三焦，致闭癃者用分清法义通草、滑石、芦根、薏苡、茯苓、车前。有暑湿泄泻气不化水者，用化气法，五苓散。有湿胜而渴，小水不利者，用分利法，四苓散。有湿热闭阻经府气分，致便不通者，用宣通法，石膏、杏仁、厚朴、防己、大腹皮、海金沙，合六一散。由肾水燥热，致不利者，用滋清法，知母、黄柏、黄芩、泽泻、通草。有阳亢阴衰，孤阳不化者，用补阴抑阳法，化阴煎。若火不甚亢，但由水亏者，用补水法，大剂六味汤。经言无阳则阴无以生，无阴则阳无以化。热在下焦而不渴，服淡渗药，腹胀不通益甚者，滋肾丸。其阴阳大亏，气不化者，肾气汤。溺闭转筋，喘急欲死者，八味丸料大剂煎服，缓则不及。其血结而致闭者，牛膝汤。痰盛而致闭者，导痰汤。火闭者，七正散。气虚溺不利者，独参汤，少加广皮效。通治小水不通法，用独囊蒜头数枚，栀子三枚，盐少许，烂捣，摊纸贴脐上，良久即通。或用食盐半斤，炒热，布包熨之。诸兹不效者，用白菊花根捣烂，以生白酒冲和。取酒汁温服神效。又法：用活田螺一个，连壳捣如泥，入麝香细研末少许，置脐上，以蛤蜊合之，以帛札效。

（清·林珮琴《类证治裁》）

李东垣治长安王善夫，病小便不通，渐成中满，腹大，坚硬如石，腿脚亦胀裂出水，双睛凸出，昼夜不得眠，饮食不下，痛苦不可名状。服甘淡渗泄之药，皆不效。李曰：病深矣，非精思不能处。因记《素问》有云：无阳则阴无以生，无阴则阳无以化。又云：膀胱者，州都之官，津液藏焉，气化则能出矣。此病小便癃闭，是无阴而阳气不化也。凡利小便之药，皆淡味渗泄为阳，止是气药，阳中之阴，非北方寒水阴中之阴所化者也。此乃奉养太过，膏粱积热，损北方之阴，肾水不足。膀胱，肾之宝，久而干涸，小便不化，火又逆上而为呕哕，非膈上所生也。独为关，非格病也。洁古云：热在下焦，填塞不便。是关格之法。今病者，内关外格之病悉具，死在旦夕，但治下焦可愈。遂处以禀北方寒水所化大苦寒之味者，黄柏、知母，桂为引用，丸如桐子大，沸汤下二百丸。少时来报，服药须臾，前阴如刀刺火烧之痛，溺如瀑泉涌出，卧具皆湿，床下成流，顾盼之间，肿胀消散。李惊喜曰：大哉！圣人之言。岂可不遍览而执一者乎？其证小便闭塞而不渴，时见躁者是也。凡诸病居下焦，皆不渴也。二者之病，一居上焦，在气分而必渴；一居下焦，在血分而不渴，血中有湿，故不渴也。二者之殊，至易别耳。震按：前贤之不可及者，以其善悟经旨而创立治法耳。若今人不过寻章摘句，即旧时成法，尚未通晓，岂能另标新义，恰合病情乎？朱丹溪治一人，小便不通，医用利药益甚。脉右寸颇弦滑，此积痰在肺。肺为上焦，膀胱为下焦，上焦闭则下焦塞。如滴水之器，必上窍通而后下窍之水出焉。以药大吐之，病如失。（清·俞震《古今医案按》）

治小便不利，其法甚多。有肺气虚，不能通调水道下输膀胱，服补中益气汤而愈者；有脾胃蕴热，熏烁肺金失降下之令，用黄芩、知母、栀子、木通，火降而气化者；有肾命火衰，不能生土，水无所制，小便不利而成肿满，服金匮肾气而愈者；东垣治王善夫小便不通，腹坚如石，腿裂出水，是无阴则阳无以化，内关外格之症，死在旦夕，制滋肾丸而起之者：皆利水之大法。若不务求气化，徒事木通、车前，末矣！予治后坞张薪传病时疫，太阳邪热传入膀胱腑，小便不利，急胀欲死，用五苓一剂，不逾时床下成流，邪热遂解。仲景五苓，太阳膀胱腑之下药也，但欲医家用之对症耳！二便闭涩，常有之病。大便闭虽一月两月，愈者甚多，可以缓治。小便不利，俗称前闭，点滴不通，服药不应者，总在三四日死。惟鲍康侯兄子至五日死，其情状不堪言矣。凡治此早宜加意，人言七日而死者，我未之见。小便不通而致死者，皆由『利水』二字误之，医能求之气化，则得之矣。客曰：气化有据乎？予指案头砚示之曰，一砚池受水无几，以盖复之，近池处次日有上蒸之水，非气化乎？砚无水呵其腹，墨可研，非气生水乎？以筒吸水，闭其上口，则水不泄，放之则水泄，此即小便不利，开提肺气之义。（清·许豫和《散记续编》）

第十三章 关格

《素问·脉要精微论篇》：岐伯曰：反四时者，有余为精，不足为消。应太过，不足为精；应不足，有余为消。阴阳不相应，病名曰关格。

《黄帝内经素问·六节藏象论篇》：故人迎一盛病在少阳，二盛病在太阳，三盛病在阳明，四盛已上为格阳。寸口一盛病在厥阴，二盛病在少阴，三盛病在太阴，四盛已上为关阴。人迎与寸口俱盛四倍已上为关格，关格之脉赢，不能极于天地之精气，则死矣。

《灵枢·终始》：人迎四盛，且大且数，名曰溢阳，溢阳为外格。脉口四盛，且大且数，名曰溢阴，溢阴为内关，内关不通死不治。人迎与太阴脉口俱盛四倍以上，命曰关格，关格者与之短期。

《灵枢·脉度》：故邪在府则阳脉不和，阳脉不和则气留之，气留之则阳气盛矣。阳气太盛则阴不利，阴脉不利则血留之，血留之则阴气盛矣。阴气太盛，则阳气不能荣也，故曰关。阳气太盛，则阴气弗能荣也，故曰格。阴阳俱盛，不得相荣，故曰关格。关格者，不得尽期而死也。

《难经·三难》：关之前者，阳之动也，脉当见九分而浮，……遂上鱼为溢，为外关内格，此阴乘之脉也。关以后者，阴之动也，脉当见一寸而沉，……遂入尺为覆，为内关外格，此阳乘之脉也。故曰覆溢是其真脏之脉，人不病而死也。

《难经·三十七难》：邪在六腑，则阳脉不和，……阴阳俱盛不得相营也，故曰关格。关格者，不得尽其命而死矣。

汉·《伤寒论》：上微头小者，则汗出，下微本大者，则为关格不通，不得尿。头无汗者可治，有汗者死。……寸口脉浮而大，浮为虚，大为实，在尺为关，在寸为格，关则不得小便，格则吐逆。……趺阳脉伏而涩，伏则吐逆，水谷不化，涩则食不得入，名曰关格。

隋·《诸病源候论》：关格者，大小便不通也。大便不通，谓之内关，小便不通，谓之外格，二便俱不通，为关格也。由阴阳气不和，营卫不通故也。阴气太盛，阳气不得荣之，曰内关。阳气太盛，阴气不得荣之，曰外格。阴阳俱盛，不得相荣，曰关格。关格则阴阳气否结，腹内胀满，气不行于大小肠，故关格而大小便不通也。又风邪在三焦，三焦约者，则小肠痛内闭，大小便不通，日不得前后而手足寒者，为三阴俱逆，三日死也。诊其脉来浮牢且滑直者，不得大小便也。

唐·《备急千金要方》：人逆春气则足少阳不生，而肝气纳变，顺之则生，逆之则死，顺之则治，逆之则乱，反顺为逆，是谓关格，病则生矣。……中焦实热闭塞，上下不通隔绝关格。……治中焦实热闭塞，上下不通隔绝关格，不吐不下腹满膨胀喘急，开关格，通隔绝。

唐·《外台秘要》：关格之病，肠中转痛，不得大小便。

宋·《鸡漳普济方》：奉职赵令仪妻，忽吐逆大小便不通，烦乱四肢渐冷无脉。几一日半，与大承气汤一剂，至夜半，渐得大便通，脉渐生，翌日乃安。此关格之病，极为难治，兆所见者，惟此一人。

金·《兰室秘藏》：难经云，病有关，有格，关则不得小便，又云关无出之谓，皆邪热为病也。……关则不得小便，……分在气在血治之，以渴与不渴而辨之。如渴而小便不利者，是热在上焦肺之分，故渴而小便不利也。……如不渴而小便不通者，热在下焦血分，故不渴而大燥小便不通也。

元·《丹溪心法》：凡关格，必用吐，提其气之横格，不必在出痰也。有痰宜吐者，二陈汤吐之，吐之便有降，有中气虚不运者，补气药中升降，寒在上，热在下，脉两手寸俱盛四倍以上。……惟夫心肾不交，阴阳不调，故内外关格而水道涩。

明·《寿世保元》：关格者，谓膈中觉有所碍，欲升不升，欲降不降，欲食不食，此为气之横格也。

明·《类经》：是皆酒色伤精所致，终至不救。故本神篇曰：五脏主藏精者也，不可伤，伤则失守而阴虚，阴湿则无气，无气则死矣。其即关阴格阳之谓欤。

明·《景岳全书》：关格一证在内经本言脉体，以明阴阳离绝之危症也。如六节脏象论、终始篇、禁服篇及脉度经脉等篇，言之再四，其重可知。自秦越人三难曰上鱼为溢，为外关内格，入尺为复，为内关外格，此以尺寸言关格，已失本经之意矣。又仲景曰在尺为关，在寸为格，关则不得小便，格则吐逆，故后世自叔和、东垣以来，无不以此相传。……关格证所伤根本已甚，虽药饵必不可废，如精虚者，当助其精，气虚者，当助其气，其有言难尽悉者宜于古今补阵诸方中择宜用之，斯固治之之法，然必须远居别宅，养静澄心假以岁月，斯可全愈，若不避绝人事，加意调理，而但靠药饵则恐一暴十寒，得失相半，终无济于事也，凡患此者不可不知。

明·《证治准绳》：关者不得小便，格者吐逆，上下俱病者也。格则吐逆，九窍、五藏、阴极自地而升，是行阳道，乃东方之气，金石之变，上壅是也。极则阳道不行反闭于上，故令人吐逆，是地之气不能上行也。逆而下降反行阴道，故气填塞而不入，则气口之脉大四倍于人迎，此清气反行浊道也，故曰格。关则不便、下窍、六府，阳极自天而降，是行阴道，乃西方之气骨梁之物下泄是也。极则阴道不行，反闭于下，故不得小便，是天之气不得下通也，逆而上行，反行阳道，故血脉凝滞而不通，则人迎之脉大四倍于气口，此浊气反行清道也，故曰关。

明·《证治准绳》：云岐子云阴阳易位病名关格，胸膈上阳气常在则热为主病，身半以下阴气常在则寒为主病，寒反在胸中，舌上白胎而水浆不下故曰格，格则吐逆热在丹田，小便不通故曰关，关则不得小便，胸中有寒以热药治之，丹田有热以寒药治之，若胸中寒热兼有以主客之法治之，治主当缓，治客当急。

明·《医学正传》：治关格证吐逆而小便不利，急宜先灸气海、天枢等穴各三七壮，其吐必止，然后以益元散等药以利小便。

清·《张氏医通》：阴阳易位，病名关格。多不可治。若邪气留著而致者，犹可治之。

清·《类证治裁》：下不得出为关，二便俱闭也。上不得入为格，水浆吐逆也。下关上格，中焦气不升降，乃阴阳离绝之危候。

清·《证治汇补》：既关且格，必小便不通，旦夕之间，陡增呕恶，此因浊邪壅塞三焦，正气不得升降，所以关应下而小便闭，格应上而生呕吐，阴阳闭绝，一日即死，最为危候。关格者，脉名也。左手人迎脉，大于右手四倍，曰关。关者，热在下焦，必下绝小便。右手气口脉，大于左手四倍，曰格。格者，寒在上焦，必上为呕逆。若脉象既关且格，必小便不通，旦夕之间，陡增呕恶。此因浊邪壅塞，三焦正气不得升降，所以关应下而小便闭，格应上而生吐呕。阴阳闭绝，一日即死，最为危候。宜二陈汤加防风、桔梗芦探吐。若吐不出，以二陈汤加槟榔、大黄、枳壳、厚朴、木香、木通、杏仁、泽泻降之。古法，治虚人关格，有用补中益气汤加槟榔者。若上不得吐，下不得通，愦愦无奈，头汗不止者死。至于寻常腹痛，二便不通而呕吐，其脉沉静不紧盛倍大者，非关格也，乃痰食之症，宜二陈汤加白芥子、山楂、枳实、青皮治之。

清·《杂病源流犀烛》：关格，即内经三焦约病也，约者，不行之谓。谓三焦之气，不得通行也。惟三焦之气不行，故上而吐逆曰格。下而不得大小便曰关。其所以然者，由寒气遏绝胸中，水浆不得入，格因以成。热气闭结丹田，二便不得出，关因以成也。若但为寒遏而吐逆，病上曰格，以下不为热秘也。但为热秘而无便，病止曰关，以上不为寒遏也。若寒既在上，热又在下，病则曰关格，以上下俱病也。

清·《辨证录》：夫关格之症，宜分上下，一上格而不得下，一下关而不得出也。今上既不得入，而下又不得出，是真正关格，死生危急之症也。此症原可用吐法，一吐而少阳之气升腾可愈，其次则用和解之法，和其半表半里之间而胆木之郁结自通，二法相较，和胜于吐，吐必伤五脏之气，而和则无损五脏之气也。

清·《重订广温热论》：溺毒入血，血毒攻心，甚或血毒上脑，其症极危，急宜通窍开闭，利溺逐毒，导赤泻心汤（陶节庵伤寒六书方）调入犀柏至宝丹，或导赤散合加味虎杖散（廉臣验方）调入局方来复丹二三钱，尚可幸全一二。

清·《医碥》：关格若头汗者（阳脱）死，脉细涩者，（知阴亦竭）亦死。

清·《医门法律》：凡治关格病，不知批郄导窍，但冀止呕利溲，亟治其标，技穷力竭，无益反损，医之罪也。

清·《顾氏医镜》：小便不遗，匪细故也，少腹急痛状如复碗，奔迫难禁，期朝不通，便令人呕，数日不通则毙。一见呕逆，便不可救。故《内经》论：二便不通，最危之候。

第十四章　肾劳

《素问·王冰注》：『劳，谓肾劳也。肾脉从肾上贯肝膈入肺中，故肾劳风生，上居肺下也。……肾气不足，阳气内攻，劳热相合，故恶风而振寒。』

《诸病源候论》：风水病者，为脾肾气虚弱所为也，肾劳则虚，虚则汗出，汗出逢风，风气内入，还客于肾，脾虚又不能制于水，故水散溢皮肤，又与风湿相搏，故云风水也。

唐·孙思邈《备急千金要方》：『肾劳实热，小腹胀满，小便黄赤』、『肾劳虚冷干枯，忧恚内伤，久坐湿地』，将肾劳分为实热与虚冷两大类。

宋·陈无择《三因极一病症方论》：『五劳者，皆用意施为，过伤五脏，使五神不宁而为病，故曰五劳也』，指出肾劳可为情志伤肾所致。

宋·严用和《济生方》：『肾劳虚寒，面肿垢黑』。

明·虞抟《苍生司命》曰：『劳病根因，各自不同。酒伤肺，色伤肾，思虑伤心，劳倦饮食伤脾，忿怒伤肝。此五者，皆能致劳也，大约酒色成劳者多耳。』

第十五章 尿血

《素问》：胞移热于膀胱，则癃，溺血。……悲哀太甚则胞络绝，胞络绝则阳气内动，发则心下崩，数溲血也。……火淫所胜，民病注泄赤白少腹痛，溺赤。……少阴有余……濇则病积、溲血。

《灵枢》：热病七日八日，脉微小，病者溲血。

汉·《金匮要略》：热在下焦者，则尿血，亦令淋秘不通。

隋·《诸病源侯论》：心主于血，与小肠合，若心象有热，结于小肠，故小便血也。……下部脉急而弦者，风邪入于少阴，则尿血，尿脉微而芤，亦尿血。

宋·《太平圣惠和剂局方》：夫尿血者，是膀胱有客热，血渗于脬故也。血得热则妄行，故因热流散，渗于脬内而尿血也。

宋·《三因方》：病者，小便出血，多因心肾气结所致，或因忧劳，房室过度，此乃得之虚寒。故养生云，不可专以血得热为淖溢为说。二者皆致尿也，与淋不同，以其不痛，故属尿血，痛则当在血淋门。

元·《丹滋手镜》：溺血、热也。……大抵小便出血……痛者谓之淋，不痛者谓之溺血。

明·《医学入门》：溺血绝血全不痛，暴热实热利之宜，虚损劳房兼日久，滋阴补肝更无疑。

明·《景岳全书》：盖脾统血，脾气虚则不能摄血、化血、肾气虚则不能运化，是皆血无所主，因而脱陷妄行。……凡溺血证，其所出之血有三，盖从溺孔出者二，从精孔出者一也。溺孔之血，其来近者，出自膀胱。其来远者，出自小肠。精道之血，必自精宫血海而出于命门，多因房劳，以致阴虚大动而然。……此多以酒色欲念，致动下焦之火而然，常见相火妄动，逆而不通者……甚则见血。

清·《类证治裁》：小肠火盛，血渗膀胱。溺血与血淋异，痛为血淋，出精窍，不痛为溺血，出溺窍。……如肺肾阴虚，口干腰酸，六味丸合生脉散。小肠火盛，血渗膀胱，导赤散。肝火脉洪，不能藏血，龙胆草汤多减，胆火溺血，头痛眩晕，当归散。溺血日久，肾液虚涸，六味阿胶饮……。

清·《证治汇补》：或肺气有伤，妄行之血，随气化而下降胞中，或脾经湿热内陷之邪，乘所胜而下传水府。或肝伤血枯或肾虚火动，或思虑劳心，或劳力伤脾，或小肠结热，或心胞伏暑，俱使热乘下焦，血随火溢。……是溺血未有不本于热者，但有各脏虚实之不同耳。

清·《血证论》：尿血治心与肝而不愈者，当兼治其肺，肺为水之上源，金清则水清，水宁则血宁，盖此证原是累病累血，故治水即是治血。……其病之由，则有内外二因，一外因乃太阳阳明传经之热，结于下焦……一内因乃心经移热于小肠，肝经移热于血室。……是以血尿之虚证与女子崩漏之证无异，宜用四物加减渗治之。……又有肺虚，不能节制其下，以致尿后渗血者，审系肺阴虚，则兼气逆关痰咳、口渴等证，人参清肺汤主之。若肺阴虚不能治下，则必有遗溺足冷的水饮喘嗽之证，甘草干姜汤治之。

第十六章　遗精

《素问》：肾者主水，受五脏六腑之精而藏之，故五脏盛，乃能泻。……阴者，藏精而起亟也。阳者，卫外而为固也。……风客淫气，精乃亡，邪伤肝也。……肾者，主蛰封藏之本，精之处也。……思想无穷，所愿不得，意淫于外，入房太甚，宗筋驰纵，发为筋痿及为白淫。……尝贵后贱，虽不中邪，病从内生，名曰脱营，尝富后贫，名曰失精，五气留连，病在所并。

《灵枢》：是故怵惕思虑者则伤神，伤神则恐惧，流淫而不止。……肝悲哀动中则伤魂，魂伤狂妄不精，不精则不正，为人阴缩而挛筋，两胁骨不举。……恐惧则不解，则伤精。精伤则骨酸痿厥，精时自下，是故五脏主藏精者也。不可伤，伤则失守而阴虚。阴虚则无气，无气则死矣。

汉·《金匮要略》：劳之为病，其脉浮大手足烦，春夏剧，秋冬瘥。阴寒精自出，酸削不能行。……夫失精家少腹弦急，阴头寒、目眩、发落、脉板虚芤迟，为清谷亡血失精。脉得诸芤动微紧，男子失精，女子梦交，桂技龙骨牡蛎汤主之。……虚劳里急、悸衄、腹中痛、梦失精、四肢酸疼、手足烦热、咽干口燥，小建中汤主之。

唐·《千金方》：凡精极者，通主五脏六腑之病候也。

治精极实热，眼视无明，齿焦发落，形衰体痛，通身虚热，竹叶黄芩汤。

韭子丸：治房室过度，精泄自出不禁，腰背不得屈仲，食不生肌，两脚苦弱。

禁清汤：治失精羸瘦，痿削少气，目视不明，恶闻人声。

羊骨汤：治失精多睡，目䀮䀮。

唐·《外台秘要》：病源肾气虚损，不能藏精，故精溺失，其病少腹弦急，阴头寒，目眶痛，发落，诊其脉数而散者，失精脉也。凡脉芤动微紧，男子失精。

宋·《济生方》：更有少壮之人，情动于中，所愿不得，意淫于外；而有是证者，施治之法，不宜秘固；秘固则愈甚，惟当以后方猪苓丸主之。

元·《丹溪心法》：梦遗，专主于热。带下与脱精同治法，青黛、海石、黄柏。内伤气血虚不能固守，常服八物汤加减吞樗树根丸。思想成病，其病在心，安神丸带补药，热则流通，知母、黄柏、蛤粉、青黛为丸。盖精滑多主湿热，黄柏、知母降火；牡蛎粉、蛤粉燥湿。

明·《证治要诀》：遗精得之有四：有用心过度，心不摄肾，以致失精者，有因思色欲不遂，精已失位，输泻而出者；有欲太过，滑泄不禁者；有年壮气盛，久无色欲，精气满泄者。然其状不一，或小便后去多不可禁者；或不小便而自出；或茎中出而痒痛，常知欲小便者。并宜先用辰砂妙香散，吞玉华白丹，佐以威喜丸，或分清饮，别以锦裹龙骨同煎，或分清饮半贴，加五倍、牡蛎粉、白茯苓、五味子各半钱（1.5 g）。

明·《医学正传》：夫遗精者，多梦与鬼交而泄，名曰梦遗，或随溲溺而出，谓之滑精。亦有思想无穷，所愿不遂而得之者，治宜安心神以降火。又有因好色太过，房劳致虚而得之者，治法宜滋水脏以复真阴。

明·《景岳全书》：因梦而出精者，谓之梦遗；不因梦而精自出者，谓之滑精。梦遗者有情有火，有虚有益，有因情动而梦者。有因精动而梦者，情动者当清其心，精动者当固其肾。滑精者，无非肾气不守而然。

清·《张氏医通》：脾胃湿热之人及饮食厚味太过，与酒客辈，痰火为殃，多致不梦而遗泄。

清·《医学心悟》：梦而遗者，谓之遗精，不梦而遗者，谓之滑精。大抵有梦者，由于相火之强，不梦者，由于心肾之虚，然今人体薄火旺者，十中之一；虚弱者，十中之九，于因以二丸分主之。一曰清心丸，泻火止遗之法也；一曰十补丸，大补气血，俾气旺则能摄精也。其有因诵谈劳心而得者，更宜补益，不可轻用凉药，复有因于湿热者，湿热伤肾，则水不清，法当导湿为先，湿去水清，而精自固矣，秘神丸主之。

清·《类证治裁》：伤于内则不起。故阳之痿，多由色欲竭精，或思虑劳神，或恐慎伤肾……亦有湿热下注，宗筋驰纵而致阳萎。

《素问》云：夫精者，身之本也。盖五脏六腑皆有精。肾为都会，关司之所，听命于心，人能法道清静，精气内持，火来坎户，水到离扃，阴平阳秘，精元密固矣。若夫思虑不节，嗜欲过度，遂使水火不交，精元失守，由是为赤浊白浊之患焉。赤浊者，心虚有热也，多因思虑而得之；白浊者，肾虚有寒也，过于嗜欲而得之。其状漩而如油，光彩不定，漩脚澄下，凝如膏糊，皆嗜饮思虑之所致耳。各分受病之由，施以治法，使坎离既济，阴阳协和，然后火不上炎而神自清，水不下渗而精自固，安有赤浊白浊之患哉！虽然思虑过度，不特伤心，亦能病脾，脾生虚热而肾不足，故土邪干水亦令人便下浑浊。史载之云：夏则土燥而水浊，冬则土坚而水清，医多峻补则疾愈甚。若以中和之药疗之，水火既济，脾土自坚，其流清矣。

又论：遗精白浊二证，脉息多涩，伤精脉也。医经曰：男子二八肾气盛，天癸至。天癸者精也，精者身之本也。肾藏精，藏精者不可伤。皆由不善卫生，喜怒劳逸，忧愁思虑，嗜欲过度，起居不常，遂致心火炎上而不思。肾水散漫而无归，上下不得交养，心肾受病。心受病者令人遗精白浊，肾受病者亦令人遗精白浊。此皆心肾不交，关键不牢之所致也。肾病者当禁固之，心病者当安宁之。更有少壮人，情动于中，所愿不得，意淫于外，而是有证者，施治之法，不宜秘固，秘固则愈甚，惟当以后方猪苓丸主之。盖半夏有利性，猪苓导肾水，导气使通之意也。许学士详言之矣。但虚损精滑之人，却不宜服此药。方并载于后，临病之际，更宜加审焉。（南宋·严用和《重订严氏济生方》）

若肾气不足，用益志汤、金锁正元丹；肝肾虚热者，用六味丸、加味逍遥散；脾虚热者，用六味丸、补中益气汤。此悉属不足之证，宜用十全大补汤，或用萆薢分清饮送八味丸。又曰：按前证属足三阴亏损所致。若肝肾虚热者用四物加柴胡、山栀、山茱萸、山药。脾胃气虚者，用补中益气加山茱萸、山药。思虑伤脾者，兼用归脾汤加山茱萸、山药。肝肾亏损者，六味丸。真阳虚败者，八味丸。心肾不交，用萆薢分清饮。心气虚热者，清心莲子饮。（明·薛己《薛氏医案》）

《内经》曰：诸转反戾，水液浑浊，皆属于热。夫便浊之证，因脾胃之湿热下流，渗入膀胱，故使便溲或白或赤而浑浊不清也。《原病式》曰：如夏月天气热甚，则水液浑浊、林木流津是也。血虚而热甚者，则为赤浊，此心与小肠主病属火故也。气虚而热微者，则为白浊，肺与大肠主病属金故也。丹溪曰：大率多是湿痰流注，宜燥中宫之湿。又曰：治宜燥湿降火，兼升举之法。此皆至要之语也。外有遗精滑泄之候，与浊相类，不可一例而推。夫遗精者，多梦与鬼交而泄，名曰梦遗。或随溲溺而出，谓之精滑。亦有思想无穷、所愿不遂而得之者，治宜安心神以降火。又有因好色太过、房劳致虚而得之者，治法宜滋水脏以复真阴。是皆千古不易之定论也，学者详之。两尺脉洪数，必便浊失精。女人尺脉涩而弱者，或洪数而促者，皆为便浊白带。心脉短小，因心虚所致，必遗精便浊。

丹溪曰：便浊属湿热，有痰有虚。赤属血，由小肠属火故也。白属气，由大肠属金故也。大率皆是湿痰流注，宜燥中宫之湿。赤者，乃是湿伤血。胃中浊气下流，渗入

膀胱。肥白人多痰，治宜燥湿降火，兼升提之大法，二陈汤加二术、升、柴，赤者加白芍药，煎服。（明·虞抟《医学正传》）

遗精白浊，当验于尺，结芤动紧，二证之的。

夫梦泄者，其候有三：年少壮盛，鳏旷逾越，强制情欲，不自知觉，此泄如瓶之满而溢也，是以无病，不药可也。或心气虚不能主事，此泄如瓶之侧而出也，人多有之，其病犹轻，则以和平之剂治之。真元久虚，心不摄念，肾不摄精，此泄如虚瓶而漏者也，其病最重，须作大补汤丸治之，不可少缓也。

一论心所慕而作梦遗，此君火既动而相火随之，治在心。

一论心神宁静则精固，君相火息则溺清。有是证者，始因扰乎心、摇乎精而然也。龙雷火动，其水浊而不澄。尾闾不禁，即精关弛而不固。治宜补心宁神，滋阴固本。

一论心神不安，肾虚，每自泄精等症。

一论夜梦遗精，或滑精，虚损之极，久不能止者。

一论男子发热遗精，或小便不禁，俱属脾肾亏损。

一论嗜欲无度，梦遗精滑，昼夜长流，百方罔效，病将垂危者。

一论养元气，生心血，健脾胃，滋肾水，止盗汗，除遗精，降相火，壮养元神养心滋肾丸。

一论神者，精气之空也。神以御气，气以摄精，故人寤则神栖于心，寐则神栖于肾，心肾神之舍也。昼之所为，夜之所梦，男子梦交而清泄，女子梦交而精出，是皆不知清心寡欲之道者也。斯人也，神不守舍，从欲而动，昼有所感，夜梦随之。心不摄念，肾不摄精，久而不已，遂成虚损。或有神气萎靡，念虑猖狂，风邪乘其虚，鬼气干其正，与妖魅交通者，是又难状之疾也。（明·龚廷贤《寿世保元》）

溺与精所出之道不同，淋病在溺道，故《纲目》列入肝胆部，浊病在精道，故《纲目》列之肾膀胱部。今患浊者，虽便时茎中如刀割火灼，而溺自清，惟窍端时有秽物，如疮之有脓，目之有眵，淋沥不断，初与便溺不相混滥，如河不之清也，至易辨之。每见时医，以淋法治之，五苓、八正，杂投不已，因而增剧者，不可胜数，余每正之，其余当难以臆说也。盖由败精腐者什九，由湿热流注而虚者什一。或曰：『昔人以赤浊为心虚有热，由思虑而得之，白浊为肾虚有寒，由嗜欲而得之，何《原病式》以二浊俱属于热？丹溪亦云，湿热有痰，子能与我折衷乎？』曰：辨古今之不得失，必以《内经》正之，自《巢氏病源论》，言白浊由劳伤肾虚冷，历代宗其说无有异词，不惟白浊之理未明，即治浊之法亦误，不思《本经》本无白浊之名，惟言思想无穷，入房太甚，发为白淫，与脾移热于肾出白，少阴在泉溲白，此白浊之源也。《原病式》因《内经》『诸病水液浑浊，皆属于热。』言天气热则水浑浊，寒则清洁，又言水体清，火体浊，正如清水为汤，自然白浊也。可谓发圣人之旨，正千秋之误，而不读其书者，犹未尽知也。丹溪则以湿热痰虚并言，然虚寒者，不可谓尽无，但热多寒少耳。故《灵枢》有『中气不足，便溲为变』之语，是当先补中气以升举之，而后分其气血施治。设肾虚甚，或火邪亢极者，不宜峻用苦寒，必反佐治之，更在权衡轻重而已。

精滑与便浊不同，便浊是便溺浑浊，即五淋之膏淋也，乃是胃中湿热渗入膀胱，与肾经绝无干涉。精滑则牵引黏腻，虽不便溺，亦时有之，此是肾水不足，淫火易动，精离其位，故令渐积而出耳。治之者，宜滋肾清心，健脾固脱，盖精浊虽肾之液，而所以精浊者，心为之主也。夫君火一动，真精自失，能止其心，乃我身之大丹也。又考《千金方》，治精遗便浊凡九方，而用韭子者居其半。夫韭子辛热，何思邈取之深也？盖用以治便浊者，取其辛热之气，能燔土湿，使蒸热上行而不下，乃釜底加薪之法，益水之源，以消阴翳也。用以治遗精者，取其辛热之气以壮真阳，使之涵蓄阴精而不漏，乃益土防水之法，卫外而为固也。凡此不传之秘，可与知者道耳。（明·王肯堂《肯堂医论》）

精虽藏于肾，而实主于心。心之所藏者神，神安则气定；气为水母，气定则水澄，而精自藏于命门。其或思虑过度，则火水不交，快情恣欲，则精元失守。所以心动者神驰，神驰则气走，精逐而流也。且心主血，心血空虚，则邪火上壅，而淆其灵舍，于是神昏态荡，天精摇摇，淫梦交作，而精以泄。其甚者，不待梦而时泄。此时以降火之法治之，而火不可降，即以龙骨、牡蛎涩精之品施之，亦属随止随发。殊不知神不归舍，斯精不归元，故肾病当治其心，宜以养气安神为主，以润燥滋血之品为先。君火既安，相火自能从令，神清气爽，而精安有不固者哉？人身之精，融化于周身，如树中胶汁，本天形质，至因情动摇，遂各成形质而出。其所出者，已为精之死物矣。是不独精出于肾然也，他如贪心动则津出，哀心动则泪出，愧心动则汗出，皆为精所施化。多出则能伤精，但与遗精者相较，则感有浅深，质有厚薄，伤有轻重耳。

在心肾不交之初，或梦泄、滑精、体倦、骨痿、健忘、怔忡；或心脾少血，肝胆动焰，上冒下厥。种种诸症，但未至伤肺络成蒸热者，可用养心丸，或归脾丸主之。其养心丸内以石莲、肉桂，交心肾于顷刻；归脾丸内以龙眼、木香，甘温辛热之品，直达心脾，主补中而生血，引经文主明下安之义，以补火为治。故凡火未至于乘金，补火亦是生土之妙用，而何虑乎温热之不可从治也哉？若夫阴剧阳亢，木火乘时，心火肆炎上之令，相火举燎原之焰，肺失降下之权，肾鲜长流之用，以致肺有伏逆之火，膈有胶固之痰，皆畏非时之感，胸多壅塞之邪，气高而喘，咳嗽频仍，天突火燃，喉中作痒，咯咽不能，嗽久失气，气不纳于丹田，真水无以制火，于是湿挟热而痰滞中焦，火载血而厥逆清窍，伏火射其肺系，则能坐而不能卧，膈痰滞乎胃络，则能左而不能右。斯时急宜清金保肺，以宣清肃之令；平肝缓火，以安群臣之位；培土调中，以奠生金之母；滋阴补肾，以遏阳光之焰。一以中和为治，补其虚，载其陷，镇其浮，定其乱，解其争，制其过，润其燥，疏其淹滞，收其耗散，庶有济也。若执补火之说，用辛热之品，与彼寒凉伤中者，异病而同治，岂不殆哉！（明·琦石《理虚元鉴》）

夫精者，血之粹者也。经曰：阴平阳秘，精神乃治；阴阳离决，精气乃绝。以肾水虚衰，心火妄动，至水不得宁，由是不约而妄遗矣。追溯其所自，因则有四。何也？有梦交而遗者，以火动水沸，神弛精泄，此君不务德，乱命所致，法当君以养心宁神，佐以益肾而敛窍也。有下元虚弱，精神荡溢而遗者，此肾衰不摄，玉关无约，而精乃妄泄，法当君以补肾，佐以涩精也。有年壮气盛，久节房事，致经络壅滞而遗者，此久旷精满而溢，惟得泄而自平也。有情动于中，所愿不遂而遗者，惟通其情而自止，即勿药可也。四者之中，惟梦遗最酷，盖劳神而复脱其精，痰火之机，多肇于此，可例视乎？

圣谓营气之粹者，化而为精，聚于命门精血之府也。经曰：男子二八而阳精升，约满一升二合，养而充之，可得三升，损而丧之，不及一升。谓精为峻者，精非血不化也；谓精为宝者，精非气不养也。故血盛则精长，气聚则精盈，譬则海水之潮，亦由天地间之阳气鼓舞，所以气、血、精三者，同源而异流，殊途而同归者也。《期嗣真诠》亦曰，精即血成。试以精置盘中，以盐点之，一宿即化而为血，岂非反本还元之义与！愚谓血之为精，犹朱砂之取汞也。法置砂入鼎中，以火迫之，其汞乃出。夫妇交媾，必动淫火，而精乃泄，故丹家以汞铅譬之精血，正此义矣。然精固营之粹者也，而肾中一点真水，则胎于无极，生于太极，有形有质，难成易亏，男女均有此物。所以男女过欲，皆能致水亏而成阴虚火动之症，其义可见矣。所谓二八而精满者，无乃饮食厚味之液所变之，浊阴澄秘者，复藉肺气输归于肾，若酒之搀水然，必藉本醇之气味，乃能充盈。故富贵之人，虽纵淫酒色，未尝一一而成痰火之病，盖以日食荤浓之味，故输化之精亦多，虽频泄亦未即竭。若夫天一之真精，则父母先天所成，为人身之至宝，可频而妄泄乎？倘无厚味精液之助，犹酒之真醇，可频费而妄耗乎？若藜藿如膏粱之纵欲，其有不病者亦鲜矣。况梦遗一证，于纵欲劳神，遂致坎离不交，水火未济，劳神夺精，心不御神，肾不摄精，心神荡溢，由是一梦而遗，其酷于诸遗者以此。法宜泻南方、补北方、益真火、壮真水，庶得病情之奥。（明·龚居中《痰火点雪》）

梦遗精滑，总皆失精之病，虽其证有不同，而所致之本则一。盖遗精之始，无不病由乎心，正以心为君火，肾为相火，心有所动，肾必应之，故凡以少年多欲之人，或心有妄思，或外有妄遇，以致君火摇于上，相火炽于下，则水不能藏而精随以泄。初泄者不以为意，至再至三，渐至不已，及其久而精道滑，则随触皆遗，欲遏不能矣。斯时也，精竭则阴虚，阴虚则无气，以致为劳为损，去死不远，可无畏乎？盖精之藏制虽在肾，而精之主宰则在心，故精之蓄泄，无非听命于心。凡少年初省人事，精道未实者，苟知惜命，先须惜精，苟欲惜精，先宜净心。但见伶俐乖巧之人，多有此病，而田野愚鲁之夫，多无此病，其故何也？亦总由心之动静而已，此少年未病之前，所当知也。及其既病而求治，则尤当以持为先，然后随证调理，自无不愈。使不知求本之道，全恃药饵，而欲望成功者，盖亦几希矣。

遗精之证有九：凡有所注恋而梦者，此精为神动也，其因在心；有欲事不遂而梦者，此精失其位也，其因在肾；有值劳倦即遗者，此筋力有不胜，肝脾之气弱也；有因用心思索过度彻遗者，此中气有不足，心脾之虚陷也；有因湿热下流，或相火妄动而遗者，此脾肾之火不清也；有无故滑而不禁者，此下元之虚，肺肾之不固也；有素禀不足而精易滑者，此先天元气之单薄也；有久服冷利等剂以致元阳失守而滑泄者，此误药之所致也；有壮年气盛，久节房欲而遗者，此满而溢者也。凡此之类，是皆遗精之病。然心主神，肺主气，脾主湿，肝主疏泄，肾主闭藏，则凡此诸病，五脏皆有所主，故治此者，亦当各求所因也。至若盛满而溢者，则去者自去，生者自生，势出自然，固无足为意也。

因梦而出精者，谓之梦遗，不因梦而精自出者，谓之滑精。梦遗者，有情，有火，有虚，有溢，有因情动而梦者，有因精动而梦者，情动者当清其心，精动者当固其肾。滑精者，无非肾气不守而然，若暴滑而兼痛者，则当从赤白浊门论治。

精道滑而常梦常遗者，此必始于欲伤，成于不谨，积渐日深，以致肾气不固而然，惟苓术菟丝丸为最佳，其次则小菟丝子丸、金锁思仙丹之类，皆可择用。

君火不清，神摇于上，则精遗于下。火甚者，宜先以二阴煎之类清去心火；火不甚者，宜先以柏子养心丸、天王补心丹，或人参丸、远志丸之类收养心气，然后用苓术菟丝丸之类固之。相火易动，肝肾多热，而易于疏泄者，宜《经验》猪肚丸为最，或固精丸之类主之。然须察其火之微甚，宜清者亦当先清其火。凡思虑劳倦，每触即遗者，但当培补心脾，勿得误为清利，惟寿脾煎，或归脾汤或减去木香，或用秘元煎主之，皆其宜也。其有气分稍滞，不堪芪术者，宜菟丝煎主之，或以人参汤吞苓术菟丝丸亦妙。

先天素禀不足，元阳不固，每多遗滑者，当以命门元气为主，如左归、右归、六味、八味等丸，或五福饮、固阴煎、菟丝煎之类随宜用之。或《经验》秘真丹亦可酌用。湿热下流，火伏阴中而遗者，宜四苓散或大小分清饮之类主之。过服寒凉冷利等药，以致阳气不固，精道滑而遗泄不止者，速当温补脾肾，宜五君子煎、寿脾煎，或右归丸、八味地黄丸、家韭子丸之类主之。

治遗精之法：凡心火盛者，当清心降火，相火盛者，当壮水滋阴，气陷者当升举，滑泄者当固涩，湿热相乘者当分利，虚寒冷利者当温补，下元元阳不足，精气两虚者，当专培根本。今人之治遗泄，动以黄柏、知母为君，或专用固本丸、坎离丸之类，不知苦寒之性，极能沉降泻水，肾虚者尤非所宜。肾有补而无泻，此辈亦何裨无肾，而凡用治于非火滑泄者，适足为肾之害耳。（明·张景岳《景岳全书》）

经曰：怵惕思虑则伤神，神伤则恐惧流淫而不止。肾者，主蛰封藏之本，精之处也。

五脏主藏精者也，伤则失守。谓一脏之真不得其正，则一脏之病作矣。厥气客于阴器，则梦接内，厥阴主筋，故诸筋统系于肝也。肾为阴，主藏精，肝为阳，主疏泄，故肾之阴虚，则精不藏，肝之阳强，则气不固，若遇阴邪客于其窍，与所强之阳相感，则精脱而成梦矣。所谓阳强者，乃肝脏所寄之相火强耳。故治以肾肝为主。亦有不在肾肝，而在心肺脾胃之不足者，然必传于肾肝而后精方走也。治法若从他脏而起，则以初感病者为本，肾肝聚病者为标；若由肾肝二脏自得者，独治肾肝。阴阳离决，水火不交通者，则既济之；阴阳不相抱负者，则调和之。阳虚者补其气，阴虚者补其血，阳强者泻其火。有正治反治，从少从多，随其攸利。梦与人交接为梦遗，相火之强为患；不因梦感而自遗者，为精滑，心肾之伤居多。因思想无穷，所愿不得而为白淫者，治法有五：神气浮游，宜补中益气汤加菖蒲，下朱砂安神丸；思久成痰，迷于心窍，宜先服四七汤以豁其痰，后用猪苓丸、威喜丸调之；思想伤阴，八味丸去附子，加酒黄柏以滋养之；用心太过，心不摄肾以致失精者，远志丸；因思欲不遂，则耳闻目见，其精即出，名曰白淫，辰砂妙香散。色欲过度，下元虚惫，滑泄不禁，六味丸加鹿茸、五味、龙骨。失精梦泄，亦有因郁火而得，故壮年火盛，多有流溢者，若以虚冷用热剂，则精愈失，滋肾丸加生地、茯神、枣仁、菖蒲。梦遗为肝热胆寒，以肝热则火淫于外，魂不内守，故多淫梦失精，或时心悸，肥人多此，宜清肝，不必补肾，温胆汤加人参、茯神、枣仁、莲肉。遗精腰疼，六味丸加杜仲、五味、菟丝、苁蓉；中年已后，还少丹。精气不足，吸吸短气，遗精盗汗，济生鹿茸丸。斫丧太过，滑泄不禁，兼心脾气虚，饮食少进者，金锁玉关丸加参、芪。脾肾俱虚，败精失道，精滑不固者，九龙丹去当归，加萆薢、五味，然不若萃仙丸尤妙。所谓败精失道者，非败精不泄而有所蓄滞也，以精窍屡开，不能闭密，失其常度而流溢不止，故宜止涩之剂。小便过多，而便后常有滑精者，补中益气汤下缩泉丸；痛而小便频数者，禁用缩泉，以益智壮火，乌药耗气，非阴虚多火人所宜。遗精茎中痒而水道不禁，是阳虚有火，加减八味丸。脾虚不能堤水，水亏不能制火者，聚精丸加参、术、芡实、莲须、五味，常服有效。大抵梦遗多是阴虚火气用事，苟非确系阳虚，桂、附、鹿茸等助阳之药，慎勿轻用；非确系气虚，参、术、远志辈益气之味，不可漫施。试观梦遗，必在黎明阳气发动之时，其为阴虚阳扰可知矣。凡身有热而脉洪滑，皆因于热，犀角、山栀、麦冬、茯神、竹叶、木通、猪苓、生地、莲肉。凡属郁滞积热等证，贵在疏泄，医者不知，但用固涩，反增其疾矣，宜滋肾丸、猪苓丸清利之。肥盛之人遗浊，滚痰丸下之最妙。脾胃湿热之人，及饮食厚味太过，与酒客辈痰火为殃，多致不梦而遗泄，宜二陈、二术，加厚朴、黄柏、升、柴，使清升浊降，脾胃健，而遗滑止矣。仲景治失精梦交，少腹弦急，脉虚迟，或芤动微紧，用桂枝龙骨牡蛎汤；及手足烦热，咽干口燥，或悸或衄，此阳上升而不降，阴独居内而为梦，用小建中汤和之，此世俗所昧也。

陆丽京曰：遗精之源有三：有斫丧太过，肾气不藏，无梦而遗者，当益精以壮火，如鹿茸丸、安肾丸、聚精丸、九龙丹、金锁玉关丸之类；有劳心太过，心肾不交，酣卧而遗者，当实土以堤水，如归脾汤、妙香散、远志丸，补中益气汤、朱砂安神丸之类；有思想无穷，所愿不得，安梦而遗者，当泻火以宁水，如滋肾丸、威喜丸、本事猪苓丸、清心莲子饮之类。三者其源各异，若当清利而反补涩，滋患愈甚；当补涩而反清利，阳气愈微；当升补而反滋阴，元气愈陷。不可不求其故，而为施治也。

浊之为证，茎中热痛，如火灼刀割，溲尿自清，惟窍端时流秽浊如脓，淋沥不断，初与溲尿不相混滥，时医不知其故，多以利水之剂，杂投不已，因而增剧者，往往有之。盖由败积瘀腐者十中六七，由湿热下注与脾虚下陷者十常三四，必先补中气，兼升举之，而后分其脏腑气血，赤白虚实以治，与夫他邪所伤者，固在泻热补虚。设肾气虚甚，或火热亢极者，则不宜纯用寒凉，必反佐治之，在达人观变耳。色白如泔，或如腐花腐浆，而马口不干结者为湿，色黄赤而马口干靥者为火，此皆为浊，胃中湿热下流也。又浊而清者为湿，痛者湿兼热也。有尿时结块阻滞作痛，块中内蓄水泡者，此必醉酒，使内酒湿乘虚袭入精窍也。黏腻如胶，或心动辄遗，或尿后遗下者，皆精病，与浊无干。肥人白浊白带，多是胃中湿热，浊痰下流，渗入膀胱，谓之便浊，与肾绝不相干，虽尿后便出浊块，却不黏腻，用二陈加川萆薢、泽泻、姜汁炒黄柏；浊物中有水泡者，二陈倍半夏加猪苓、泽泻、滑石、麝香、赤小豆、竹沥、姜汁之类；赤者，去半夏加琥珀、延胡索、赤芍药、椿根皮。若肾虚淫火易动，精离其位而成精浊者，其精黏腻如膏，虽不便溺，亦常有之，用九龙丹收摄之。若忍精不泄，流入窍隧而患白浊，用五苓散；赤浊，用猪苓汤，并加麝少许；小便频数茎中痛，调下益元散，赤者少加朱砂。昼甚者属上焦燥热，气化不行，益智、乌药，皆不可用，宜清心莲子饮，虚者妙香散二方选用。心经伏暑而赤浊者，五苓散减桂合生脉散。肥人湿痰成浊，二陈加二术、黄柏、神曲。黑瘦人脉洪数，五心烦热，颊赤唇干，小便赤浊，龙胆泻肝汤。曾见白浊人，服凉药不效，一味生白果即愈者，以其专祛湿浊污垢故也。脾虚下陷者，补中益气加半夏、茯苓。有小便如常，放流浊物，两尺脉沉弱，足膝痿弱，白浊频数，凝白如油，光彩不定，漩脚澄下如膏糊，六味丸加萆薢、麦冬。茎中大痛，便赤口渴，脉来滑数者，宜与清热利水，津液自行，四苓散加生地、麦冬、苓、栀、知、柏之类。丹方，治白浊，用枸杞一钱五分，菟丝、车前、韭子各一钱，莲子去心二十一粒，入猿猪尿脬内，煮一伏时，加葱酒啜汁，并食猪脬、莲子，连服二三次效。

白淫者，一时流放白水，火郁故也，加味逍遥散。小腹急痛，便溺失精，溲出白液，桂枝加龙骨牡蛎汤。脾风传肾，小腹痛，冤热出白液，名曰蛊，《左传》以丧志名为蛊病，乃真元不守也，当归内补建中汤加黄芪。筋疝者，茎中作痛，筋急缩，或作痒，或肿，或筋缓不收，白物如精，随尿而下，此肾不虚，而肝经湿热火旺也，龙胆泻肝汤。诊：浊证脉大而涩，按之无力，或微细，或沉紧而涩为虚，动滑为实，尺脉虚浮急疾者，皆难治，迟者易治。（清·张璐《张氏医通》）

人有用心过度，心动不宁，以致梦遗者，其症口渴舌干，面红颧赤，眼闭即遗，一夜有遗数次者，疲倦困顿，人以为肾虚之过也，谁知是心虚之故乎。夫心喜宁静，不喜过劳，过劳则心动，心动则火起而上炎，火上炎则水火相隔，心之气不能下交于肾，肾之关门大开矣。盖肾之气必得心气相通，而始能藏精而不泄。今心不能摄肾，则精焉得而不走乎？虽然心未尝不恶肾之不藏也，无如心欲摄肾，而力不能也。然则治法何必治肾，补心中之虚，而梦遗自止矣。

人有朝朝纵欲，渔色不厌，遂至梦遗不能止。其症腰足酸弱，骨内酸疼，夜热自汗，终宵不干，人以为肾火之作祟也，谁知是肾水涸竭乎？夫肾中水火两得其平，久战尚不肯泄，梦中之遗，实水火之不得平耳！火衰而水旺者亦能遗，火盛而水衰者亦能遗也。二者相较，火衰而遗者轻，火盛而遗者重。轻者略补火而即痊，重者非大补水而不能愈。盖火易接续，而水难滋益也。治法不必泻火，补肾水以制火可耳。此方纯是补精，绝不入涩精之药，以梦遗愈涩而愈遗也。补其精则水足以制火之动，火不动精能自止，何以涩之。今不特不涩，且用通利之药者，以梦遗之人精窍大开，由于尿窍之闭也，火闭其尿窍，则水走其精窍矣，通其尿窍，正所以闭其精窍也。倘用涩药，精窍未必闭，而尿窍反闭矣，何日是止精之时哉。

人有怒气伤肝，忽然梦遗，久而不止，凡增烦恼，泄精更多。其症两胁多闷，火易上升于头目，饮食倦怠，发躁发胀，人以为肝气之动也，谁知是肝血之燥乎？夫肝中有火，得血则藏，何无血则不能藏也？盖肝中之火，木中之火也，木缺水则木干，肝少血则肝燥，肝燥之极，肝中之火不能自养，乃越出于外，往来心肾之间，游魂无定而作梦。其梦每多淫梦者，因肝气之虚也。治法补肝血而少泻其火，则火不旺而魂自归，何梦而再至于遗也。此方寓泻于补之中，寓止于通之内，反能归魂而入于肝，涩精而收于肾也。倘不知补而徒泻之，不知通而单止之，则肝无血养，魂安能归哉？魂既不归，摇摇靡定，梦难断绝，遗亦宁有止日耶？

人有心气素虚，力难久战，然又思慕美色，心中怦怦，遂至梦遗。其症阳痿不振，易举易泄，日日梦遗，后且不必梦亦遗，见美妇而心动，闻淫语而色移，听女音而神驰，往往走失不止，面黄体瘦，自汗夜热，人以为心肾之两虚也，谁知是心包之火大动乎？夫心包为心君之相臣，代君行令者也。心气旺则心包奉君令，而不敢上夺其权。心气衰则心包奉君令，而反行其政矣。治法必须补心经之衰，泻心包之火，则梦遗可断，而自遗亦可止也。此方补心者居其七，泻心包者居其三。盖心包之旺，原因于心气之衰，补其心则心旺，而心包自衰。故少加玄参、莲子以泻心包之火，而君相两得其平矣。但必须多服始能奏功，积弱之势成非一日，其由来者久之，渐移默夺之功，乌可责旦夕哉？

人有素常纵欲，又加劳心思虑终宵，仍然交合，以致梦遗不止。其症口渴引水，多饮又复不爽，卧不安枕，易惊易惧，舌上生疮，脚心冰冷，腰酸若空，脚颤难立，骨蒸潮热，神昏魂越，人以为心肾之虚也，谁知是心肾二经之火一齐俱动乎？夫心中之火正火也，正火必得肾水以相制。肾中之火虚火也，虚火必得心火以相伏。故心火宁静，而肾火不能动也。肾火之动，由于心火之衰耳。心肾两动，则二火相合，岂能久存于中？火性炎上，自然上升而不肯止矣。一火动，水犹不升，两火齐动，安望水之下降乎？火升之极，即水降之极也。心肾之气不开，则玉关不开，安得止之？然则何以救之耶，仍补其心肾，气足而关自闭也。此方乃心肾交合之圣剂。心肾交则二火自平，正不必单止其遗也。况止遗必用涩药，内火煽动，愈涩而火愈起矣。

人有专攻书史，诵读不辍，至四鼓不寝，遂成梦遗之症，久则玉茎着被，精随外泄，不着则否，饮食减少，倦怠困顿，人以为心火之盛也，谁知是肾火随心火之奔越乎。夫心火易动而难静，人一日之内，无刻不动心也。动心一日，全借夜分之安寝，则心之血归于肝中，肾即养肝，肝有不养心者乎。自然以养肝者养心矣。心既得养，则心犹不动也，惟过劳其心则心血耗损，血不能归肝而火炽，肾见心火之沸腾，肾不来交矣。况肾未必平日之积蓄，则水源有亏，水亏而火更旺，火以引火，心火乘热而入肾，客于下焦，以鼓其精房，于是精不闭藏而外泄矣。此正气虚绝欲脱之象也。此方安心之圣方，即补肾之妙剂，盖合心肾而两救之也。人疑火盛之极，宜用止火之味矣。不知火起劳心，火乃虚火，而非实火，虚火可补不可泻，故大补心肾，虚火自安。倘执君火为实火，妄用大寒过凉之药，则生机顿失矣。

人有至夜脊心自觉如火之热，因而梦遗，人以为河车火烧也，谁知是肾水之涸乎！夫河车之路，即脊骨之椎也。

肾之路走夹脊者，乃肾水之路，亦肾火之路也。水火相济，而河车之路安，水火相胜，而河车之路塞。路塞者，无水以灌注之也。无水相通，则火气上炎而成热，脊心安得清凉哉。火炎于上，自然水流于下矣。治法救在上之火炎，必先沛在下之水涸，水足火息，黄河始可逆流也。此方纯是补水之味。过于酸收者，取其收敛以止遗者。夫梦遗之症，愈涩愈遗，此何用酸收而不顾乎。不知河车之路，最喜酸涩，非酸涩则水不逆流。终日梦遗，水成顺流之势。水顺流之至，则火逆冲之至矣。酸收之味，用之于沈渥之中，则逆流而上，可以救中谷之焚。火降而水更升，何至下遗之靡止乎，故脊热除而梦遗亦断也。（清·陈士铎《辨证录》）

遗精之主宰在心，精之藏制在肾。凡人酒色过度，思虑无穷。《直指》致真元下渗，虚火流行精气滑脱。《指掌》

内因：有思想无穷，相火妄动而精走者；有用心过度，心不摄肾而失精者；有饮酒厚味，痰火湿热，扰动精府者；有淫欲太过，闭藏失职，

精窍清脱者；有脾虚下陷者；有肝火炽强者。

外候：其为证状，亦复不同。或小便后，出多不可禁者；或不小便而自出者；或茎中痛痒常欲如小便者。《丹溪》或睡中无梦，流出不自觉者。大抵夜睡而自遗者轻，昼觉而自遗重。

五脏遗精：五脏各有精，肾则受而藏之。故遗精之病，五脏皆有，不独肾也。如心病而遗者，必血脉空虚，本纵不收。肺病而遗者，必皮革毛焦，喘急不利。脾病而遗者，必色黄肉脱，四肢懈惰。肝病而遗者，色青筋痿。肾病而遗者，色黑髓枯。更当以六脉参详，昭然可辨。若肾脏自病者，专治其肾。如他脏移病者，则他脏与肾两治之。

脉法：遗精之脉，当验于尺。结芤动紧，二症之的。微涩阴伤，洪数火逼。（紫虚）

治法：治宜抑火清心，安脾实肾，则水火既济，坎离合同。何病之有。《玉策》

用药：心火妄动者，茯神汤。心肾不交者，妙香散。脾胃湿热者，二陈汤加苍术、黄柏、升麻、柴胡。肾元不固者，山药丸加牡蛎、龙骨、鹿茸、韭子。脾气下陷者，补中益气汤。肝火炽盛者，加味逍遥散。

梦遗：昼之所思，为夜之所见。凡男女性淫者，则心肝与肾之相火，无时不动，故劳怯之症，多梦鬼交。《正传》盖心藏神，肝藏魂。梦中所主之心，即心之神也。所见之形，即肝之魂也。所泄之精，即肾之精也。故心为君，肾为相，未有君火动，而相火不随之者。《指掌》所以寐则神游于外，魂化为形，神魂相感，俾君相二火，吸摄三焦

之气，尽趋阴窍而跃出。《准绳》故治此病者，当先求其心，非君不能动其相，非相不能使其精。故宁心益肾为要药也。《绳墨》若寡欲之人，亦患此者，当作脾湿治。盖脾湿则气化不清，而分注于膀胱者，亦浑浊而稠厚，由是扰动阴火，精随火泄。《指掌》治宜定志丸、珍珠丸、水陆二仙丹之类。（清·李用粹《证治汇补》）

梦遗精滑，虽皆属火，而有心肾之异。动于心者，神摇于上，则精遗于下也。不必治肾，但清其心而梦自已。盖精之藏贮虽在肾，而精之主宰则在心，是以少年伶俐之人，多有此病，而田野愚鲁之人，无患此者。总由心之动静而已。动于肾者，壮年气盛，久节淫欲，经络壅热，精乃不固，经所谓阳强不能密，阴气乃绝是也。而此病复有二：有出于木者，有出于水者，以二脏皆有相火故也。宜分别治之，又有脾胃湿热下流，肾经精气不清而遗者，得之醇酒厚味过多也。《直指》所谓心肾之外，又有脾精不禁，小便漏浊，手足乏力，腰背酸痛，当用苍术等剂，以敛脾精。敛脾谓何？精生于谷也。大智禅师云：梦遗不可全作虚冷，亦有经络热而得之者是也。（清·尤在泾《金匮翼》）

叶氏治遗精，基本上按照前人方法。但是，他有三个特点。

叶氏每每通涩同用。叶氏说：『纯以补涩，决不应病……与通涩两用。』（《指南》）又说：『阴虚汗泄精遗，理应固涩，但先哲涩固之药，必佐通滑，以引导涩味，医知斯理者鲜矣。』（《存真》）他常用芡实、湖莲、萸肉、五味、龙骨、牡蛎、金樱子膏等固涩，又常用茯苓、猪苓、泽泻、远志、砂仁等通利，以涩为主，以通为引。在涩药中加用通药治遗精，宋代许叔微《普济本事方》中曾说：『盖半夏有利性，而猪苓导水，盖导肾气使通之意也。』叶天士在《临证指南医案·吐血·邹案》中认为『茯苓入阳明，能引阴药入于至阴之乡』，证之临床确有疗效。近人郑国健氏报道：『有一病人，遗精日久，服补肾固涩之药，则可暂止，久则仍遗，再服又止，停药又作，只得天天进服，不敢或断。乃仿叶氏方法，用熟地、萸肉、桑螵蛸、五味子、龙骨、茯苓、鹿角霜为丸，金樱子膏化水吞服。一料服完，遗泄得止，再服一料，停药以后已不复作。』于是推而广之，对于尿频、带下等症，用滑涩互用法也获良好效果。

叶氏主张用血肉有情补益奇经以治肾。叶氏对遗精属肾脏虚及八脉者，常用龟甲、鹿角、鹿角霜、河车膏、蝗鱼胶、鱼鳔胶、猪脊髓、羊脊髓、羊肾等，引入奇经，助其升固，与收涩药同用，可包固大气之散越，有良好效果。

叶氏治遗精，不忘安通心神。遗精虽为肾病，但与心关系密切。他说：『有梦遗精，治在心肾，乃二气不交所致。』心肾不交，上下交损，肾精岂能固藏？他常喜用湖莲和芡实、远志和茯神两组药对。湖莲养心安神，芡实益肾固精。远志辛通，使肾气上达；茯神淡渗，引心气下交。火降水升，心肾相交，则精气内守。因而在叶案中，有时茯苓、茯神并用，看似重复，实则各有用途。

一、相火妄动

阴虚阳动　肾脏精气亏乏，造成相火易动无制，症见梦遗、精浊、烦劳即发、腰脊酸楚、咳逆气急、脉左弦右濡，治以厚味填之，介类潜之，养阴固涩，从阴引阳。用六味地黄汤去丹、泽，加湖莲、芡实、五味、远志、秋石及金樱膏（如熟地、麦冬、茯神、五味、线胶、川斛膏、沙苑、远志、芡实、湖莲、金樱膏，或熟地、麦冬、萸肉、五味、牡蛎、茯神、女贞子、山药、湖莲、川斛膏、芡实、金樱膏，或熟地、牡蛎、远志、龙骨、五味、茯苓、芡实、山药、羊肾及脊髓）。

阳动阴虚　龙火相火炽动，使阴精妄动，症见频频遗精、不寐心嘈、神气欲昏、片刻平复、左脉刚坚，治以峻补真阴，承制相火，泻阴中伏热为主，用三才封髓丹加减黄柏、生地、天冬、茯苓、煅牡蛎、山药），或用滋肾丸（知母、黄柏、肉桂）。

二、湿热扰动

阴虚湿热　阴虚不摄，湿热下注，症见烦心而遗、色苍、脉数，或兼头痛、少腹阴囊发胀发坠、疮蚀，治宜泄厥阴郁热，兼通腑气为主，用萆薢黄柏方（萆薢、黄柏、黄连、远志、茯苓、泽泻、桔梗、苡仁），或龙胆泻肝汤变方（龙胆草、胡黄连、萆薢、丹皮、茯苓、泽泻），或猪苓汤（猪苓、茯苓、泽泻、阿胶、滑石）。

脾胃湿热　久食膏粱酒肉厚味，脾胃酿成湿热，留阴中，症见梦遗、色黄食少、腹胀便涩，或溺数、脉左弱右弦，治宜清脾胃蕴蓄之湿热，用猪肚丸（白术、苦参、牡蛎、猪肚）。如胃逆热郁，症见交春夏遗精发、吞酸不饥、痰多呕吐，治以清理，用黄连藿香方（川连、桔梗、藿梗、苡仁、橘白、蔻仁）。

三、精关不固

精窍滑脱　症见无梦频频遗精，或兼胃纳少而运迟等，治宜填阴固摄，以涩治脱，用桑螵蛸散去当归（人参、茯神、远志、石菖蒲、桑螵蛸、龙骨、龟甲），或用人参桑螵蛸方（人参、桑螵蛸、龙骨、锁阳、芡实、熟地、茯神、远志、金樱膏）。

心肾不交　烦劳过度，扰神动心，或脾胃受伤，致心肾不交，上下交损，症见有梦乃遗、色黄神倦、心悸畏惧、夜寐不宁、口渴纳少、不时寒热，脉非数搏或脉芤虚或脉小，如用滋腻则滞胃，如用苦寒则伤阴，治宜心脾肾兼治，以养脾宁心为主。用归脾汤去黄芪、桂圆，加益智、龙骨，或用炒香散（人参、龙骨、益智仁、茯神、茯苓、远志、甘草、朱砂），或用参术膏，或用天王补心丹，或用熟地湖莲方（熟地、萸肉、五味、龙骨、湖莲、茯神、远志）。叶氏常用人参龙骨方（人参、龙骨、桑螵蛸、益智仁、茯神、茯苓、远志、木香），可酌加金箔、朱砂、甘草，此为归脾汤合妙香散加减而成。

脾肾液枯　脾肾液枯，下虚上实，火风震动，症见遗精、肢节皆麻，治宜通摄下焦，用斑龙二至百补丸加黄柏（鹿角、黄精、枸杞、熟地、菟丝、金樱子、天冬、麦冬、牛膝、楮实子、龙眼肉、鹿角霜、人参、黄芪、芡实、茯苓、山药、熟地、萸肉、五味、知母、黄柏）。

精竭阳虚　或因早婚，或因房劳过度，致精竭阳虚，症见夜卧滑精、口咸、浮肿等，治宜升固八脉之气，用固精丸加减（生菟丝、蛇床子、覆盆子、沙苑、韭子、五味、鲤鱼胶丸），或用熟地萸肉方（熟地、萸肉、五味、覆盆子、河车膏、生菟丝、山药、湖莲、茯苓、芡实、金樱膏），或羊肾鹿茸方（鹿茸、人参、羊肾、茯神、龙骨、金樱膏）。如果精摇下泄、惊惕烦躁、色白脉虚，为心阳不敛，或暂用桂枝去芍药加蜀漆龙骨牡蛎救逆汤（桂枝、炙草、生姜、大枣、蜀漆、龙骨、牡蛎）救逆敛阳。如遗精兼动气，下焦阴阳虚损，治宜通摄，用苁蓉补骨脂方（苁蓉、补骨脂、胡桃、菟丝、覆盆、家韭子、茴香、茯苓）。如遗精精薄、未有生育、形瘦食少，治宜血肉有情充养精血，用苁蓉鹿鞭方（苁蓉、鹿鞭、巴戟、牛膝、羊肾、锁阳、枸杞、青盐、菟丝、茴香）。

四、肝胆郁遏

怀抱不舒，肝胆郁遏，升降失度，气坠精开，症见遗泄失血、胸中隐隐不畅，曾用地、萸、龙、牡涩补未效，治宜理气和肝，用钩藤降香方（钩藤、降香、米仁、郁金、茯苓、苏子、丹皮、桃仁）。（陈克正主编《叶天士诊治大全》）

遗泄，肾虚有火病也。肾元虚，虚火流行，以致精海脱滑。遗于夜而不遗于昼者，昼阳夜阴，惟阴虚，故遗于阴分也。昼亦有遗者，阳亦虚也。求其所属，则由心肝肾之火相挟而成。盖心藏神，肝藏魂，肾藏精，梦中所主之心，即心之神也；梦中所见之形，即肝之魂也；梦中所泄之精，即肾之精也。要之，心为君，肝肾为相，未有火动而相火不随之者，故寐时神游于外，欲为云雨，则魂化为形，从而行焉，精亦不容不泄矣。治法当先治其心火，而后及其余（宜黄连清心饮、茯神汤加减）。此遗泄之大旨也。而其实五脏皆能致病，五脏所致之病，亦各有异。如心病而遗，必血脉空虚，本纵不收；肺病而遗，必皮革毛焦，喘急不利；脾病而遗，必色黄内消，四肢倦怠；肾病而遗，必色黑髓空；肝病而遗，必色青筋痿。各有所见之症，参以六脉，自然无误。至于病之所因，更可历举：有因思想无穷，神气浮游者（宜朱砂、龙骨、磁石镇之）。有因思久成痰，迷于心窍者（宜猪苓丸）。有因思想伤阴者（宜大凤髓丹）。有因思想伤阳者（宜鹿茸益精丸）。有阴阳俱虚者（宜茯神远志丸）。有因用心过度者（宜远志、莲肉、龙齿、茯神、山药）。有因思欲不遂者（宜妙香散）。有因色欲过度，下元虚惫，滑泄不禁者（宜六味丸加鹿茸、牡蛎、肉苁蓉、龙齿、五味、菟丝子）。有因壮年盛满流溢者（宜生地、黄柏、知母、莲子、黄连、茯神、石菖、远志）。有因脾胃湿热，气化不清，而分注膀胱者，亦浑浊稠厚，阴火一动，精随而出，此则不待梦而自遗者（宜二陈汤加二术、知、柏）。有因饮酒厚味太过，痰火为殃者（宜二陈汤加二术、升、柴）。有因经络热而得之，至夜必脊心热而遗者（宜猪苓丸、清心饮）。有因真有鬼魅相感者，由正气本虚，欲心妄动之故，脉息必乍大乍小，乍有乍无，或两手如出两人，或寸尺各为一等，或绵绵无度数，而颜色不变（宜人参、茯神、远志以养其正，生地、当归、枣仁以安其神，朱砂、雄黄、沉香、麝香、安息香、鬼箭羽、虎头骨以辟其邪，移房于向阳处，令多人伴之，此为正治）。以上种种所因既各不同，其为遗为泄亦异，或小便后出，多不可禁，或不小便而自出，或茎中痒痛，常如欲小便状，或梦与女交，皆当分别施治。大约阳虚者急补气（宜增损鹿茸大补汤），阴虚者急益精（宜大补阴丸、大造丸、补天大造丸），阳强者急泄火而已（宜补阴泻火汤、滋阴降火汤）。至仲景治手足烦热，咽干口燥，或悸衄而遗者，此阳上升而不降，阴独居内而为梦失，用小建中汤和之，此世俗所不易知也。总而言之，大凡精滑易泄，宜涩之；涩之无功，当泻心火清理之；而又无功，宜以补中益气为主，兼用升、柴、羌、独以升举之，甘草、枣肉以缓之，山萸、五味、乌梅、枣仁以收之。

遗泄属心丹溪曰：主闭藏者肾，主疏泄者肝，二脏皆有相火，而其系上属于心，心，君火也，为物感则动，心动则火亦动，动则精自走，虽不交会，亦暗流而疏泄矣。

遗泄属郁《纲目》曰：梦遗属郁滞者居大半，若但用涩剂固脱，必愈涩而愈郁，其病反甚，必先以神芎丸或沉香和中丸大下之，然后以加减八味汤吞滋肾丸百丸自愈，或以导赤散煎服之亦可。（清·沈金鳌《杂病源流犀烛》）

凡脏腑之精，悉输于肾，而恒扰于火，火动则肾之封藏不固。心为君火，肝肾为相火，君火一动，相火随之，而梦泄焉。其交则心之神、肝之魂所幻而接也。然有有梦而泄者，有无梦而自遗者。昔人谓梦而后泄者，相火之强为害，不梦自遗者，心肾之伤为多，且谓五脏有见证，宜兼治，终不如有梦治心、无梦治肾为简要也。乃详求所因，则有心阳暗炽，肾阴内烁者，宜凉心摄肾，补心丹加减。有肾精素亏，相火易动者，宜厚味填精，熟地、鱼鳔、杞子、羊肾、猪脊髓、青盐、五味子之类；介类潜阳，龟甲、牡蛎、淡菜之类；佐以养阴固摄，山药、莲子、芡实、菟丝子、桑螵蛸之类。有龙相交炽，阴精走泄者，宜峻补真阴，承制相火，三才封髓丹、滋肾丸、大补阴丸。有用心过度，心不摄肾者，宜交心肾，远志丸，佐灵砂丹。有思虑积劳，郁损脾气者，宜舒养脾营，归脾汤。亦有脾虚下陷者，宜补中益气汤。有肾虚不固者，五倍子二两，茯苓四两，丸服效。有积想不遂者，宜安神固气、解郁疏肝，妙香散吞玉华白丹。有精关久滑，不梦而泄者，宜固摄止脱，桑螵蛸散、金锁玉关丸。有房劳过度，下元虚惫，寐则阳陷而精遗不禁者，宜升固八脉之气，固精丸，或六味汤加鹿茸、菟丝、五味、龙齿、苁蓉。有壮年久旷，精满而溢者，宜清火安神，生地、知母、黄柏、菖蒲、远志、茯神、莲子。有阴虚不摄，湿热下注而遗者，宜泄热导湿，萆薢、黄连、黄柏、茯苓、泽泻、薏苡，或秘精丸。有因醇酒厚味，酿成脾胃湿热，留伏阴中而为梦泄者，宜清痰火，二陈汤加二术、升、柴。有因经络热注，夜则脊心热而遗者，猪苓丸、清心饮。亦有鬼魅相感者，其状不欲见人，独言笑，时悲泣，脉乍大乍小，或绵绵不知度数，颜色不变，乃其候也，苏合香丸服之效。此其所因不同，为遗为泄亦异，皆当分别施治。大约阳虚者急补气，鹿茸大补汤；阴虚者急益精，大补阴丸、大造丸；阳强者急泻火而已，宜补阴泻火汤、滋阴降火汤。（清·林珮琴《类证治裁》）

梦遗之症，其因不同，治亦罕效。此病患之者甚多，非必尽因于色欲过度以致滑泄，大半起于心肾不交。凡人用心太过，则火亢而上，火亢则水不升，而心肾不交矣。士子读书过劳，功名心急者，多有此病。其心一散，则火降水升既济，而病将自愈。凡病起于心，大都非药石之所能疗。先大夫少年极苦此病，盖用功过苦，名心太急所致。每临场则愈频，阳事少着物即遗，苦无可奈，将床席俱穿一大孔以卧，使其无着。是科发解，武林居停，邀其亲戚女客饮喜酒，相率观解元公书室，则床席有大孔，皆莫解其故，以为笑谈。一自发解后，梦泄便希，及登第后则愈希矣。予少年亦苦此，迨登第后顿希，渐老愈减，于是益信此病关乎心，不可独责于肾，而心病非药石所能疗，故治遗少良方也。（明·黄承昊《折肱漫录》）

程延甫年二十五岁，修长而白皙，常有梦遗之患。今年五月终旬，盖因酒多，又兼劳碌，小便赤涩，隐隐作疼，似淋而非淋也。医以为淋浊，竟用通利之剂，一剂而精遗，再剂而精滑矣。且连日叠用栀、芩、滑石、槟榔、乌药，无剂无之，盖未知其何所取用。乃一日梦遗之后，复以寒凉杂进，以致小腹胀疼，大小便皆为阻滞，胀痛急，不能反侧。予脉之，曰：『此中气大虚，清气下陷，皆苦寒降下之所致也。而槟榔坠气为害更多。』予乃用补中益气汤，升提其气，而胀自宽，加肉桂以散其寒，而痛自止，服之果然奏效，数剂而瘥。但此症若非早用温补，则为寒凉所误，变症蜂起，而延甫或变，未知其病之轻重也。（明·程从周《程茂先医案》）

萃翁公郎，禀质向亏，诵读烦劳，心神伤耗。初病浮火上升，继则阳强不密，精时自下，诊脉虚细无力。方定六味地黄汤，除茯苓、泽泻，加麦冬、五味、远志、枣仁、牡蛎、芡实。期以功成百日。服药数剂未应，更医病状依然。复召诊视，予曰：『此水火失济象也，岂能速效？』仍用前方，再加龙骨、蒺藜、桑螵蛸、莲蕊须，合乎滑者涩之之意。守服两旬，虚阳渐敛，精下日减，但病久形羸食少，究由脾胃有亏。经云：肾者主水，受五脏六腑之精而藏之。是精藏于肾，非生于肾也。譬诸钱银虽贮库中，然非库中自出。须补脾胃化源，欲于前方内参入脾药，嫌其杂而不专，乃从脾肾分治之法。早用参苓白术散，晚间仍进前药，服之益效。续拟丸方，调养而瘳。（清·程文囿《杏轩医案》）

潘开瑞次子，年甫十七，久病虚弱，将成怯证，父兄不以为意，适予在夏阳，病人自来求诊。诊毕，为立案曰：六脉细数，阴阳俱属不足，左三部更细于右，血分之亏较气分为尤甚。少年何以得此？此岂少年所宜有之脉哉？然此脉已见，不容不借资于药饵。先天不足，补以后天，此亦人事所宜尔。而补养之中亦有数戒，犯之则适以增病，此又不可不知也。一戒参、术太早。夫补气之品莫粹于参、术，然必阴能配阳，方可借之以滋气。此病真阴已亏，方恐发热，骤投参、术，是助阳而使之滞也。阳能骤长，阴则岂能顿生？朱丹溪曰：气有余便是热。此其不可犯者一也。一戒归、地太重。夫补血之药，莫善于归、地，然必气能载血，方可借之以滋阴。此病脾阳不宣，方恐作胀，过用归、地，是阻气而使之滋也。气不能运，血又岂能自滋？张景岳曰：气不足便是寒。此其不可犯者二也。且以少年见遗精之证，封蛰之本不固，此非真元失养，必系邪火炽盛，则培补之中，滋肾阴先虑其助相火。平时有阴缩之疾，宗筋之润不周，此非暴寒内乘，必系热灼筋短，则调治之法，补脾阳尤患其燥肝阴。兼之小便前曾癃闭，近复见血，足少阴、太阳两化固属亏少真阴，实亦伏有邪阳。经所谓胞移热于膀胱，则癃闭溺血者，此也。此其症为尤甚，若不祛除，久必为累。若肆行清凉，势必伤其脏腑，元阳不运，少腹之疼立现，小便之闭难通矣，此其不可犯者三也、四也、五也。具此五戒，何施而可？惟于补之一法中分为六法：始用清补，中用侧补，末用平补、温补，此前后之三法也；上焦主以清，中焦主以和，下焦兼主以清和，此药中之三法也。神明于法之中，变而通之。阴阳不足，听之先天；奠鳌立极，归之人事，乌有少年男子气血方长不日健而日壮者？虽然，此病必有所由起，其渐积至此之故，惟局中人自知之，惩其前而毖于后，乃可与语药饵之功矣。夫病未形而其端已兆，知而不言是谓不仁，言之未免骇听，然已如此，犹幸咳嗽未作，泄泻未见，肌肉亦未甚损，及早图之，犹可挽回。请更质之高明，试问予言，其果谬焉？否耶？

赵氏之戚王氏亦以其子来就诊，年十六七，与赵氏之子相若也，而瘦弱甚于赵。大热大渴，滑精溏泄，亦阴虚证也。诊脉，甚数而滑，右关尤甚。予谓王曰：汝子病甚剧，必养阴以清热，须药甚多，汝家贫，不能办也，吾以伤寒法治之。第先清其热，热退阴亦易生，效捷而药少矣。亲友笑曰：此又奇闻。几见有弱症作伤寒治者乎？予曰：借用一法，未尝不可，此有至理，诸君固未察也。夫阴虚至于泄泻，不治之症也。而此子之泻，由于饮多，饮多由于大渴，大渴由于胃热而火盛。夫胃家之火，阳火也，阳火炽昌，渴泻方亟，而骤投以养阴之药，药随泻下，为功几何？吾以清热之药治之，下咽之后，未尝不泻，然药下而热亦随之俱下矣。第恐苦寒伤胃，势不宜频，故借伤寒之白虎汤，重用以清胃家之热，即佐伤寒之猪苓汤，分利小便，护持肾阴，此于清热之中，已具养阴之义。渴泻得解之后，滑精一症，未必不因此而少止，可谓一举而两得也。且此子脉来虽数，而按之滑盛，尚未知今日之热果阴虚也，亦第阳火盛耶？俟渴泻止后，再为诊视，若果阴虚，用补犹未晚也。书方与之。服三剂，渴泻俱止，热亦大减。惟滑精一症，以其父伴宿，时时呼之，未及作，未知其真止否也。再诊，其脉数减，而滑盛俱退，沉部亦弱矣。曰：此子果系阴虚，非补不可。疏方用芍药地黄汤，加苡仁、芡实，又服四剂，热减十七八，精神亦健。其父吝于资，不复与市药矣。曰：赵病七剂而愈，今亦七剂矣，病已退，久必自愈，无以药为也。其子遂不复健，逾岁，予见之，面犹黄色。问其故，滑精之症犹在也。而赵氏子则竟愈，今黝然肥丈夫矣。（清·孔继棻《孔氏医案》）

梦而遗者，相火之炽也，宜封髓丹；无梦而遗者，心肾之虚也，宜金锁固精丸。然肝主疏泄，肝火大盛，宜暂用龙胆泻肝汤；肝魂不守，宜多服二加龙骨汤；肝热胆寒，宜温胆汤加人参、茯神、枣仁、莲肉。精之蓄泄，无非听命于心，威喜丸平淡而神奇，四君子汤加远志，亦补养得法，徒用补肾及固涩之药无益也。然此证必须清心寡欲，静养年余方效，药石原不足赖。

时贤沈芊绿云：『心藏神，肝藏魂，肾藏精，梦中所主之心，即心之神也；梦中所见之形，即肝之魂也；梦中所泄之精，即肾之精也。』要之，心为君，肝肾为相，未有君火动而相火不随之者。当先治其心，而后及其余，宜黄连清心饮，方用黄连、生地、甘草、当归、人参、茯神、枣仁、远志、莲子。按：芊绿著有《沈氏尊生》一书，大抵皆见病治病，不脱江苏气习，此一条用药虽庸，而立论颇超，故节录之。《诀》云：遗精白浊，当验于尺，结花动紧，二证之的。《正传》云：两尺洪数，必便浊遗精浊者，小水不清也。方书皆责之肾，今则求之于脾，脾土之湿热下注，则为浊病。湿胜于热则白，热胜于湿则赤。治之之法，不外导其湿热，湿热去，则浊者清矣。

《医鉴》曰：淋浊之病，细数何妨？少阴微者，气闭膀胱，女人见之，阴中生疮。大实易愈，细涩则亡。浊病初起，宜导其湿热，宜二陈汤加苍术、白术、黄柏、萆薢主之，如赤浊，加丹参。浊病稍久，当固其精道，利其水道，宜萆薢分清饮。《内经》云：中气虚而溺为之变。与浊证不同，宜四君子汤、补中益气汤。命门火衰，气不摄精，每致败精为浊，宜桂附八味丸加菟丝子、车前子，以导败精。浊出精窍，与淋出溺窍者不同，病之稍久，宜固肾，不宜利水，此要旨也。（清·陈修园《时方妙用》）

肾受五脏六腑之精而藏之，源源能来，用宜有节。精固则生化出于自然。脏腑皆赖其营养，精亏则五内互相克制，诸病之所由生也。素本先天不足，童年后为遗泄所戕，继之心虚白浊，加之过劳神思，以致心肾不交，精关不固，精不化气，气不归精，渐成羸疾。《经》以精食气，形食味，味归气，气归精。欲补无形之气，须益有形之精；欲补有形之精，须益无形之气，形气有无之象也。今拟气味俱厚之品，味厚补坎，气厚填离，冀其坎离相济，心肾交通，方克有济。熟地麦冬杞子黄柏五味子河车冬术覆盆子菟丝子洋参丹参枣仁沉香龟甲胶黄鱼胶蜜为丸。（清·王九峰《王九峰医案》）

第十七章　阳痿

《素问·痿论》：『思想无穷，所愿不得，意淫于外，入房太甚，宗筋弛纵，发为筋痿，及为白淫。

《灵枢·经筋》：『筋之病，热则筋弛纵不收，阴痿不用』『足厥阴之筋，上循阴股，结于阴器，络诸筋』。

《素女经》：玉茎不怒，和气不至；怒而不大，肌气不至；大而不坚，骨气不至；坚而不热，神气不至。

《诸病源候论·虚劳阴痿候》：肾开窍于阴，若劳伤于肾，肾虚不能荣于阴器，故痿弱也。

少年阳痿，有因于失志者，但宜舒郁，不宜补阳。《经》曰：肾为作强之官，技巧出焉。藏精与志者也。夫志从士从心，志主决定，心主思维，此作强之验也。苟志意不遂，则阳气不舒；阳气者即真火也，譬诸极盛之火，置于密器之中，闭闷其气，不得发越，则立死而寒矣。此非真火衰也，乃闷郁之故也。宣其抑郁，通其志意，则阳气舒而痿自起。（明·王纶《明医杂著》）

凡男子阳痿不起，多由命门火衰，精气虚冷，或以七情劳倦，损伤生阳之气，多致此证。亦有湿热炽盛，以致宗筋弛纵而为痿弱者，譬以暑热之极，则诸物绵萎，经云壮火食气，亦此谓也。然有火无火，脉证可别，但火衰者十居七八，而火盛者仅有之耳。凡思虑焦劳，忧郁太过者，多致阳痿。盖阴阳总宗筋之会，会于气街，而阳明为之长，此宗筋为精血之孔道，而精血实宗筋之化源。若以忧思太过，抑损心脾，则病及阳明冲脉，而水谷气血之海必有所亏，气血亏而阳道斯不振矣。经曰：二阳之病发心脾，有不得隐曲，及女子不月者，即此之谓。凡惊恐不释者，亦致阳痿。经曰恐伤肾，即此谓也。故凡遇大惊卒恐，能令人遗失小便，即伤肾之验；又或于阳旺之时，忽有惊恐，则阳道立痿，亦其验也。余尝治一强壮少年，遭酷吏之恐，病似胀非胀，似热非热，绝食而困。众谓痰火，宜清中焦。余诊之曰：此恐惧内伤，少阳气索，而病及心肾，大亏证也。遂峻加温补，兼治心脾，一月而起。愈后形气虽健如初，而阳寂不举。余告之曰：根蒂若斯，肾伤已甚，非少壮所宜之兆，速宜培养心肾，庶免他虞。彼反以恐吓为疑，全不知信。未及半载，竟复病而殁。可见恐惧之害，其不小者如此。命门火衰，精气虚寒而阳痿者，宜右归丸、赞育丹、石刻安肾丸之类主之。若火不甚衰，而止因血气薄弱者，宜左归丸、斑龙丸、全鹿丸之类主之。凡因思虑惊恐，以致脾肾亏损，而阳道痿者，必须培养心脾，使胃气渐充，则冲任始振而元可复也，宜七福饮、归脾汤之类主之。然必大释怀抱，以舒神气，庶能奏效，否则徒资药力无益也。其有忧思恐惧太过者，每多损抑阳气，若不益火，终无生意，宜七福饮加桂、附、枸杞之类主之。凡肝肾湿热，以致宗筋弛纵者，亦为阳痿，治宜清火以坚肾，然必有火证火脉，内外相符者，方是其证，宜滋阴八味丸，或丹溪大补阴丸、虎潜丸之类主之。火之甚者，如滋肾丸、大补丸之类俱可用。（明·张景岳《景岳全书》）

背乃坎象，水火具焉；阴阳交济，伎巧生焉。故有房劳太甚，宗筋弛纵，发为阴痿者，乃命门火衰，譬之严冬，百卉凋残也。亦有思想无穷，气郁心肾而为阴痿者，乃下焦火郁，譬如炎暑，而草木下垂也。火衰者，桂附八味丸火郁者，知柏六味丸。如肾经火郁而阴痿者，合服知柏清火坚肾之品，立见其效。须临证审察，不可偏认为火衰也。（清·李用粹《证治汇补》）

叶案中治疗阳痿的医案较少，仅见7案。《临证指南医案》中华岫云的按语比较全面，可以作为补充。他说：『若夫少壮及中年患此，则有色欲伤及肝肾而致者，先生立法，非峻补真元不可，盖因阳气既伤，真阴必损，若纯乎刚热燥涩之补，必有偏胜之害，每兼血肉温润之品缓调之。亦有因恐惧而得者，盖恐则伤肾，恐则气下，治宜固肾，稍佐升阳。有因思虑烦劳而成者，则心脾肾兼治。有郁损生阳者，必从胆治，盖经云凡十一脏皆取决于胆，又云少阳为枢，若得胆气展舒，何郁之有？更有湿热为患者，宗筋必弛纵而不坚举，治用苦味坚阴，淡渗去湿，湿去热清，而病退矣。又有阳明虚，则宗筋纵，盖胃为水谷之海，纳食不旺，精气必虚，况男子外肾，其名为势，若谷气不充，欲求其势之雄壮坚举，不亦难乎，治惟有通补阳明而已。』（陈克正主编《叶天士诊治大全》）

是证多由肾经亏损，命门火衰，精气虚冷者，十居七八。此外又有忧思太过，抑损心脾，则病及阳明，水谷气血之海有气亏伤而致者。经曰：『二阳之病，发于心脾。』即此之谓。又有大惊卒恐，能令人遗尿，即伤肾之验。经曰：『恐惧伤精，骨酸痿厥，精时自下。』又有肝肾湿热，以致宗筋弛纵者，亦为阳痿。治宜清火以坚骨，然必有火证、火脉，内外相等者，方是其证。而此仅有之耳，须当细辨。八味地黄丸治肾经虚损而阳痿者，人能久服多服，能令肥健多子。若阴虚甚，多加熟地。阳虚甚，多加桂附。

胃虚甚，多加山药。胃虚寒，去丹皮。先天不足，加鹿茸。气虚甚，参汤送服。脾虚甚，米汤送服。虚火甚，淡盐汤送服。冬天，温酒送服。夏天，参麦饮送服。气虚下陷，补中汤送服。心脾不足，归脾汤送服。如是，则五脏平和，精血日长，输归于肾，而阳自旺矣。若人厌常喜新，皆未得生精之至理，而参透药性之精微者也。（清·罗国纲《罗氏会约医镜》）

男子以八为数，年逾六旬而阳事痿者，理所当然。若过此犹能生育者，此先天禀厚，所谓阳常有余也。若夫少壮及中年患此，则有色欲伤及肝肾而致者，非峻补真元不可也。盖阳气既伤，真阴必损，若纯乎刚热燥涩之补，必有偏胜之害，每兼血肉温润之品从缓调之。亦有因恐惧而得者，盖恐则伤肾，恐则气下，治宜固肾，稍佐升阳。有因思虑烦劳而成者，则心、脾、肾兼治。有郁损生阳者，必从胆治。《经》云：凡十一脏皆取决于胆。又云：少阳为枢。若得胆气展舒，何郁之有？更有湿热为患者，宗筋必弛纵而不坚举，治用苦味坚阴，淡渗去湿，湿去热清，而病退矣。又有阳明虚则宗筋纵，盖胃为水谷之海，纳食不旺，精气必虚，况男子外肾，其名为势，若谷气不充，欲求其势之雄壮坚举，不亦难乎？治惟通补阳明而已。（清·华岫云《临证指南医案·阳痿按语》）

《经》曰：五脏皆有精，精者人之本也。肾为藏精之都会，听命于心君，若能遣欲澄心，精气内守，阴平阳秘，精元固密矣。或纵欲劳神，则心肾不交，关键不固。《经》曰：怵惕思虑则伤神，神伤则恐惧，流淫而不止。又曰：恐惧而不解则伤精，精伤则骨酸痿厥精时自下。又曰：五脏主藏精，伤则失守，此皆痿之渐也。

《经》曰：男子二八肾气盛，天癸至。谓天一所生癸水故名，今人专以言女人精血，非也。精气溢泻，阴阳和，故能有子。又曰：冲脉者，为十二经之海，五脏六腑皆禀焉。起于胞中，出于气冲，前行于胸，伏行于背，下入于足，渗灌诸阳，其出入皆少阴经以行。又曰：冲为血海，血海男女皆有，不独女人也。诸经朝会，男子则运而行之，女子则停而止之。运行者，无积不满，动也。停止者，有积而能满，静也。不满者，阳也，气也。能满者，阴也，血也。故满者，以时而溢谓之信。男子以气运，故阳气应日而一举。女子以血满，故阴血应月而一下。其不应日而举者，真阳之衰于内也。间数日而一举者，真阳之渐生于中也。多日而竟不举者，是真阳之绝于内也。不惟嗣育既难，且非长生之象矣。任脉者，起于中极之下，以上毛际，循腹里，上关元，属阴脉之海，此人生养之始，故女人尤重之。

督脉起于下极之俞，并于脊里，属阳脉之海。督者，犹言都也。是人阳脉之都纲也。任脉主任一身之阴血，督脉总督一身之阳气，而其原皆禀于冲也。即天一所生之义，朱子所谓禀于有生之初，《悟真篇》所谓生身受气初者是也。然天地之道，严冬之后，必有阳春，不收敛，不能发生。今人既昧收藏之理，纵欲竭精，能内竭而致痿乎？况动者阳也，气也，火也。有火而后有阳，有阳而后有气，火有无形者也。可上可下，上盛则下虚，外盛则内虚，故必欲其闭藏，方能为阳气之用，在乎人身心为君火，命门为相火，必心火动，而相火随之，未有心火不动，而相火动者，奈有劳心过度及思虑无穷，心主神，过思则神驰于外，肾主精，过劳则精耗于中，君火伤而不能降，肾阴亏而不能升，元阳运用于上，孤阴日衰于下，《经》曰：阴阳离决，精气乃绝，以致上下不交，水火不媾，而为阳痿者，更多矣。况观袁了凡所论聚精之道，则恼怒纵酒，皆是耗损精气，图种玉者，可不知所重欤！

夫阳痿一证，《经》文谆谆言之，而后贤诸书，并无专门证论，以其事多隐曲，难以明言，犹恐后人复肆强阳，嗜欲无度，耗竭精气与其强而纵欲，不若痿而绝欲也，所以置而不论。爰是阳痿一病，并无专门查考，往往少年犯此，无从调治，难于施化，致斩万世之传，恐也非仁人之所乐闻也。况《易》曰：天地氤氲，万物化醇，男女媾精，万物化生。《灵枢》曰：两神相搏合而成形，则媾精一道，实关阴阳之大端。书又曰：老年多欲者寿，以其阳强固也。则少年阳痿，而夭之义，已寓于中矣。若不广集经文，光明昭著，何以垂救于无疆！保全于先后哉！况能施而节，谓之节欲，至于卦数既终，体天道而绝之，谓之绝欲，是皆得养生之道。诚有益于精气，犹富家节用，自然财源广蓄也。至于痿者，阳气败绝，阴气消亡，阴阳内竭之候，欲用而难施，有施而难化，一则能动而心以节之摄之，一则心欲动，而物不为用也。此根本既伤，发生难长，虽经年绝欲，难见其功，少有感触，便觉其害，犹贫家猛力节俭，财源无自充足也。然四肢为身之卒伍卑贱，尚有痿痹，尚谓根本有伤，枝叶先萎，多方调补为事，此则更为宗筋之要领，阴阳之交会，冲、任、督三脉所流通，水火两肾之外候，生人活命之根本，诸经筋脉结聚之总都。若不内填精血，固注元阳，求其至理而充之，误取外治辛热强阳之法，益竭其内，尤非保生良法矣。故犯精滑者，当于梦遗门查看，难于得子者，当于女科嗣育门兼看。犯阳痿者，当于本门查看。三门互参，则固精种子，壮阳之道得矣。然阳者生人生物之本，天地造化之机也。得而保之，可以生发而无疆，得而纵之，是绝长养于化育，更非（张）之广集经文专门方论之心矣。幸尊生者鉴诸。

阳痿之由，有因早年斫丧过度，以致壮年精血生，盖男子虽二八精通，古人必三十而娶。女子虽二七癸至，古人必二十而嫁。皆欲阴阳完固，乃得坚壮强寿。今未冠之男，未笄之女，阴气早泄，未完而伤，未实而动，如花果萌芽伤损，而欲成实坚固者鲜矣。有因禀气不足，盖先天二阴中一点阳气，谓之祖气，此气禀之若旺，则后天虽有不节，其发生之势无穷。若禀受真阳不足，则阴精无自而生，虽投补益，总属后天，服之则旺，已之则衰，终非若祖气根深蒂固，生生不竭也。有因病后劳后不节，盖病后劳后，生气初萌，而未旺，遽为损耗，以致精血重虚，生气复灭，由是萎顿不长矣。有因运用劳心，忧愁思虑，动作劳力太过，盖运用则火不内藏，劳心则神皆外越，忧愁则阳气郁结，思虑则精华潜耗，劳力则中表气虚，尚有何力以充其用哉？更有因于子后行房，盖子后阳气初生，骤以竭之，生气消矣。有因嗜饮凉水太过，盖胃喜凉饮而恶热，肠喜热饮而恶寒，脏性之喜恶也。坎宫一点之阳，宜温以养之，不知节戒，恣进寒凉胃膈爽快于一时，而真阳受伤于无既矣。有因纵酒嗜味太过，过酒则耗散精血，过味则清气不升，皆足以致痿也。更有因于久旷脉道闭绝，盖流水不污，户枢不朽，物之常也。惟阳气充足者，周行无间，无微不达，虽旷久而应日一举，阳虚不足者，运之则动，已之则静，久之则流行之脉络生疏，而虚阳不能单行于歧路，犹道路之愈亲愈近，日远日疏也。惟智者详之，当以养心补肾为根本，而以填精补血为佐助，补阳以为阴之主，补阴以济阳之用，则心肾交而阴阳和，静可养身延年，动则阳壮而生子矣。

夫阳道为宗筋之所会，肝肾之所锺，元阳之所聚。其有不足者，有肾虚精滑，有精冷精清，或临事而不坚，或即流而不射，坚者肝火强于外也。不射者，真阳弱于中也。

有盗汗梦遗，有便浊淋涩，有腰惫不能转摇，有好色以致阴虚，有劳热者，有虚寒者，是皆精气不足，而治之者，总不久乎肝肾二家，滋补精血元阳，盖乙癸同源也。

王节斋曰：男子阴痿不起，古方多云命门火衰，精气虚冷，固有之矣。然亦有郁火甚而致痿者。《经》云：壮火蚀气，譬如人在夏暑，而倦怠痿弱，遇冬寒而坚强也。又曰：少年人阳痿，有因于失志者，但宜舒郁不宜补阳。《经》曰：肾为作强之官，技巧出焉。藏精与志者也。夫志从士从心，志主决定，心主思维，思维则或迁或改，决定则一定不移，此作强之验也。苟志意不遂，则阳气不舒，惟气者，即真火也。譬诸极盛之火，置之密器之中，闭闷其气，使不得发越，则火立死而寒矣，此非真火衰也，乃闷郁之故也。宣其抑郁通其志意，则阳气立舒，而其痿自起矣。

史国信曰：若欲兴阳，先滋筋力，然筋力之强，由于精血之所养，今人不滋补精血，而徒以热药为事者，犹釜中无水而进火也。惟人参能补无形之气，生出有形，实为补气壮阳之妙用，胜于热药多多矣。凡思想无穷，不获如愿，以致元神萎弱者，当从其所愿，而神自复。若真火之气衰弱，不能充发后天元阳，而竭其化生之源者，多加参芪、黑附，虽然偏阴阳之禀不同，所以补阴补阳之论各异，当于脉候辨之，而无误矣。《精要》云：八味丸，久服多服，能令肥健多子。若阴虚甚，则多加熟地；阳虚甚，则多加桂附；胃虚甚多加山药；胃虚寒，去丹皮；先天不足，加河车、鹿茸；气虚甚参汤送服；脾虚甚米饮送服；虚火甚淡盐汤送服；冬天温酒送服；夏天生脉散送服；气虚下陷补中汤送服；心脾不足归脾汤送服。如是久服不间，则五脏平和，脏腑精血日长，输归于肾，不壮阳而阳自壮矣。今人厌常喜新，舍近求远，皆未得生精之至理，而参透药性之精微者也。

大抵媾精成胎之法，男子必前数日，调补精力强健，悉戒七情，扰乱真气，临事预使女人情动，已则心静神恬，若无其事，惟为收摄固注丹田，俟女人候至，然后任其百脉齐到，自然得子，何疑？若心气先时妄动，精气定难坚固，是为妄泄，何能种玉？所谓阴先至而成男，阳先至而成女，《经》曰：阳与之正，阴为之主，阳施正气，万物方生，阴为主持，群形乃立，更于女科嗣育门求之，其化生之精微得矣。

凡手指足之岐处，犹道路之岐者，而人之来往必稀，手足之岐者，气血之运行难及，气血不及之处，便是痿弱无阳之所，所以手足指头，易冷易厥，其前阴之处，更为岐之甚者也。非至清真阳之气，不能达而温之，非至精真阴之血，不能荣而养之，故名人既立补养之方，内调其阴阳，复设温润之药，外导其脉络，如手足寒极，以热水淋洗，宣行阳气而自和缓也。然必内有阳气而外导可以宣行，设阴阳内竭，而强导之，徒增燥热为害，或溃肌裂肤，或痞蚀腐烂，重则性命有伤，轻则败坏形体，皆因前贤方论既无，以致后人误药误用，今将可采之方，具之于后，倘功不掩过者，悉行去之，使后人有所趋向，勿致轻身试药也。（清·冯兆张《冯氏锦囊秘录》）

因湿而痿，皆因湿热耗其真阴而致，断无寒湿为患……其辨法：以舌苔黄厚，渴而不引饮，小便不清，或身重胸痞等症，兼参可也。法宜清肝肾湿热。命门真火，即巢元方所云肾间动气。凡因此虚而痿者，必见四肢倦怠，唇淡口和，肌冷便溏，饮食不化，乃为元阳不足之的凭。但真火由于先天亏而阳痿者甚属罕见，惟误服苦寒凉泻太过，以伤元阳者有之，皆用温补法。

肾阳乃天一之真水，然肾之不强，由于内肾之不足。其病也，为腰脊腿酸，或悠隐而痛；为骨蒸盗汗，或至夜发热；为通身骨酸，或疼痛如折；为耳中鸣，为足心热；或先有梦泄遗精，而后见阳痿者，皆由色欲太甚所致，宜壮水制阳或填精充髓法。跌仆则血妄行，每有瘀滞精窍，真阳之气难达阴茎，势遂不举，法宜通瘀利窍。（清·韩善征《阳痿论》）

周慎斋治一人，年二十七八，奇贫，鳏居郁郁不乐，遂患阳痿，终年不举。温补之药不绝，而证日甚，火升于头，不可俯，清之降之皆不效。服建中汤稍安。一日读本草，见蒺藜一名旱草，得火气而生，能通人身真阳，解心经之火郁，因用斤余，炒香去刺成末，服之效，月余诸证皆愈。

张景岳曰：余尝治一强壮少年，遭酷吏之恐，病似胀非胀，似热非热，绝食而困。众谓痰火，宜清中焦。余诊之曰：此恐惧内伤，少阳气索而病及心肾，大亏证也。遂峻加温补，兼治心脾，一月而愈。愈后虽形健如初，而阳寂不举。余曰：要根蒂若斯，肾伤已甚，非少壮所宜之兆。速宜培养心肾，庶免他虞。彼不肯信，未及半载，竟复病而殁。可见恐惧之害，其不小者如此。

震按：巢氏《病源》，以肾间动气，为之根本。故老年而能御女，七十岁至八十岁犹生子者，其动气之禀于生初者独厚也。厚则刚，阳自不痿，生子之时，已是大寿。至不能生子而死，谅必又有数年，岂非耄耋乎？亦有六十岁左右即阳痿者，必不能至大寿，须任其自然，绝意淫欲，尚可延龄。设以兴阳药内服外洗，求为御女之事，不数年而死矣。又如壮年无病而阳痿，其人多夭；少年虚损而阳痿其死立至。皆由肾间动气早衰也。动气即命门真火，所以生长元气，煦燠元阴，故气曰阳气，精曰阳精，其盈亏俱得于先天。盈者虽斫丧而无伤，亏者虽葆养而不足，并非药石所能扩充。乃《扁鹊新书》载王超老淫故事，而云保命方法，灼艾第一，丹药第二，附子第三，此说荒唐，断不信。又考宗筋聚于前阴，前阴者，足之三阴及阳明，少阳、冲、任、督、跷九脉之所会，而九脉之中，阳明为之长，《内经》云：阳明者，五脏六腑之海，主润宗筋。所以胃强媾势之人，其于欲事必强，反是则痿而不举，或举而不坚，是胃气能为肾气之助。古云精生于谷，又云男子精盛则思色，其道理可喻矣。《新书》之言，不过如宋人揠苗耳，况丹药之害，可胜言哉！（清·俞震《古今医案按》）

福莆清海林公，叶相国内戚也。叶府席间谈及云阳痿久矣，方士多用起阳药投之，更痿甚，不知当用何药。余按得命门脉既虚弱，胃脉复弱甚。因思经云男子前阴谓之宗筋，宗筋属阳明，胃经阳明实而宗筋坚，能束骨而利机关矣。胃为水谷之海，六腑之大源，能容谷二斗，容水一斗五升，今之一大茶盂耳。饮食多则阳旺，饮食少则阳痿，今公食少且泻，安得不痿乎？治法但补命门真火，开胃健脾，使饮食日渐加倍，阳自起矣。公悦，遂用补骨脂为君，人参、白术为臣，白茯苓、干山药为佐，石斛、泽泻为使。交子时服，一二剂而起，三四剂而旺。《内经》云：诸痿生于肺热。肺金体燥，居上焦，肺虚则热，宜子母相生，脾乃肺之母也，余不用清肺热，但补下焦真火者，俾火生土，土生金，寻源之意也。（清·倪复贞《两都医案》）

曾治江西徐茂松患阳痿，来寓谓余曰：『愚贸叙郡，以勤劳颇获蝇头利。三十方娶，未数月而阳忽痿，饮食无味，精神衰减，松虽不肖，亦知不孝有三，无后为大。如此景况，命恐不保，焉望嗣乎？敢求先生怜治。』余遂与之酌一方，芪、术各五钱，姜、桂、附、半各二钱，砂、蔻、吴萸、川椒各一钱。服一剂。阳物出而不举。又服一剂，举而不坚。改用干熟地一两，白术五钱，山萸、杜仲、枸杞各四钱，远志、巴戟、苁蓉、茯神各三钱。熬汁冲香甜肉桂末一钱，服一剂而阳起，三剂而阳强矣。此方用热药于补水之中，则火起而不愁炎烧之祸。自然煮汤可饮，煮米可食，断不至焦釜沸干，或虞暴碎也。继服强阳壮精丹，用干熟地、嫩北芪各一斤，当归、白术各八两，巴戟天八两，麦冬、柏子仁、覆盆子、枸杞子、虎胫骨、嫩鹿茸、附子、肉桂各四两，白蜜为丸。服一料而阳强势举，饮食健旺，步履如旧，连生二子。（清·齐秉慧《齐有堂医案》）

男子二八而精通，八八而精绝。阳密则固，精旺则强，伤于内则不起。故阳之痿，多由色欲竭精，或思虑劳神，或恐惧伤肾，或先天禀弱，或后天食少。亦有湿热下注，宗筋弛纵，而致阳痿者。盖前阴为肝脉督脉之所经，经云：足厥阴之脉，入毛际，过阴器，抵少腹。又督脉起少腹以下骨中央，入系女子廷孔，循阴器。男子循茎下至篡。又为宗筋之所会。景岳云：阴阳总宗筋之会，会于气街，而阳明为之长。此宗筋为气血之孔道，而阳明实气血之化源，阳明衰则宗筋不振。故见症多肝肾主病云，伤色欲者，须辨水衰火衰。水衰真阴亏乏，归肾丸、还少丹、地黄汤。火衰精气虚寒，右归丸、八味丸，甚者加人参、鹿茸，或加肉苁蓉、杞子。若火衰不甚，斲丧太过，补骨脂丸。伤思虑者，心脾郁结，阳事不举，归脾汤、炒香散。郁伤少阳，生气日索，加味逍遥散。伤恐惧者，胆虚精却，大补元煎加枣仁、鹿角胶。先天精弱者，房后神疲，固阴煎、秘元煎。胃虚食少者，水谷不充，精髓失旺，脾肾双补丸、七福饮、玉母桃。其湿热伤及肝肾，致宗筋弛纵，为阳痿者，如筋角近火则软，得寒则坚，宜滋阴八味丸，或龙胆泻肝汤。经谓：肾欲坚，急食苦以坚之也。然必脉症果系湿热，方用苦坚淡渗。若肝肾虚热，仍宜养肝滋肾，地黄汤加龟甲、玄参、天麦冬、五味子。又有心肾失交，梦泄致痿，远志丸加熟地、枣仁、白芍。劳伤筋骨，阳道痿弱，无比山药丸、大造固真丹。肾虚无子，精冷精滑，七宝美髯丹。通治阳事不起，如赞化血余丹、鹿茸地黄丸、三子丸、青娥丸等。此治法大概也。若夫元阳既伤，真精必损，必兼血肉温润之品缓调之，如斑龙丸、聚精丸、二至百补丸之类。纯用刚热燥涩之剂，恐有偏胜之害，其审而裁之可耳。（清·林珮琴《类证治裁》）

有人以阳痿证问余曰：此病确系火衰乎？鹿茸可服乎？余曰：此病谓之火衰，固有近似处，然专服补阳补火之品，则非徒无益而且有害。问曰：何也？余曰：生殖器为海绵体，非血壮不得举。其举也，血力尽灌注于此。君火、相火皆运筹帷幄者也，其决胜千里者则血也。血之热力足，则生殖器无痿理也……是则治痿证不可不大补阴血也，专补阳火无济也。若服鹿茸则非以龟甲合服不可，且鹿不过五之一，龟则可五之三也。（清·周声溢《周菱生医学二种》）

第十八章 耳鸣

《素问·五脏生成》：徇蒙招尤，目冥耳聋，下实上虚，过在足少阳、厥阴，甚则入肝。

《黄帝内经素问·通评虚实论》：头痛耳鸣，九窍不利，肠胃之所生也。暴厥而聋，偏塞闭不通，内气暴薄也。

《黄帝内经素问·藏气法时论》：肝病者……耳无所闻，善恐如人将捕之。

《黄帝内经素问·六元正纪大论》：凡此厥阴司天之政……三之气，天政布，风乃时举，民病泣出，耳鸣掉眩。

《灵枢》：聋不痛者，取足少阳，聋而痛者，取手阳明……上气不足，脑为之不满，耳为之苦鸣，头为之苦倾，目为之眩。……耳者宗脉之所聚也，故胃中空则宗脉虚，虚则下溜，脉有所竭者，故耳鸣。……精脱者耳聋，……液脱者，……耳数鸣。……髓海不足，则脑转耳鸣。

《伤寒论·辨少阳病脉证并治》：少阳中风，两耳无所闻，目赤，胸中满而烦者，不可吐下，吐下则悸而惊。

隋·《诸病源侯论》：足少阴肾之经，宗脉之所茯，其气通于耳。其经脉虚，风邪乘之。风入于耳之肺，使经气痞塞不宣，故为风聋。风随气脉行于头脑，则聋而时头痛，故谓之风聋……耳鸣不止，则变成聋。……肾气通于耳，足少阴，肾之经，宗脉之所聚，劳动经血，而血气不足，宗脉则虚，风邪乘虚随脉人耳，与气相击，故为耳鸣。……肾为足少阴之经，而藏精，气通于耳，耳，宗脉之所聚也，若精气调和，则肾脏强盛，耳闻五音；若劳伤血气，兼受风邪，损于肾藏而精脱，精脱者，则耳聋。

唐·《外台秘要》：风入于耳之脉，使经气痞塞不宣，故为风聋。

宋·《三因极一病证方论》：风寒暑湿，使人聋聩耳鸣，忧思喜怒，多生内塞。

明·《景岳全书》：耳聋证，……其证有五：曰火闭，曰气闭，曰邪闭，曰窍闭，曰虚闭……耳鸣当辨虚实。凡暴鸣而声大者多实；渐鸣而声细者多虚。少壮热盛者多实；中衰无火者多虚。饮酒味厚，素多痰火者为实；质清脉细，素多劳倦者多虚。……凡火壅于上者，自宜清降，兼阳虚者，亦宜补阴，此阳证之治也。若无火邪，止由气闭，则或补或开，必兼辛温之剂，方可通行，此阴证之治也。……耳为肾窍，乃宗脉之所聚，若精气调和，肾气充足，则耳目聪明，若劳伤血气，精脱肾惫，必至聋聩，故人于中年之后，每多耳鸣，如风雨，如蝉鸣，如潮声者，皆是阴衰肾亏而然。

明·《医林绳墨》：耳属足少阴肾经，肾之窍也。肾气充实则耳聪，肾气虚败则耳聋，肾气不足则耳鸣。……肾虽通窍于耳，然耳之为病，非独肾病也。……气虚耳聋，火聚耳鸣，此气者，少阴肾经不足之气也。火者，少阴三焦有余之火也。气当宜补，火当宜泻。……气逆壅盛而暴聋者，宜以清痰、降火、理气为先。体虚不足而久聋者，宜以养血、滋阴，降火为要。

明·《医贯》：耳鸣以手按之而不鸣，或少减者，虚也。手按之而愈鸣者，实也。……左肾为阴主精，右肾为阳主气。精不足气有余，则聋为虚，若其人瘦而色黑，筋骨健壮，此精气俱有余，固藏闭塞，是聋为实。

清·《证治汇补》：新聋多热，少阴阳明火盛也。旧聋多虚，少阴肾气不足也。……凡治耳聋，必先调气开郁。其次，风为之疏散，热为之清利，虚为之补养，都为之开导，然后以通耳调气安肾之治之。……厚味动胃火，则左右俱聋。忿怒动胆火，则左聋、色欲动相火，则右聋。

清·《类证治裁》：精脱失聪，治在肾，气逆闭窍，治在胆。凡耳聋以及耳鸣，治法悉谁乎此。

明·《名医杂著》：耳鸣证或甚如蝉，或左或右，或时闭塞，世人多作肾虚治不效，殊不知此是痰火上升，郁于耳中而为鸣，郁甚则壅闭矣。若遇此证，但审其平昔饮酒厚味，上焦素有痰火，只作清痰除火治之。

第十九章　消渴

《备急千金要方》云：消渴病所忌者有三，一饮酒，二房室，三咸食及面。能忌此，虽不服药亦自可。消渴之人，愈与未愈，常须虑患大痈，必于骨节间忽发痈疽而卒。予亲见友人邵任道患渴数年，果以痈疽而死。唐祠部李郎中论消渴者肾虚所致，每发则小便甜。医者多不知其疾，故古今亦阙而不言。《洪范》言稼穑作甘，以物理推之，淋饧醋酒作脯法，须臾即皆能甜也足明。人食之后，滋味皆甜，流在膀胱。若腰肾气盛，是为真火，上蒸脾胃，变化饮食，分流水谷，从二阴出，精气入骨髓，合荣卫，行血脉，营养一身，其次以为脂膏，其次以为血肉也，其余则为小便。故小便色黄，血之余也；臊气者，五脏之气；咸润者，则下味也。腰肾既虚冷，而不能蒸于谷气，则尽下为小便，故味甘不变，其色清冷，则肌肤枯槁也。犹如乳母谷气上泄，皆为乳汁。消渴病者，下泄为小便，皆精气不实于内，则小便数，瘦弱也。又肺为五脏华盖，若下有暖气蒸则肺润，若下冷极则阳气不能升，故肺干则渴。《易》于否卦乾上坤下，阳无阴而不降，阴无阳而不升，上下不交，故成否也。譬如釜中有水，以火暖之，其釜若以板覆之，则暖气上腾，故板能润也；若无火力，水气则不能上，此板则终不得润也。火力者，则是腰肾强盛也。常须暖补肾气，饮食得火力，则润上而易消，亦免于渴也。故张仲景云：宜服肾气八味丸。此疾与脚气虽同为肾虚所致，其脚气始发于二三月，盛于五六月，衰于七八月。凡消渴始发于七八月，盛于十一月十二月，衰于二三月。其何故也？夫脚气壅疾也，消渴宣疾也，春夏阳气上，故壅疾发则宣疾愈，秋冬阳气下，故宣疾发则壅疾愈也。审此二者，疾可理也。犹如善为政者，宽以济猛，猛以济宽，随事制度尔。

（宋·《普济本事方》）

消病有三：曰消渴，曰消中，曰消肾。又有五石过度之人，真气既竭，石性独留，阳道兴强，不交精泄，谓之强中。消渴轻也，消中甚焉，消肾又甚焉，若强中则其毙可待矣。《仁斋直指》八卦之中，离能烜物；五行之中，火能焚物；六气之中，火能消物。故火之为用，燔木则消而为炭，焚土则消而为伏龙肝，炼金则消而为汁，煅石则消而为灰，煮水则消而为汤，煎海则消而为盐，干汞则消而为粉，熬锡则消而为丹。故泽中之潦，涸于炎晖；鼎中之水，干于壮火。盖五脏，心为君火正化，肾为君火对化；三焦为相火正化，胆为相火对化。得其平，则烹炼饮食，糟粕去焉；不得其平，则燔灼脏腑，津液竭焉。故入水无物不长，入火无物不消。夫火甚于上，为膈膜之消；甚于中，为肠胃之消；甚于下，为膏液之消；甚于外，为肌肉之消。上甚不已，则消及肺；中甚不已，则消及脾；下甚不已，则消及肝肾；外甚不已，则消及筋骨。四脏消尽，则心自焚而死矣。故《素问》有消瘅、消中、消渴、风消、膈消、肺消之说。消之证不同，归之火则一也。消瘅者，从消之总名。消中者，善饥之通称。消渴者，善饮之同谓。惟风消、膈消、肺消三说，不可不分。风消者，二阳之病也。又曰：二阳结谓之消。此肠胃之消也。善食而瘦者，名曰食休，此肌肉之消也。膈消者，心移热于肺，传为膈消，此膈膜之消也。肺消者，心移寒于肺，饮一溲二者死。膈消不为寒所薄，阳气得宣散于外，故可治；肺消为寒所薄，阳气自溃于中，故不可治，此消及于肺脏者也。又若脾风传之肾，名曰疝瘕。少腹冤热而痛，出白，名曰蛊，此膏液之消也。夫消者必渴，渴者有三：有肥甘之渴，有石药之渴，有火燥之渴。肥者令人内热，甘者令人中满，故其气上溢，传为消渴，此肥甘之渴也。夫石药之气悍，适足滋热，与热气相遇，必内伤脾，此药石之渴也。阳明司天，四之气，嗌干引饮；少阳司天，三之气，炎暑至，民病渴；太阳司天，甚则渴而饮水；少阴之复，渴而欲饮；少阳之复，嗌络焦槁，渴饮水浆；又伤寒五日，少阴受之，口燥舌干而渴；肾热病者，若渴数饮；此皆燥热之渴也。膏粱之人，多肥甘、石药之渴；藜藿之人，多燥热之渴，二者虽殊，其实一也。（金·张子和《子和医集》）

消渴之证有三。欲饮而无度者是也。盖水包天，先贤之说异矣，然则入身之水，亦可以包涵五脏乎？夫天一之水，肾实主之。膀胱为津液之腑，所以宣行化令，而肾水上乘于肺，故识者以肺为津液之脏，通彻上下，随气升降，是以三焦脏腑，皆囿乎真水之中。《素问》以水之本在于肾，末在于肺者。此也，真水不竭，安有所谓渴哉，人惟淫欲恣情，酒色是耽，好食炙博辛辣动火之物，或多服升阳金石之剂，遂使水火不能既济，火挟热而上行，脏腑枯涸而燥炽，津液上竭而欲水，日夜好饮而难禁，以成三消者也，然三消者何，彼多饮水而少食，大小便甚常，或数而频少，烦躁舌赤，此为上消，乃心火炎于肺也，宜当泻心火补肾水，使肺得清化之令，则渴自止；若饮水多而小便赤黄，善饥不烦，但肌肉消瘦者，乃为中消，此邪热留于胃也。宜当清胃火而益肾水，则脾得健运之机，水得清化之令，自然不渴者矣；若小便淋如膏糊，欲饮不多，随即溺下，面黑体瘦，骨节酸疼，是为下消，此邪积于肾也，宜当清膀胱之湿热，益肾水之本源，使健运之令有常，生化之机不失，渴自无矣；又有强中消渴，其死可立而待也，此虚阳之火，妄动于下，强中之气，泄而不休，致使肾脏枯竭，欲得茶水相救，殊不知愈饮而愈渴也，元气衰弱，水积不行，小腹胀满，小便疼而难出，事岂宜乎有必死之理也，慎之慎之。三消者，当以白术散养脾生津为主，或用五味、乌梅、参、麦、地黄、天花粉之类。上消者，加山栀、黄芩；中消者，加黄连、白术；下消者，加黄柏、知母亦可。切不可投大寒冷之药，而使脾阴愈伤者也，治宜谨之。愚按：河间曰：饮水多而小便多者，名曰消渴，饮食多而不甚渴，小便数而消瘦者，名曰消中，渴而饮水不绝，腿消瘦而小便有脂液者，名曰肾消，此三者，其燥热一也。《内经》曰：二阳结谓之消，正此谓也。是故治此症者，补肾水阴寒之虚，而泻心火阳热之极，除肠胃燥热之胜，济阴中津液之衰，使阴阳和而不结，腑脏和而不枯，气血利而不涩，水火济而不滞，此治之大法也，如消渴初起，用人参白虎汤，久而生脉散。中消初发，调胃承气汤，久则参芩白术散；肾消初起，清心莲子饮，久而六味地黄丸，强中者，谓小便强硬不能软，皆因虚阳之气妄动，下焦不交自泄。或泄而又欲交媾（原本作构），动彻不已，痒麻难过，或精道妄来，如血如脂，肌肤日减，荣卫空虚，谓之强中，毙不久矣。虽用荠苨丸亦可回生，临此证者，治当慎之。若初起时，可用归、芍、牛膝、枸杞子、五味、熟地、黄连、青皮之类。绝房劳可救，否则不治。治法注意：消渴虽是燥热，不可大用苦寒，致使脾气不行，结成中满，不可久与香燥，助热内结，发而痰喘，至要绝欲以生津，饮水多不禁。（明·方谷《医林绳墨》）

渴而多饮为上消，经谓膈消；消谷善饥为中消，经谓消中；渴而便数有膏为下消，经谓肾消。刘河间尝著《三消论》谓：五脏六腑四肢，皆禀气于脾胃，行其津液，以濡润养之。然消渴之病，本湿寒之阴气极衰，燥热之阳气太盛故也。治当补肾水阴寒之虚，而泻心火阳热之实，除肠胃燥热之甚，济身中津液之衰。使道路散而不结，津液生而不枯，气血和而不涩，则病自已矣。况消渴者，因饮食服饵之失宜，肠胃干涸，而气不得宣平，或精神过违其度而耗乱之，或因大病阴气损而血液衰，虚阳剽悍而燥热郁甚之所成也。若饮水多而小便多，曰消渴。若饮食多，不甚渴，小便数而消瘦者，名曰消中。若渴而饮水不绝，腿消瘦而小便有脂液者，名曰肾消。一皆以燥热太甚，三焦肠胃之腠理怫郁结滞，致密壅滞，虽复多饮于中，终不能浸润于外，荣养百骸，故渴不止，小便多出或数溲也。张戴人亦著三消之说，一从火断，谓火能消物，燔木则为炭，燔金则为液，燔石则为灰，煎海水则为盐，鼎水则干。人之心肾为君火，三焦胆为相火，得其平则烹炼饮食，糟粕去焉。不得其平，则燔灼脏腑而津液耗焉。夫心火甚于上为膈膜之消，甚于中为肠胃之消，甚于下为膏液之消，甚于外为肌肉之消。上甚不已则消及于肺，中甚不已则消及于脾，下甚不已则消及于肝肾，外甚不已则消及于筋骨，四脏皆消尽，则心始自焚而死矣。故治消渴一证，调之而不下，则小润小濡，固不能杀炎上之势。下之而不调，亦旋饮旋消，终不能沃膈膜之干。下之调之而不减滋味，不戒嗜欲，不节喜怒，则病已而复作。能从此三者，消渴亦不足忧矣。然而二公备引《内经》诸条言消渴者，表白三消所由来之病源，一皆燥热也。虽是心移寒于肺为肺消者，火与寒皆来乘肺，肺外为寒所薄，气不得施，内为火所烁故，然太阳寒水司天，甚则渴饮者，水行凌火，火气内郁，二者固属外之寒邪，则已郁成内之燥热也。或曰：夫寒与热反，若冰炭之不同炉，而今之燥热，由外寒所郁也。将用凉以治内热，必致外寒增而愈郁；用温以散外寒，必致内热增而愈渴。治之奈何？曰：先治其急，处方之要，备在《本经》，谓处方而治者，必明病之标本，达药之所能，通气之所宜，而无加害者，可以制其方也。所谓标本者，先病而为本，后病而为标，此为病之本末也。标本相传，先当救其急也。又六气为本，三阴三阳为标。假若胃热者，热为本，胃为标也。处方者，当除胃中之热，是治其本也。故六气乃以甚者为邪，衰者为正，法当泻甚补衰，以平为期。养正除邪，乃天之道也，为政之理也，捕贼之义也。即此观之，处方之要，殆尽此矣。若太阳司天，寒水之胜，心火受郁，内热已甚，即当治内热为急；内热未甚，即当散寒解郁为急。如《宣明论》立方，著《内经》诸证条下者，其治漏风而渴，用牡蛎、白术、防风，先治漏风为急也。若心移寒于肺为肺消者，则以心火乘肺，伤其气血为急，所移之寒，非正当其邪也。故用黄芪、人参、熟地黄、五味子、桑白皮、麦门冬、枸杞子，先救气血之衰，故不用寒药泻内热也。若心移热于肺，传为膈消者，则以肺热为急，用麦门冬治肺中伏火止渴为君。天花粉、知母泻热为臣。甘草、五味子、生地黄、葛根、人参，生津益气为佐。然心火上炎于肺者，必由心有事焉，不得其正，以致其脏气血之虚，故厥阴之火上逆也。所以用茯神安心定志养精神，竹叶以凉之，用麦门冬之属以安其宅，则火有所归息矣。因是三条消渴之方，便见河间处方，酌量标本缓急轻重之宜，通脏腑切当之药者，如此可谓深得仲景处方之法者也。仲景云：男子消渴，小便反多，饮一斗而小便一斗，肾气丸主之。脉浮，小便不利，微热消渴者，与渴欲饮水，水入即吐者，皆以五苓散利之。脉浮发热，渴欲饮水，小便不利者，猪苓汤主之。兼口干舌燥者，白虎汤加人参主之。即此便见表里分经，因病用工，岂非万世之准则哉。坎三，乾水也，气也，即小而井，大而海也。兑三，坤水也，形也，即微而露，大而雨也。一阳下陷于二阴为坎，坎以气潜行乎万物之中，为受命之根本，故润万物莫如水。一阴上彻于二阳为兑，兑以形普施于万物之上，为资生之利泽，故说万物者，莫说乎泽。明此二水，以悟消渴、消中、消肾三消之义治之，而兼明导引之说，又有水火者焉。三焦为无形之火，内热烁而津液枯，以五行有形之水制之者，兑泽也，权可也。吾身自有上池真水，亦气也，亦无形也，天一之所生也。以无形之水，沃无形之火，又常而可久者，是为真水火，升降既济，而自不渴矣。

一、上消者

上焦受病。《逆调论》云：心移热于肺，传为膈消是也。舌上赤裂，大渴引饮，少食，大便如常，小便清利，知其燥在上焦，治宜流湿润燥，以白虎加人参汤主之。能食而渴为实热，人参石膏汤，加减地骨皮散。不能食而渴为虚热，白术散、门冬饮子。有汗而渴者，以辛润之。无汗而渴者，以苦坚之。太阳经渴，其脉浮无汗者，五苓散、滑石之类主之。太阳无汗而渴，不宜服白虎汤，若得汗后脉洪大而渴者，宜服之。阳明经渴，其脉长有汗者，白虎汤、凉膈散之类主之。阳明汗多而渴，不宜服五苓散，若小便不利，汗少，脉浮而渴者，宜服之。少阳经渴，其脉弦而呕者，小柴胡汤加瓜蒌之类主之。太阴经渴，其脉细，不欲饮，纵饮思汤不思水者，四君子、理中汤之类主之。少阴经渴，其脉沉细，自利者，猪苓汤、三黄丸之类主之。厥阴经渴，其脉微引饮者，宜少少与之。小便不利而渴，知有热也，五苓散、猪苓散泄之。小便自利而渴，知内有燥也，甘露饮、门冬饮润之。大便自利而渴，先用白芍、白术各炒为末调服，后随证用药。大便不利而渴，止渴润燥汤。上焦渴，小便自利，白虎汤。中焦渴，大小便不利，调胃承气汤。下焦渴，小便赤涩，大便不利，大承气汤。戴院使云：心消之病，往往因嗜欲过度，食啖辛热，以致烦渴，引饮既多，小便亦多，当抑心火使之下降，自然不渴，宜半夏泻心汤（半夏非所宜用），去干姜，加瓜蒌、干葛如其数，吞猪肝丸，或酒煮黄连丸，仍佐独味黄连汤，多煎候冷，遇渴恣饮，久而自愈。若因用心过度，致心火炎上而渴者，宜黄芪六一汤，加莲肉、远志各一钱，吞玄兔丹，仍以大麦煎汤，间下灵砂丹。渴欲饮水不止，仲景以文蛤一味杵为散，沸汤和服方寸匕。经验方用大牡蛎，于腊月或端午日，黄泥裹煅通赤，放冷，取出为末，用鲫鱼煎汤下一钱匕。盖二药性收涩，最能回津。《本草纲目》以为咸软非也。《三因极一病证方论》用糯谷旋炒作爆、桑根白皮厚者切细，等份。每服一两，水一碗，煮至半碗，渴即饮之，夫水谷之气上蒸于肺而化为津，以溉一身，此金能生水之义，二药固肺药也，而又淡渗，故取之。《保命集》用蜜煎生姜汤，大器倾注，时时呷之，法曰，心肺之病，莫厌频而少饮。经云：补上治上宜以缓。又云：辛以润之。升腠理，致津液，肺气下流，故火气降而燥衰矣，有食韭苗而渴愈者，亦辛润之意也，丹溪云：消渴饮缫丝汤，能引清气上朝于口。子谓蚕与马同属午也，心也，作茧成蛹，退藏之际，故能抑心火而止渴焉。饮多停积，有化水丹，又有神仙减水法。东垣治张芸夫病消渴，舌上赤裂，饮水无度，小便数，制方名曰生津甘露饮子。《内经》云：热淫所胜，佐以甘苦，以甘泻之。热则伤气，气伤则无润。折热补气，非甘寒之剂不能，故以石膏之甘寒为君。王太仆云：壮水之主，以制阳光，故以柏、连、栀子、知母之苦寒，泻热补水为臣。以当归、杏仁、麦门冬、全蝎、连翘、白葵花、兰香、甘草甘寒和血润燥为佐。升麻、柴胡苦平，行阳明、少阳二经。荜澄茄、白豆蔻、木香、藿香反佐以取之。又用桔梗为舟楫，使浮而不下也。为末汤浸，蒸饼和成剂，晒干杵碎，如黄米大。每于掌内舐之，津液送下，不令药过病处也。许学士治一卒病渴，日饮水三斗，不食已三月，心中烦闷，此心中有伏热。与火府丹，每服五十丸，温水下，日三。次日渴止，又次日食进。此方本治淋，用以治渴效。信乎！药贵变通用之。经云：少阳司天之政，三之气，炎暑至，民病渴。又云：少阴之复，渴而欲饮。又云：少阳之复，嗌络焦槁，渴引水浆。是热助心盛而渴，治以诸寒剂，世之所知也。经云：太阳司天，寒气下临，心火上从，嗌干善渴。又云：太阳司天，寒淫所胜，民病嗌干，渴而欲饮。又云：寒水太过，上临太阳，民病渴而妄冒。是寒攻心虚而渴，治以诸热剂，则世之所未知也。东垣云：消渴末传，能食者，必发脑疽背疮，不能食者，必传中满膨胀。《圣济总录》皆为必死不治之证，洁古分而治之，能食而渴者，白虎加人参汤主之。不能食而渴者，钱氏白术散倍加葛根主之。上下既平，不复传下消矣。或曰：末传疮疽者，何也？此火邪胜也，其疮痛甚而不溃，或溃赤水者是也。经曰：有形而不痛者，阳之类也。急攻其阳，无攻其阴，治在下焦，元气得强者生，失强者死。末传中满者，何也？以寒治热，虽方士不能废绳墨而更其道也。然脏腑有远近，心肺位近，宜制小其服，肾肝位远，宜制大其服，皆适其至所为故。知过与不及，皆诛罚无过之地也。如膈消、中消，制之太急，速过病所，久而成中满之疾。正谓上热未除，中寒复生者，非药之罪，失其缓急之宜也。处方之际，宜加审焉。虽为三条，而分经止渴，中下亦同例，当参考焉。

二、中消者

胃也，渴而多饮，善食而瘦，自汗，大便硬，小便频数赤黄，热能消谷，知热在中焦也。宜下之以调胃承气汤，又三黄丸主之。胃热则善消水谷，可饮甘辛降火之剂，用黄连末，生地、白藕各自然汁，牛乳各一升，熬成膏，和黄连末一斤，丸如桐子大。每服三五十丸，少呼白汤下，日进十服。消渴中消，自古只治燥止渴，误矣。三阳结谓之消，三阳者，阳明也。手阳明大肠主津液所生病，热则目黄口干，是津液不足也。足阳明主血所生病，热则消谷善饥，血中伏火，是血不足也。结者，津液不足，结而不润，皆燥热为病也。此因数食甘美而多肥，故其气上溢，转为消渴，治之以兰，除陈气也。不可服膏粱、芳草、石药，其气悍烈，能助热燥也。越人云：邪在六腑则阳脉不和，阳脉不和则气留之，气留之则阳脉盛矣，阳脉太盛则阴气不得荣也。故肌肉皮肤消削是也，和血益气汤主之。戴云：消脾缘脾经燥热，食物易化，皆为小便，转食转饥。然脾消又自有三，曰消中，曰寒中，曰热中。宜用莲茗饮，加生地黄、干葛各一钱。或乌金散，或只用莲茗饮、顺利散、参蒲丸、加味钱氏白术散、和血益气汤、清凉饮子、甘露膏、黄连猪肚丸、烂金丸、天门冬丸、猪肾荠苨汤。《内经》言大肠移热于胃，善食而瘦，谓之食㑊。胃移热于胆，亦曰食休。食休者，谓食移易而过，不生肌肤，亦易饥也。

东垣云：善食而瘦者，胃伏火邪于气分则能食，脾虚则肌肉削也，即消中也。运气消中皆属热。经云：少阴之胜，心下热善饥。又云：少阳之胜，热客于胃，善饥，治以寒剂是也。针灸消中，皆取于胃。经云：邪在脾胃，阳气有余，阴气不足，则热中善饥，取三里灸。又云：胃足阳明之脉气盛，则身以前皆热，于胃则消谷善饥。热则清之，盛则泻之。

三、下消者

病在下焦，初发为膏淋，谓淋下如膏油之状，至病成，烦躁引饮，面色黧黑，形瘦而耳焦，小便浊而有脂液，治宜养血以分其清浊而自愈矣，以六味地黄丸主之。益火之源以消阴翳，则便溺有节，八味丸。壮水之主以制阳光，则渴饮不思，六味丸。《金匮要略》治男子消渴，小便反多，如饮水一斗，小便亦一斗，肾气丸主之。子和治肾消，以肾气丸本方内加山药一倍外，桂、附从四时加减，冬一两，春秋五钱，夏二钱半。又法，肾气丸去附子，加五味子一两半。娄全善云：肾消者，饮一溲二，其溲如膏油，即膈消、消中之传变。王注谓肺脏消燥，气无所持是也。盖肺藏气，肺无病则气能管摄津液，而津液之精微者，收养筋骨血脉，余者为溲。肺病则津液无气管摄，而精微者亦随溲下，故饮一溲二而溲如膏油也。筋骨血脉无津液以养之，故其病成，渐形瘦焦干也。然肺病本于肾虚，肾虚则心寡于畏，妄行凌肺，而移寒与之，然后肺病消。故仲景治渴而小便反多，用肾气丸补肾救肺，后人因名之肾消及下消也。或曰：经既云肺消死不治，仲景复用肾气丸治之何也？曰：饮一溲二者，死不治。若饮一未至溲二者，病尚浅，犹或可治。故仲景肾气丸治饮水一斗，小便亦一斗之证。若小便过于所饮者，亦无及矣。肾消服滋补丸药外，宜多煎黄芪汤饮之。戴院使云：若因色欲过度，水火不交，肾水下泄，心火自炎，以致渴浊，不宜备用凉心冷剂，宜坚肾水以济心火，当用黄芪饮，加苁蓉、五味各半钱，吞八味丸，及小菟丝子丸、玄菟丹、鹿茸丸、加减安肾丸，或灵砂丹。消肾为病，比诸消为重，古方谓之强中。谓之内消。多因恣意色态，或饵金石，肾既衰，石气独在，精水无所养，故常发虚，不交精出，小便无度，唇口干焦，黄芪饮吞玄菟丹。八味丸、鹿茸丸、加减肾气小菟丝子丸、灵砂丹，皆可选用。未效，黄芪饮加苁蓉、五味、山茱萸各四分，荠苨、苁蓉丸、天王补心丹、双补丸、肾沥散、银箔丸、白茯苓丸。

四、通治

三消丸，用好黄连洗净为细末，不拘多少，切冬瓜肉，研取自然汁，和成饼，阴干，再为细末，用汁浸和，加至七次，即和冬瓜汁为丸桐子大。每服三十丸，以大麦仁汤入冬瓜汁送下。寻常渴，止一服效。酒色过度，积为酷热，熏蒸五脏，津液枯燥，血泣，小便并多，肌肉消烁，专嗜冷物寒浆，勿凉剂，以龙凤丸主之。戴云：诸消不宜用峻补之剂，惟当滋养，除消脾外，心肾，宜用黄芪六一汤，或参芪汤吞八味丸、玄菟丹，或小菟丝子丸。又用竹龙散皆可，用六神饮，亦治肾消。惟脾消则加当归去黄芪，三消小便既多，大便必秘，宜常服四汤，润其大肠，如加人参、木瓜、花粉在内，仍煮四皓粥食之，糯米泔折二，亦可冷选。三消久而小便不臭，反作甜气，在溺桶中涌沸，其病为重。更有浮在溺面如猪脂，溅在桶边如柏烛泪，此精不禁，真元竭矣。消渴小便甜，许学士论之甚详，其理未畅。大抵水之在天地与人身，皆有咸有甘，甘者生气，而咸者死气也，坡仙乳泉赋备矣。小便本咸反甘，是生气泄也。生气泄者，脾气下陷入肾中也。脾气入肾者，土克水也。三消久之，精血既亏，或目无见，或手足偏废如风疾，然此证消肾得之为多，但用治下消中诸补药，滋生精血自愈。三消病退后而燥渴不解，此有余热在肺经，可用参、苓、甘草少许，生姜汁冷服，虚者可用人参汤。渴病愈后再剧，舌白滑微肿，咽喉咽津觉痛，溢肿，时渴饮冷，白沫如胶，饮冷乃止，甘草石膏丸。渴疾愈，须预防发痈疽，黄芪六一汤下忍冬丸。凡诸虚不足，胸中烦躁，时常消渴唇口干燥，或先渴而欲发疮，或病痈疽而后渴者，并宜黄芪六一汤多服。已发者，蓝叶散、玄参散、荠苨丸。消渴后成水气，方书虽有紫苏汤、瞿麦汤、葶苈丸，皆克泄之剂，不若五皮饮送济生肾气丸，及东垣中满分消诸方为妥。（明·王肯堂《证治准绳》）

消渴脉数大者活，虚小病深厄难脱。夫消渴者，由壮盛之时，不自保养，任情纵欲，饮酒无度，善食脍炙或服丹石，遂使肾水枯竭，心火燔炽，三焦猛烈，五脏干燥，由是渴利生焉。口烦渴、口燥渴、口强中三证者，消渴也。多渴而利，燥渴者，热中所作。但饮食皆作小便，自利不渴，令人虚极短气。强中者，阳具不交而精溢自出。凡消渴之人，当防患痈疽。所怕者，一饮酒，二房劳，咸食及面，俱可忌也。大抵脉大者易治，细小者难医也。

一论心肾不交，消渴引饮，有人病渴用渴药，累年不愈，用加减八味丸而愈。其疾本以肾水枯竭，不能制火，心火上炎，是以生渴。此药降心火，生肾水。一人不时发热，日饮水数碗。寒药二剂，热渴益甚，形体日瘦，尺脉洪大而数，时或无力。王太仆曰：热之不热，责其无火；寒之不寒，责其无水。又云：倏热往来，是无火也。时则时止，是无水也。法当补肾，用加减八味丸，不月而愈。（明·龚廷贤《寿世保元》）

三消之病，三焦受病也。上消者，渴证也，大渴引饮，随饮随渴，以上焦之津液枯涸，古云其病在肺，而不知心脾阳明之火，皆能熏炙而然，故又谓之膈消也；中消者，中焦病也，多食善饥，不为肌肉，而日加削瘦，其病在脾胃，又谓之消中也；下消者，下焦病也，小便黄赤，为淋为浊，如膏如脂，面黑耳焦，日渐消瘦，其病在肾，故又名肾消也。此三消者，古人悉认为火证，然有实火者，以邪热有余也，有虚火者，以真阴不足也，使治消证而不辨虚实，则未有不误者矣。消证有阴阳，尤不可不察。如多渴者曰消渴，善饥者曰消谷，小便淋浊如膏者曰肾消，凡此者多由于火，火盛则阴虚，是皆阳消之证也。

至于阴消之义，则未有知之者。盖消者，消烁也，亦消耗也，凡阴阳血气之属日见消败者，皆谓之消，故不可尽以火证为言。何以见之？如《素问·气厥论》曰：心移寒于肺为肺消，饮一溲二，死不治。此正以元气之衰而金寒水冷，故水不化气而气悉化水，岂非阳虚之阴证乎？又如《灵枢·邪气脏腑病形》言：五脏之脉细小这皆为消瘅。岂以微小之脉而为有余之阳证乎？此《内经》阴消之义，固已显然言之，而但人所未察耳。故凡治三消证者，必当察其脉气、病气、形气，但见本元亏竭，及假火等证，必当速救根本，以资化源，若但知为火而专务清理，未有不阴阳俱败者矣。凡治消之法，最当先辨虚实。若察其脉证果为实火致耗津液者，但去其火，则津液自生而消渴自止；若由真水不足，则悉属阴虚，无论上中下，急宜治肾，必使阴气渐充，精血渐复，则病必自愈。若但知清火，则阴无以生而日见消败，益以困矣。上消善渴，中消善饥，虽曰上消属肺，中消属胃，然总之火在上中二焦者，亦无非胃火上炎而然，但当微为分别以治之。若二焦果有实火，则皆宜白虎汤主之。若渴多饥少，病多在肺者，宜人参白虎汤主之。若水亏于下，火炎于上，不得不清者，宜玉女煎或加减一阴煎之类主之。一云上焦渴是心火刑金所致，宜降火清金，以兰香叶、白葵花、黄柏、知母，少加升麻以引清气上升，而渴自止。此说亦可酌用。中消火证，以善饥而瘦，古法直以调胃承气汤及三黄丸之类主之，然既已善饥，其无停积可知，既无停积，则止宜清火，岂堪攻击？非有干结不通等证而用此二剂，恐非所宜。若其果属胃火，别无虚证，则三补丸、玉泉散、白虎汤及抽薪饮之类，皆可择而用之。下消证，小便淋浊，如膏如油，或加烦躁耳焦，此肾水亏竭之证，古法用六味地黄丸之类主之，固其宜矣，然以余观之，则亦当辨其寒热滑涩，分而治之，庶乎尽善。若淋浊如膏，兼热病而有火者，宜补而兼清，以加减一阴煎，或补阴丸、大补阴丸，或六味地黄丸加黄柏、知母之类主之；若下消而兼涩者，宜补宜利，以六味地黄丸之类主之；若下焦淋浊而全无火者，乃气不摄精而然，但宜壮水养气，以左归饮、大补元煎之类主之；若火衰不能化气，气虚不能化液者，犹当以右归饮、右归丸、八味地黄丸之类主之；若下焦无火而兼滑者，当以固肾补阴为主，宜秘元煎、固阴煎及苓术菟丝丸之类主之。三消证，古人以上焦属肺，中焦属胃，下焦属肾，而多从火治，是固然矣，然以余论之，则三焦之火多有病本于肾，而无不由乎命门者。夫命门为水火之府，凡水亏证固能为消为渴，而火亏证亦能为消渴者，何也？盖水不济火火不归原，故有火游于肺而为上消者，有火游于胃而为中消者，有火烁阴精而为下消者，是皆真阴不足，水亏于下之消证也。又有阳不化气则水精不布，水不得火则有降无升，所以直入膀胱而饮一溲二，以致泉源不滋，天壤枯涸者，是皆真阳不足，火亏于下之消证也。阴虚之消，治宜壮水，固有言之者矣，阳虚之消，谓宜补火，则人必不信，不知釜底加薪，氤氲彻顶，槁禾得雨，生意归巅，此无他，皆阳气之使然也，亦生杀之微权也。余因消证多虚，难堪剥削，若不求其斫丧之因，而再伐生气，则消者愈消，无从复矣。故再笔于此，用以告夫明者。（明·张景岳《景岳全书》）

上消者，舌上赤裂，大渴引饮，《逆调论》云『心移热于肺，传为膈消』者是也，以白虎汤加人参治之。中消者善食而瘦，自汗，大便硬，小便数，叔和云『口干饮水，多食饥，虚瘅成消中』者是也，以调胃承气汤主之。下消者，烦躁引饮，耳轮焦干，小便如膏，叔和云『焦烦水易亏』，此肾消也，六味丸治之。古人治三消之法，详别如此。余又有一说焉。人之水火得其平，气血得其养，何消之有？其间摄养失宜，水火偏胜，津液枯槁，以致龙雷之火上炎。熬煎既久，肠胃合消，五脏干燥，令人四肢瘦削，精神倦怠。故治消之法，无分上、中、下，先治肾为急。惟六味、八味及加减八味丸，随症而服，降其心火，滋其肾水，则渴自止矣。白虎、承气，皆非所治也。楼全善云：『肺病本于肾虚。肾虚则心寡于畏，妄行凌肺，而移热与之，故肺病消。仲景治渴而小便反多，用八味丸补肾救肺，后人因名之肾消也。』《总录》谓不能食而渴者，末传中满；能食而渴者，必发脑疽、背痈。盖不能食者，脾之病。脾主浇灌四旁，与胃行其津液者也。脾胃既虚，则不能敷布其津液，故渴。其间纵有能食者，亦是胃虚引谷自救。若概用寒凉泻火之药，如白虎、承气之类，则内热未除，中寒复生，能不末传膨胀耶？惟七味白术散、人参生脉散之类，恣意多饮，复以八味丸滋其化源，才是治法。及能食而渴、发疽者，乃肥贵人膏粱之疾也，数食甘美而肥多，故其上气转溢而为消渴。不可服膏粱、芳草、金石药，其气剽悍，能助燥热。经云：『治之以兰，消陈积也。』亦不用寒凉。及发痈疽者何也？经曰：『膏粱之变，足生大疔。』此之谓也。其肾消而亦有脑疽、背痈者，盖肾主骨，脑者髓之海，背者太阳经寒水所过之地。水涸海竭，阴火上炎，安得不发为痈疽。其疮甚而不溃，或赤水者是。甚则或黑或紫，火极似水之象，乃肾水已竭，不治。或峻补其阴，亦可救。

或曰：人有服地黄汤而渴仍不止者，何也？曰：此方士不能废其绳墨，而更其道也。盖心、肺位近，宜制小其服；肾、肝位远，宜制大其服。如上消、中消，可以前九缓而治之。若下消已极，大渴大燥，须加减八味丸料一升，内肉桂一两，水煎六七碗，恣意冷饮之，熟睡而渴病如失矣。处方之制，存乎人之通变耳。

或问曰：下消无水，用六味地黄丸以滋少阴之肾水矣，又加附子、肉桂者何？盖因命门火衰，不能蒸腐水谷，水谷之气不能熏蒸，上润乎肺，如釜底无薪，锅盖干燥，故渴。至于肺亦无所禀，不能四布水精，并行五经。其所饮之水，未经火化，直入膀胱，正谓饮一升溺一升，饮一斗溺一斗。试尝其味，甘而不咸可知矣。故用桂附之辛热壮其少阴之火，灶底加薪，枯笼蒸溽，槁禾得雨，生意维新，惟明者知之，昧者鲜不以为迂也。昔汉武帝病渴，张仲景为处此方，至圣玄关，今尤可想。八味丸诚良方也。疮疽痊后，及将痊口渴甚者，舌黄坚硬者，及未患先渴，或心烦躁渴，小便频数，或白浊、阴痿，饮食少思，肌肤消瘦，及腿肿脚软，口舌生疮，服之无不效。（明·赵献可《医贯》）

喻昌曰：消渴之患，常始于微而成于著，始于胃而极于肺肾。始如以水沃焦，水入犹能消之；既而以水投石，水去而石自若。至于饮一溲一，饮一溲二，则燥火劫其真阴，操立尽之术，而势成熇熇矣。《内经》有其论无其治，《金匮》有论有治矣，而集书者采《伤寒论》厥阴经消渴之文凑入，后人不能抉择，斯亦不适于用也。盖伤寒传经，热邪至厥阴而尽，热势入深，故渴而消水，及热解则不渴，且不消矣，岂杂证积渐为患之比乎？谨从《内经》拟议言之。经谓凡治消瘅仆击、偏枯痿厥、气满发逆、肥贵人则膏粱之疾也，此中消所由来也。肥而不贵，食弗给于鲜；贵而不肥，餐弗过于饕；肥而且贵，醇酒厚味，孰为限量哉？久之食饮，酿成内热，津液干涸，求济于水，然水入尚能消之也，愈消愈渴，其膏粱愈无已，而中消之病遂成矣。夫既瘅成为消中，随其或上或下，火热炽盛之区，以次传入矣。上消者胃以其热上输于肺，而子受母累，心复以其热移之于肺，而金受火刑。金者生水而出高源者也，饮入胃中，游溢精气而上，则肺通调水道而下。今火热入之，高源之水，为暴虐所逼，合外饮之水，建瓴而下，饮一溲二，不但不能消外水，且并素酝水精，竭绝而尽输于下，较六腑之暴注暴泄，尤为甚矣，故死不治也。所谓由心之肺谓之死阴，死阴之属，不过三日而死者，此之谓也。故饮一溲二，第一危候也。至于胃以其热，由关门下传于肾，肾或以石药耗其真，女色竭其精者，阳强于外，阴不内守，而小溲浑浊如膏，饮一溲一，肾消之证成矣。经谓石药之性悍，又谓脾风传之肾，名曰疝瘕，少腹冤热而痛，出白液，名曰蛊，明指肾消为言。医和有云：女子阴物也，晦淫则生内热惑蛊之疾，此解冤热及蛊义甚明。王太仆谓消烁肌肉，如蛊之蚀，日渐损削，乃从消字起见，浅矣浅矣。夫惑女色以丧志，精泄无度，以至水液浑浊，反从火化，亦最危候。经云：君火之下，阴精承之。故阴精有余，足以上承心火，则其人寿。阴精不足，心火直下肾中，阳精、所降，其人夭矣。故肾者胃之关也，关门不开？则水无输泄而为肿满；关门不闭，则水无底止而为消渴。消渴属肾一证，《金匮》原文未脱，其曰：饮一斗溲一斗者，肾气丸主之。于以蒸动精水，上承君火，而止其下入之阳光，此正通天手眼。张子和辄敢诋之，既诋仲景，复谀河间，谓其神芎丸以黄芩味苦入心，牵牛、大黄驱火气而下，以滑石引入肾经，将离入坎，真得《黄庭》之秘。颠倒其说，阿私所好，识趣卑陋若此，又何足以入仲景之门哉？何柏斋《消渴论》中已辨其非。昌观戴人吐下诸案中，从无有治消渴一案者，可见无其事，即无其理矣。篇首论火一段，非不有其理也，然以承气治壮火之理，施之消渴，又无其事矣。故下消之火，水中之火也，下之则愈燔；中消之火，竭泽之火也，下之则愈伤；上消之火，燎原之火也，水从天降可灭，徒攻肠胃，无益反损。夫地气上为云，然后天气下为雨，是故雨出地气，地气不上，天能雨乎？故亟升地气以慰三农，与亟升肾气以溉三焦，皆事理之必然者耳。不与昔贤一为分辨，后人亦安能行其所明哉？昌著消渴论，聊会《内经》大意，谓始于胃而极于肺肾，走为中上下之三消。其他膈消亦积食证，要亦中上之消耳，然未得《金匮》之实据，心恒不慊。越二岁，忽忆《内经》云：有所劳倦，形气衰少，谷气不盛，上焦不行，胃气热，热气熏胸中故内热。恍然悟胸中受病消息，惟是胃中水谷之气，与胸中天真灌注环周，乃得清明在躬，若有所劳倦，伤其大气宗气，则胸中之气衰少。胃中谷气因而不盛，谷气不盛，胸中所伤之气愈益难复，而不能以克行。于是谷气留于胃中，胃中郁而为热；热气熏入胸中，混合其衰少之气，变为内热，胸胃间不觉易其冲和之旧矣。求其不消不渴，宁可得乎？透此一关，读《金匮》所不了了者，今始明之。其云：寸口脉浮而迟，浮即为虚，迟即为劳，虚则卫气不足，劳则荣气竭。趺阳脉浮而数，浮则为气，数则消谷而大坚，气盛则溲数，溲数则坚，坚数相搏，即为消渴。举寸口以候胸中之气，举趺阳以候胃中之气，显然有脉之可循，显然有证之可察，然且难解其微焉。盖阴在内为阳之守，阳在外为阴之固，寸口脉浮，阴不内守，故卫外之阳浮，即为虚也。寸口脉迟，阳不外固，故内守之阴迟，即为劳也，总因劳伤荣卫，致寸口脉虚而迟也。然荣者水谷之精气，卫者水谷之悍气，虚而且迟，水谷之气不上充而内郁，已见膈虚胃热之一斑矣。更参以趺阳脉之浮数，浮则为气，即《内经》热气熏胸中之变文，数则消谷而大坚。昌前论中既如以水投石，水去而石自若，偶合胃中大坚，消谷不消水之象，可见火热本足消水也，水入本足救渴也。胃中坚燥，全不受水之浸润，转从火热之势，急奔膀胱，故溲数。溲去其内愈燥，所以坚数相搏，即为消渴。直引《内经》味过于苦，久从火化，脾气不濡，胃气乃厚之急，为消渴之源，精矣微矣。晋唐以后，代不乏贤，随其聪敏，揣摩《内经》，各自名家，卒皆不入仲景堂奥，其所得于《内经》者浅耳。使深则能随证比类，各出脉证方治，以昭成法，而《金匮》遗编，家传户诵之矣，即如消渴证，相沿谓中消者宜下之，共守一语，更无别商，岂一下可了其局乎？抑陆续徐下之乎？夫胃已大坚，不受膏沐，辄投承气，坚者不受，瑕者受之矣。膀胱不受，大肠受之矣。岂不乘其药势，传为痢下、鹜溏、中满、肿胀之证乎？《总录》谓末传能食者，迎发脑疽背疮；不食者，必传中满膨胀，皆为不治之证。诸家不亟亟于始传中传，反于末传多方疗治，如忍冬蓝叶荠范丸散，及紫苏葶苈中满分消汤丸，欲何为耶？《金匮》于小溲微觉不利，早用文蛤一味治之，方书从不录用。讵知软坚之品，非劫阴即伤阴，独此一种平善无过，兼可利水，诚足宝乎。洁古谓能食而渴者，白虎加人参汤；不能食而渴者，钱氏白术散加葛根。

末传疮疽者，火邪盛也，急攻其阳，无攻其阴。下焦元气得强者生，失强者死，末传中满者膈消，中消制之太过，速过病所。上热未除，中寒复起，非药之罪，用药时失其缓急之制也。洁古老人可谓空谷足音矣！所云无攻其阴，得强者生，失强者死，皆虑泉竭之微言，令人耸然起敬。于是追步后尘，徐商一语曰：三消总为火病，岂待末传疮疽，始为火邪胜耶？然火之在阳在阴，分何脏腑，合何脏腑，宜升宜降宜折宜伏，各各不同。从其性而治之，使不相扞格，乃为良法。若不治其火，但治其热，火无所归，热宁有止耶？如肾消阴病用六味丸，阳病用八味丸，此亦一法。若谓下消只此一法，其去中消宜下之说，能以寸哉！

《内经·阴阳别论》曰：二阳结谓之消。二阳者阳明也，手阳明大肠主津，病消则目黄口干，是津不足也。足阳明胃主血，病热则消谷善饥，血中伏火，乃血不足也。结者津血不足，结而不行，皆燥之为病也。《内经》曰：心移热于肺，传为膈消。张子和谓膈消犹未及于肺，至心移寒于肺，乃为肺消。如此泥文害意，非能读《内经》者也。岂有心移热于肺，肺传其热于膈，犹未及肺之理，必变经文为心移热于膈，传为肺消，乃不泥乎？要识心肺同居膈上，肺为娇脏，移寒移热，总之易入。但寒邪入而外束，热邪入而外传，均一肺消，而治则有分矣。

刘河间论三消之疾，本湿寒之阴气极衰，燥热之阳气太甚。六气中已遗风火二气矣。且以消渴、消中、消肾，分明三消，岂中下二消，无渴可言耶？及引经言，有心肺气厥而渴；有肝痹而渴；有痹热而渴；有胃与大肠结热而渴；有脾痹而渴；有肾热而渴；有小肠痹热而渴，愈推愈泛。其不合论消渴，但举渴之一端，为燥热亡液之验，诚不可解。玉机微义，深取其说，发暖药补肾之误，吾不知暖药果为何药也！世岂有以暖药治消渴之理哉？其意盖在非《金匮》之主肾气丸耳，夫肾气丸蒸动肾水，为治消渴之圣药，后世咸知之。而何柏斋复辨之，昌恐后学偶阅子和宗厚之说，反滋疑眩，故再陈之。

瘅成为消中，胃热极深，胃火极炽，以故能食易饥多渴，诸家咸谓宜用大承气汤下之矣。不知渐积之热，素蕴之火，无取急下，下之亦不去，徒损肠胃，转增其困耳，故不得已而用大黄。当久蒸以和其性，更不可合枳实、厚朴同用，助其疾趋之势。洁古用大黄，更其名曰顺利散，隐然取顺利，不取攻劫之急。方下云：治中消热在胃而能食，小便色黄微利，至不欲食为效，不利多利。昌恐微利至不欲食，胃气已不存矣。承气非微利之法，而可渎用哉？子和更其方为加减三黄丸，合大黄、芩、连用之，不用枳、朴矣。方下云：治丹石毒及热渴。以意测度，须大实者方用。曾不思消渴证，真气为热火所耗，几见有大实之人耶？然则欲除胃中火热，必如之何而后可。昌谓久蒸大黄，与甘草合用，则急缓互调；与人参合用，则攻补兼施。如充国之屯田金城，坐困先零，庶几可图三年之艾。目前纵有乘机斗捷之著，在所不举，如之何欲取效眉睫耶？昔贤过矣。（明·喻昌《医学法律》）

大意　二阳结，谓之消渴。《内经》二阳者，手阳明大肠，主津液。足阳明胃，主血气。津血不足，发为消渴。（《入门》）

内因　水之本在肾，末在肺。（《内经》）真水不竭，何渴之有。人惟酒色是耽，辛热太过，或以甘肥煿炙适其口，或以丹砂玉石济其私，于是火炎上熏，津液干枯而病生焉。

外候　上消者，心也。多饮少食，大便如常，溺多而频。中消者，脾也。善渴善饥，能食而瘦，溺赤便闭。下消者，肾也。精枯髓竭，引水自救，随即溺下，稠浊如膏。

（《医鉴》）

三消　移热上消于心，移热于肺。中消于脾，移热于胃。下消于肾，移热于膀胱。传染既久，肠胃合消，五脏干燥。（《辨疑》）故上轻，中重，下危。（《入门》）

三消传变　凡消病火炎日久，气血凝滞。能食者，末传脑疽背痈。不能食者，末传噎膈膨胀，皆不治之症也。（《总录》）

死症　上消心火亢极，肺金受囚，饮一溲二者死。中消胃阳独旺，脾阴困败，下利而厥，食已善饥者死。下消肾阴枯涸，邪火煎熬，精溺时泄，如油如脂者死。

脉法　胃脉浮数者消谷。肺脉滑数者消渴。大率数大者生，细微者死。沉小者生，牢实者死。

治法　治宜补肾水，泻心火，除肠胃燥热，济身中津液。使道路散而不结，津液生而不枯，气血利而不涩，则病自已矣。（《玉机》）

血分气分　气分渴者，因外感传里，或过食香燥，热耗津液，喜饮冷水，当与寒凉渗利以清其热，热去则阴生，而渴自止。血分渴者，因内伤劳役，精神耗散，胃气不升，或病后亡津，或余热在肺，口干作渴，喜饮热汤，当与甘温酸剂以滋其阴，阴生则燥除而渴自止。（《入门》）

治宜　滋补初起宜养肺清心，久病宜滋肾养脾。盖五脏之津液，皆本乎肾。故肾暖则气上升而肺润，肾冷则气不升而肺枯，故肾气丸为消渴良方也。又五脏之精华，悉运乎脾。脾旺则心肾相交，脾健而津液自化，故参苓白术散为收功神药也。（《汇补》）

治无太峻　如上消、中消，治之太急，久成中满之证。所谓上热未除，中寒复起也。用药上消初起，人参竹叶汤；久则麦冬饮子。中消初起，加减甘露饮；久则钱氏白术散。下消初起，生地饮子；久则小八味丸。若心肾不交，水下火上，无以蒸气而消者，桂附八味丸。若脾胃虚衰，不能交媾水火，变化津液而渴者，参苓白术散。夏月伏暑心胞，患消渴者，香薷散主之。其他如缫丝汤、天花粉、芦根汁、淡竹叶、麦冬、知母、牛乳，皆消渴之神药也。不可不审。

经云，渴而多饮为上消，消谷善饥为中消，口渴小水膏者为下消，三消之证，皆燥热结聚也。大法，治上消者，宜润其肺，兼清其胃，二冬汤主之；治中消者，宜清其胃，兼滋其肾，生地八物汤主之；治下消者，宜滋其肾，兼补其肺，地黄汤生脉散并主之。夫上消清胃者，使胃火不得伤肺也；中消滋肾者，使相火不得攻胃也；下消清肺者，滋上源以生水也。三消之治，不必专执本经而滋其化源则病易痊矣。书又云：饮一溲一，或饮一溲二，病势危急，仲景用八味丸主之，所以安固肾气也；而河间则用黄芪汤和平之剂。大抵肺肾虚而不寒者，宜用此法。又按仲景少阴篇云：肾经虚，必频饮热汤以自救，乃同气相求之理，今肾经虚寒，则引水自灌，虚寒不能约制，故小便频数，似此不必与消证同论，宜用理中汤加益智仁主之。然予尝见，伤暑发喘之证，小便极多，不啻饮一而溲二者，用六味加知柏而效，可见此证又由肾经阴虚而得，治宜通变，正当临证制宜，未可一途而取也。（清·程国彭《医学心悟·三消》）

消渴病有三：一渴而饮水多，小便数，有脂如麸片，甜者是消渴也。二吃食多，不甚渴，小便少，似有油而数者，是消中也。三渴饮水不能多，但腿肿脚先瘦小，阴痿弱，数小便者，是肾消也。消渴大禁有三：一饮酒，二房室，三咸食及面，能慎此者，虽不服药，自可无他。不知此者，纵有金丹，亦不可救，慎之，慎之。

李词部曰：消渴之疾，发则小便味甜。《洪范》云：稼穑作甘。以理推之，淋饧醋酒作脯法，须臾即皆能甜也。人饮食之后，滋味皆甜，积在中焦，若腰肾气盛，则上蒸精气，化入骨髓，其次为脂膏，其次为肌肉，其余则为小便。气臊者，五脏之气；味咸者，润下之味也。若腰肾虚冷，不能蒸化于上，谷气则尽下而为小便，故甘味不变，下多不止，食饮虽多而肌肤枯槁。譬如乳母，谷气上泄，皆为乳汁。消渴疾者，谷气下泄，尽为小便也。又肺为五脏之华盖，若下有暖气上蒸，即润而不渴；若下虚极，即阳气不能升，故肺干而渴。譬如釜中有水，以板盖之，若下有火力，则暖气上腾而板能润；若无火力，则水气不能上，板终不可能得而润也。故张仲景云：宜服八味肾气丸，并不可食冷物，及饮冷水，此颇得效。（清·尤在泾《金匮翼》）

三消，燥病也。三消之证，分上中下。上消者，舌赤裂，咽如烧，大渴引饮，日夜无度。中消者，多食易饥，肌内燥，口干饮水，大便硬，小便如泔。下消者，烦躁引饮，耳轮焦，便溺不摄，或便如胶油。

三消之由：上消肺也，由肺家实火，或上焦热，或心火煅炼肺金。中消脾也，由脾家实火，或伏阳蒸胃。下消肾也，由肾阴虚，或火伏下焦。经曰：心移寒于肺，为肺消，肺消者，饮一溲二，死不治。又曰：心移热于肺，传为膈消。又曰：奇病有消渴，皆上消也，多饮而渴不止者也。盖肺主气，其能通调水道而有制者，赖心君火，时与以温气而为之主，以润燥金，故肺之合皮，其主心也，若心火不足，不能温金，而反移以寒，寒与金化，则金冷气沉而不得升，犹下有沟渎，上无雨露，是以饮一溲二也，是肺气以下而枯索也，故曰肺消死不治，此因于寒者也。肺本燥金，心腹以热移之，为火燥相印，因而膈上焦烦，饮水多而善消，此因于热者也。可见上消之由，有阴有阳，不可不辨。而多饮易消，火气炎郁，所以为奇病也。经又曰：瘅成为消中。又曰：胃中热则消谷，令人善饥。又曰：二阳结，谓之消，皆中消也。此盖结于本气，阳明气盛热壮，然以血多津守，未尝有所结，今言其结，则阳邪盛而伤阴，枯其津液，故结在中焦。阳明亢甚，故消谷善饥。又热亢能消，精液不荣肌肉，故名曰消也。经又曰：溲便频而膏浊不禁，肝肾主之，此下消也。盖缘肾水亏损，津液枯竭，水亏火旺，蒸烁肺金，肺被火邪，不能生肾，故成下消也。赵献可言三消之证，总由煎熬既久，五脏燥烈，能食者必发胸疽背痈，不能食者必发中满膨胀，治者不必分上下，概用清肺滋肾之药，上消小剂，中消中剂，下消大剂，宜概用六味丸加麦冬、五味子。其或命门火衰，火不归原，游于肺为上消，游于胃为中消，必用引火归原之法，渴病若失矣，宜八味丸，冷水服之。若过用寒凉，恐内热未除，中寒又起。献可此言诚能于消病中寻源讨流，但必切脉合症，确然审是命门火衰，然后可用桂附，若由热结所致，下咽立毙矣，慎之谨之。

大约善治三消者，必补肾水真阴之虚，泻心火燔灼之热，除肠胃燥热之邪，济心中津液之衰，使道路散而不结，津液生而不枯，气血利而不涩，则消证无不愈矣。夫三消之成，总皆以水火不交，偏胜用事，燥热伤阴之所致，而要之五行之气相成，阳胜固能消阴，阴胜亦能消阳，如经言二阳之病，传为风消。二阳者，阳明也，阳明既病，木邪起而胜之，既胜，则精血不荣，肌肉风消也，故由燥阳伤阴，而气不化水固为消。由阴邪偏胜，而阳不帅阴，其水不化气亦为消，其消一也。总治三消，宜人参白术散、桑白皮汤、活血润燥生津饮、大黄甘草饮子。又有中消而口甘者，由脾热，中消而口苦者，由胆热，此二种《内经》谓之瘅证，与消病一类却非即消病。盖口甘者，脾瘅，肥美之所发。肥令人内热，甘令人中满，中满热郁，其气上溢，久亦转为消渴也，经则治之以兰草，除陈气也。兰性味甘寒，能利水道，其清气能生津止渴，除陈积蓄热也。口苦者，胆瘅。肝取决于胆，而数谋虑不决，胆气虚，其气上溢，而口为之苦，以胆之脉会于咽也。治法俱同三消，特各加引经药使归于肝脾。至三消分治之方，可详举之：有烦渴能食者宜人参白虎汤。有消渴胸满心烦，无精神者宜人参宁神汤。有消渴便干，阴头短，舌白燥，口唇裂，眼涩而昏者宜止消润燥汤。有消渴后身肿者宜紫苏汤。有消渴面目足膝肿，小便少者宜瞿麦饮。有消渴咽干面赤烦躁者宜地黄饮。有消渴盛于夜者宜加减地黄丸。有消渴由心火上炎，肾水不济，烦渴引饮，气血日消者宜降心汤。有心火炽热，口干烦渴，小便赤涩者宜清心莲子饮。有消渴小便数，舌上赤脉，肌体枯瘦者宜和血益气汤。有消渴而上焦烦热，为膈消者宜人参石膏汤。有消渴不能食者宜麦门冬饮子。有老人虚人大渴者宜人参麦冬汤。以上皆上消之属。通治上消宜生津养血汤、黄芩汤。

有消中饮食多，不甚渴，小便数，肌肉瘦者宜加减白术散。有消谷善饥者宜加减白术散。有能食而瘦，口干自汗，便结溺数者宜清凉饮。有消中而瘦，二便秘者宜兰香饮子。有消中由胃热者宜藕汁膏。有消中而中焦燥热，肌肉瘦削，大便硬，小便数而黄赤者宜生津甘露饮。有消中后腿渐细，将成肾消者宜茯苓丸。以上皆中消之属通治消中，宜调胃承气汤、加减三黄丸、黄连猪肚丸、顺气散。

有肾消大渴饮水，下部消瘦，小便如脂液者宜玄菟丹。有肾虚水涸燥渴者宜双补丸。有肾消大渴便数，腰膝疼者宜肾沥丸。有肾消尿浊如膏者宜人参茯苓散。有肾消口燥烦渴，两脚枯瘦者宜加减肾气丸。有肾虚消渴，小便无度者宜鹿茸丸。有肾消茎长而坚，精自出者，此孤阳无阴，即强中症也，最难治，盖此亦由耽好女色，或服丹石以恣欲，久则真气脱而热气盛，故饮食如汤沃雪，肌肤削，小便如膏油，阳易兴而精易泄也。宜六味丸、石子荠范汤、黄连猪肝丸。以上皆下消之属。通治下消，宜补肾地黄丸、加减八味丸。

消证之不同如此。此外又有食休证。经曰：大肠移热于胃，善食而瘦，谓之食体。胃移热于胆，亦名食㑊。注云：休者，易也。饮食移易而过，不生肌肉也，治与消中同。而又有酒渴证，由平日好酒，热积于内，津液枯燥，烦渴引饮，专嗜冷物也，宜乌梅木瓜汤。而又有虫渴证，由虫在脏腑之间，耗其精液，而成消渴也，宜苦楝汤。而又有类消证，其人渴欲求饮，饮一二口即厌，不比消渴之无厌，此由中气虚寒，寒水泛上，逼出浮游之火于喉舌间，故上焦欲得水救，水到中焦，以水遇水，故厌也，宜理中汤送八味丸。

又经云：二阳之病发心脾，有不得隐曲，女子不月。阳明位太阴之表而居中，于腑则胃当之，非若手阳明大肠之以经络为阳明比也。其病发心脾者，胃与心为生土之母子，而脾与胃行津之表里。发者，发足之义。人之情欲，本以伤心，劳倦忧思，本以伤脾，脏既伤，则必连及于腑，又必从其能连及者，如母病必及子。故凡内而伤精，外而伤形者，皆能病及胃，此二阳之病，发自心脾也。然阳明为生化之本，其气盛，其精而下行，化荣卫而润宗筋，化源既病，则阳道外衰，故不得隐曲而枯涩，女子则不月。盖心脾为真阴之主，胃为真阳之主，伤真阴必使真阳无守，二阳既病，仓廪空而饷道绝，为生死之关，然必自真阳之伤为之，故曰发心脾也。治亦同三消，参其证而用方主之可也。至于消渴既久，其传变之证，在能食者必发痈疽背疮，不能食者必至中满膨胀，何也？津液竭则火邪胜，故发痈脓，且痛甚而或不溃，或流赤水也。又如上中二消，制之太急，寒药多而胃气伤，故成中满，甚而水气浸渍，溢于皮肤，则为肿胀，所谓上热未除，中寒之症复生也。夫至痈疽胀满，亦与强中等症，皆为传变而不易治矣。《入门》曰：饮水而安者，实热也；饮水少顷即吐者，火邪假渴耳。丹溪曰：三消多属血虚不生津液，宜以四物汤为主。上消加人参、五味、麦冬、花粉煎，入藕汁、地黄汁、牛乳。酒客生葛根汁冲服。中消加知母、石膏、寒水石、滑石。下消加黄柏、知母、熟地、五味子。又曰：养肺降火生血为主，分上中下治之。又曰：消渴证，小便反多，如饮水一斗，小便亦一斗，宜肾气丸。

徐忠可曰：仲景云：厥阴之为病，消渴，气上冲心，心中疼热，饥而不欲食，食即吐，下之不肯止。夫厥阴之为病消渴七字，乃消渴之大原，然或单渴不止，或善食而渴，或渴而小便反多，后人乃有上中下之分，不知上中下似不同，其病原总属厥阴。厥阴者，风木之脏也，与风相得，故凡中风，必先中肝。然风善行而数变，故在经络，在血脉，在肌肉，各各不同。而又有郁于本脏者，则肝得邪而实。因而乘其所胜。阳明受之，乘其所生，少阴受之，于是上中下或有偏胜，现症稍殊，皆为消渴，皆由厥阴风郁火燔，故曰厥阴之为病消渴。《内经》亦有风消二字，消必兼风言之，亦此意也。

又曰：《内经》云：二阳结，谓之消。仲景独言厥阴，似乎互异，不知邪气浸淫，病深肠胃，气聚不散，故曰结，其使肠胃之气不能健运而成三消，则厥阴实为病之本。如果病专肠胃，则下之为中病，消渴宜无不止矣。然多食而饥不止为中消，此又云饥不欲食，则知消渴之病，亦有不欲食者，但能食而渴者，全重二阳论治。饮一溲二，重在肾虚论治。其不能食而气冲者，重在厥阴论治。此又临证时微细之辨乎。

缪仲淳曰：三消渴疾，以鲇鱼涎和黄连末为丸，每五七丸，乌梅下，日三服取效。又曰：用白芍、甘草等份为末，每一钱，水煎，日三服。有人患消渴九年，服药止而复作，得是方服之，七日顿愈。古人处方，殆不可晓，不可以平易而忽之。又方，用栝楼根、黄连各三两，为末蜜丸，每三十丸，麦冬汤下，日二服。其饮水无度，小便数者，用田螺五升，水一斗浸一夜，渴即饮之，每日一换水及螺，或煮食饮汁亦妙。其饮水无度，小便赤涩者，用秋麻子仁一升，水三升，煮三四沸饮，不过五升瘥。其肾消饮水，小便如膏油者，用茴香、苦楝子等份炒，为末，每食前酒服二钱。其消渴饮水，骨节烦热者，用芭蕉根捣汁，时饮一二合。其消渴不止，下元虚损者，用牛膝末五两，生地汁五升浸之，日晒夜浸，汁尽为度，蜜丸，空心酒下三丸。久服壮筋骨，驻颜色，黑须发，津液自生。其胃虚消者，羊肚煮烂，空腹服之。其消渴烦乱者，干冬瓜瓤一两，水煎服。其消渴羸瘦，小便不禁者，兔骨和大麦苗煮汁服极效。其消中易饥者，用苁蓉、山萸、五味，蜜丸，每盐酒下二十丸。其三消骨蒸者，以冬瓜自然汁浸晒黄连末七次，又以冬瓜汁和丸，每三四十丸，大麦汤下。寻常口渴，只一服见效。其强中消渴者，用猪肾一具，荠苨、石膏各三两，人参、茯苓、磁石、知母、葛根、黄芩、花粉、甘草各二两，黑大豆一升，水一斗半，先煮猪肾大豆取汁一斗，去渣，下药再煮三升，分三服，名猪肾荠苨汤，后人名为石子荠苨汤。

消瘅肝心肾三经之阴虚而生内热病也。即经所谓热中，与三消异。《灵枢经》言：五脏皆柔弱者，善病消瘅。夫皆柔弱者，天元形体不充也。其本大气不足，五脏气馁，阴虚生内热，自是内热不解，而外消肌肉，故五脏之脉，皆以微小者为消瘅，是五脏之气，不能充满于荣分，而内有郁热以烁之也。故法以脉实大者为顺，虽病可治。若脉悬小而坚，则精枯血槁，必不能耐久矣。是知消瘅之病，本起于不足，必以滋阴平肝清热为主也，宜生地黄饮子、玉泉丸。

《内经》注曰：瘅，谓消热病也。多饮数溲，谓之热中。多食数溲，谓之消中。《内经》曰：凡消瘅，肥实人则膏粱之疾也。此人因数食甘美而多肥，故其气上溢，转为消渴。注曰：食肥则腠理密，而阳气不得外泄，故肥令人内热。甘者，性气和缓而发散逆，故甘令人中满。然内热则阳气炎上，炎上则欲饮而嗌干，中满则阳气有余，有余则脾气上溢，故转为消渴。《入门》曰：消者，烧也，如火烹烧物者也。

鳌按：消为肌肉烁，瘅为内郁热，二字连读，为一证之名，非如《内经》言瘅成为瘅中，消为三消，瘅为瘅病也。即《内经》言肥甘之病，亦消渴之类，非消瘅，姑附于此。（清·沈金鳌《杂病源流犀烛》）

脾瘅证，经言因数食甘肥所致。盖甘性缓，肥性腻，使脾气遏郁，致有口甘内热中满之患，故云治之以兰，除陈气也。陈气者，即甘肥酿成陈腐之气也。夫兰草即为佩兰，俗名为省头草，妇人插于髻中，以辟发中油秽之气。其形似马兰而高大，其气香，其味辛，其性凉，亦与马兰相类，用以醒脾气、涤甘肥也。今二案中虽未曾用，然用人参以助正气，余用苦辛寒以开气泄热，枳实以理气滞，亦祖兰草之意，即所谓除陈气也。此证久延即化燥热，转为消渴，故前贤有膏粱无厌发痈疽，热燥所致；淡薄不堪生肿胀，寒湿而然之论。余于甘肥生内热一证，悟出治胃寒之一法。若贫人淡薄茹素，不因外邪，亦非冷饮停滞，其本质有胃寒证者，人皆用良姜、丁香、荜茇、吴萸、干姜、附子等以温之，不知辛热刚燥能散气，徒使胃中阳气逼而外泄，故初用似效，继用则无功，莫若渐以甘肥投之，或稍佐咸温，或佐酸温，凝养胃阳，使胃脂胃气曰厚，此所谓药补不如食补也。又有肾阳、胃阳兼虚者，曾见久服鹿角胶而愈，即此意也。未识高明者以为然否。（清·华岫云《临证指南医案·消渴按语》）

消渴者，足厥阴之病也。厥阴风木与少阳相火，相为表里，风木之性，专欲疏泄，土湿脾陷，乙木遏抑，疏泄不遂，而强欲疏泄，则相火失其蛰藏。手少阳三焦以相火主令，足少阳胆从相火化气，手少阳陷于膀胱，故下病淋癃，足少阳逆于胸膈，故上病消渴，缘风火合邪，津血耗伤，是以燥渴也。

淋因肝脾之陷，消因胆胃之逆，脾陷而乙木不升，是以病淋，胃逆而甲木不降，是以病消。脾陷胃逆，二气不交，则消病于上而淋病于下。但是脾陷，则淋而不消，但是胃逆，则消而不淋。淋而不消者，水藏而木不能泄也，消而不淋者，木泄而水不能藏也。木不能泄，则肝气抑郁而生热，膀胱热涩，故溲便不通，水不能藏，则肾阳泄露而生寒，肾脏寒滑，故水泉不止。肝木生于肾水而胎心火，火之热者，木之温气所化，木之温者，水之阳根所发。水主蛰藏，木主疏泄，木虚则遏抑子气于母家，故疏泄不行，而病淋涩，木旺则盗泄母气于子家，故蛰藏失政，而善溲溺。

《素问·气厥论》：心移热于肺，肺消，肺消者，饮一溲二，死不治。此上下俱寒，上寒则少饮，下寒则多溲。饮一溲二，是精溺之各半也，是以必死。《金匮》：男子消渴，小便反多，饮一斗，小便一斗。此下寒上热，下寒则善溲，上热则善饮。饮一溲一，是溺多而精少也，则犹可治。渴欲饮水，小便不利者，是消淋之兼病者也。

《金匮》：消渴，饮一斗，小便一斗，上伤燥热，下病湿寒，燥热在肝肺之经，湿寒在脾肾之脏。肾气丸，茯苓、泽泻，泻湿燥土，地黄、丹、桂，清风疏木，附子温肾水之寒，薯蓣、山萸，敛肾精之泄，消渴之神方也。肝主疏泄，木愈郁而愈欲泄，泄而不通，则小便不利，泄而失藏，则水泉不止。肾气丸能缩小便之太过，亦利小便之不通，《金匮》：小便一斗者主之，小便不利者亦主之，以其泻湿而燥土，清风而疏木也。（清·黄元御《四圣心源》）

消分上中下三证，谓消渴、消谷、消肾也。皆水火不交，燥热伤阴所致。故经云二阳结谓之消。手阳明大肠主津，足阳明胃主液，二经燥结失润，故为消。上消主肺，肺热化燥，渴饮无度，是为消渴，经所谓心移热于肺，传为膈消也。中消主胃，胃热善饥，能食而瘦，是为消谷，经所谓瘅，成为消中也。下消主肾，虚阳烁阴，引水自救。溺浊如膏，精髓枯竭，是为肾消，经所谓肾热病苦渴数饮身热也。三消之症，上轻、中重、下危。然上中不甚，则不传下矣。故肾消者乃上中消之传变，肺胃之热入肾，消烁肾脂，饮一溲二，溲如膏油。盖肺主气，肺病则不能管束津液，上朝咽嗌，而尽输于下，其精微亦随溲下也，且消之由于火盛者，阳消证也。亦有气血乏消而为阴消症者，如经曰：心移寒于肺，为肺消，饮一溲二，死不治。景岳以为元阳大衰，金寒水冷，水不化气，而气悉化为水也。《脉经》曰：心脉微小为消瘅，可知证多阳虚，而火多假火。故治三消者，必察其脉气病气形气，但见本源亏竭，及假火症，当速效根本以滋化源，勿专以清火为急。故《金匮》云：男子消渴，小便反多，饮一斗，小便一斗，八味丸主之。所以助气化，使津液得升也。赵养葵亦曰：治消证无分上中下，但滋肺肾。上消小剂，中消中剂，下消大剂。概用六味丸加麦冬、五味。或命门火不归原，游于肺为上消，游于胃为中消，惟引火归原，宜八味丸。使火归釜底，水火既济，气上熏蒸，肺受津润，消渴自止。若过用寒凉，恐内热未除，中寒又起。古法以人参白虎汤治上消，以调胃承气汤治中消者，非也。必右寸滑数，热伤肺气，乃可人参白虎汤。必右关数实，湿热内蕴，乃可调胃承气汤。又经云：二阳之病发心脾，有不得隐曲，其传为风消。谓忧伤心，思伤脾，郁结不遂，则营液暗耗，胃大肠俱失通润，中肌肉风消也。宜归脾汤送固本丸，或生脉散。此亦阴消之类，今统论之。消证气分渴者，喜饮冷水，宜寒凉渗剂以清热。血分渴者，喜饮热茶，宜甘温峻剂以和阴。须细诊脉之上下左右滑数沉细，以定其有余不足而审治之。如上消气分燥渴者，黄芩汤。血分燥热者，易简地黄饮之。气血燥热者，竹叶黄芪汤。肺火消渴，咽干便秘者，生津饮。心火消渴，小水赤涩者，清心莲子饮。心火上炎，肾水不济，气血日消者，降心汤。消渴夜甚者，加减地黄丸。消渴溺少身肿者，紫苏汤。消渴脉浮微热，小水不利者，五苓散。膈消胃满心烦者，麦门冬饮子。老人虚人消渴者，人参麦冬汤。通治上消，天花粉散。中消能食而瘦，渴饮便秘溺数者，兰香饮子。食已如饥，胃热脉盛，面黄肌瘦，胸满胁胀者，七味白术散。胃火易饥，热在肌肉者，泻黄散。胃热干渴，水亏火炎者，玉女煎。心肺热渴者，丹溪藕汁膏。脾肺津干，不思饮食者，本事黄芪汤。通治中消，黄连猪肚丸。中消后，胃热传肾，消烁脂液，腿细足痿者，白茯苓丸。下消渴饮，溺如膏油者，治宜摄固，玄菟丸、秘元煎。肾消虚涩者，通摄兼施，双补丸。肾消淋浊有火者，补而兼泻，六味丸加知、柏，或大补地黄丸。淋浊无火者，补而兼摄，左归饮，或大补元煎。火衰不能化气，气虚不能化液者，益火之源，加减肾气丸，或八味丸、右归饮。无火而滑，小溲无度者，益阳固阴，鹿茸丸。肾消强中，茎长而坚，精自出者，此孤阳外张，阴不内守，难治。由好色纵淫，或饵丹石，阳起石、钟乳粉之类。《直指》曰：服五石者，真气既尽，石性独留，阳道兴举，不交精泄，名曰强中，不可治。其饮食如汤沃雪，久则阳强精脱，石子荠苨汤。通治下消，加减八味丸。三消久，小水不臭反甜者，此脾气下脱，证最重，七味白术散。若溺后，溺面浮脂者，此膏液下流，肾不约制，白术散、肾气丸。外有脾热口甜，为消痒。经谓数食肥甘，其气上溢，转为消渴，经用兰草汤效。肥乏人内热；甘乏人中满，治之以兰，除陈气也。此膏粱酿热涸津，即消中之渐，宜地黄饮子、玉泉丸。有食休，休，易也。饮食移易而过，不生肌肉也。经谓大肠移热于胃，善食而瘦，胃移热于胆，皆名食休，治同中消。有酒渴，由嗜酒积热烦渴，专嗜冷物，乌梅木瓜汤。有虫渴，脏腑生虫，耗津液而成消渴，苦楝子汤。其有渴饮一二口即厌，少顷复渴，但不若消渴者之无厌，此中气虚寒，寒水上泛，逼其浮游之火于喉舌间，故上焦欲得水救，水到中焦，以水遇水，即厌也。如面赤烦躁，宜理中汤送八味丸。凡渴而不能食者，末传。中满，膨胀，能食而渴者，必发脑疽、背痈，皆不治。此又消渴之传变，所必防者。《本事》曰：消渴全因坎水衰少，肾阳不升。肺为华盖，譬板覆釜，暖气上腾，则板能润。若肾气能蒸化，则饮食精液上升，自免干渴，宜八味丸。徐忠可曰：消因肾虚，或因二阳结，或为厥阴病。其能食而渴者，宜重二阳论治。其饥不欲食，气撞心者，宜重厥阴论治。仲景《伤寒论》，厥阴之为病，消渴，气上撞心，饮而不欲食，皆由厥阴风郁火燔也。其饮一溲二者，宜重肾虚论治，此临证时所宜细辨也。缪仲淳曰：三消渴疾，以鲇鱼涎，和黄连末为丸，每五七丸，乌梅汤下，日三服效。以白芍、甘草等份为末，每一钱水煎，日三服。有患消渴九年，服药止而复作，得是方服之，七日顿愈。不可以其平易而忽之。以栝楼根即天花粉、黄连各三两为末，蜜丸，每三十丸，麦冬汤下，日二服。其饮水无度，小便数者，用田螺五升，水一斗，浸一夜，渴即饮之，每日一换水及螺，或煮饮汁亦妙。饮水无度，小便赤涩者，用秋麻子仁一升，水三升，煮三四沸，饮不过五升瘥。肾消饮水，溺如膏油者，用茴香、苦楝子等份炒，研末，食前酒服二钱。消渴下元虚者，用牛膝末酒蒸五两，生地汁五升浸，日晒夜浸，汁尽为度，蜜丸，酒下三十丸。久服津液自生。胃虚消渴者，羊肚煮烂，空腹食之。消渴烦乱者，干冬瓜瓤一两，水煎服。消渴羸瘦，小便不禁者，兔骨和大麦苗煮汁，服极效。消中易饥者，用苁蓉、山萸、五味，蜜丸，每盐、酒下三十丸。三消骨蒸者，以冬瓜自然汁，浸晒黄连末七次，又以冬瓜汁和丸，每三四十丸，大麦汤下，寻常口渴，一服效。（清·林珮琴《类证治裁》）

善食形瘦曰消，善饮口燥曰渴，《宣明论》列消渴于燥病，盖此证有燥无湿也。《易》云火就燥，风自火出，《内经》云其传为风消，正如暑月南风，赤地千里。病由阴虚火炽，热极生风者，乃劳证之末传，或由膏粱石药积热所发者，亦无异乎误药以成劳。析而言之，饮不解渴曰上消，即《内经》之膈消，《难经》之上损，以肺居膈上，而金受火刑，故成渴病；食不充饥曰中消，亦曰消中，《伤寒论》谓之除中，以胃位中枢而土为火烁，故成消病，胃阳发越则为除中；小溲如膏曰下消，即强中证，亦谓之肾消，以肾处下极，而精被火灼，故成枯病。统名之曰三消者，谓其肌肉消瘦也。万物得水则丰腴，得火则干瘪。善饮善食而干瘦，岂非火燔其液，风耗其津乎？

注：上消，宜用小剂频服，以清火救肺，白虎加人参汤主之。善饮而小溲少者，热能消烁其水也，加花粉、麦冬以滋液。小溲多者，水液不能渗泄于外也。加葛根以升清。小溲有而不利者，恐变水肿，桂苓甘露饮清上以开下，俾火降湿行。治中消，宜直清胃热，体实者三黄丸或调胃承气汤，体虚者黄连猪肚丸。治下消，宜泻火救阴，知柏八味丸或大补阴丸。除中证乃阴竭而胃阳外越也，主死。刊：砍多溲多，其常也，不可谓之病，必其肌渐瘦削，始于消渴。雄自幼至今，非酷暑不饮茶汤，惟侵晨必以淖糜为早膳，而昼夜小溲五六行，既清且长，较一日之所饮：奚止倍出哉？体气虚寒则固然，设泥移寒之说，何以至今无恙乎？三复《医骗》，服其卓见。（清·王学权《重庆堂随笔》）

消渴一证，责在于下，肾水亏虚，则龙火无所留恋，而游行于中上，在胃则善食易饥，在肺则口渴喜饮，亦有渴而不善食者，亦有善食而不渴者，亦有渴而亦善食者，火空则发是也。若火灼在下，耳轮焦而面黑，身半以下肌肉尽削，小便所出白浊如膏，较之上、中二消为尤甚。亦有上、中二消，而及于下消者，勿泥着也。治法壮水生津，制火保元，而尤性性于救脾胃。盖水壮则火息，土旺则精生，真火归原，在上则肺不渴矣，在中则胃不饥矣，在下则肉不消矣。倘补阴之法不应，正治之法不效，不得不从反佐之法，益火之源，以消阴翳，而投八味，救脾胃之药，亦不可缺也，但白术宜慎用耳。

张景岳专以救肾为主，而进八味丸，谓枯禾得雨，生气归巅，必须肾中元气熏蒸，津液生而精血旺，三消之证，方可渐愈。不然徒用白虎之方，暂解一时，多服寒凉，反能助火，真火自焚，五脏灼枯，肌肉受敌，络脉不通，荣气不从，逆于肉理，疽发而病不救矣。若其人壮实，脉洪有力，人参白虎亦未尝不可投，但在临证者，神明变化耳！培养元气，俾熏蒸以生津液精血，愈三消之法，莫善于此，与古法用寒凉者，奚啻霄壤之隔。若实火在胃，第患口渴，即进茶汤，亦可解免，以此思消证岂白虎所能治者哉！（清·汪文琦《杂症会心录》）

消渴证，医者喜用龟甲、鳖甲、玄参、枸杞子、天门冬、麦门冬、天花粉、五味子、生地黄、玉竹、女贞子、石斛、蛤蜊、牡蛎之类。开口便云戒用苦寒，急生津液，药品惟取中和，求效勿期旦夕。斯语也，近情近理，谁敢也道其非者。而不知似是之言，最为误事。治病如治国，国中不患有真小人，惟患有伪君子也。盖彼既以津液为重，亦知津液本吾身之真水乎！水不自生，一由气化，一由火致。黄芪六一汤取气化为水之义也，崔氏肾气丸取火能致水之义也。七味白术散，方中有藿木之香燥，而《金匮翼》谓其香能生津。理中汤方中有干姜之辛热，而『侣山堂』谓其上升水液，此理甚微，非浅学者所能解。若以滋润甘寒为生津养液，实所以涸精液之源，而速其死也。（清·陈修园《医学实在易》）

《内经》曰：二阳结，谓之消。东垣曰：二阳者，阳明也。手阳明大肠主津液，若热则目黄、口渴，乃津液不足也；足阳明胃主血，若热则消谷善饥，血中伏火，乃血不足也。结，谓热结也。虽有三消之分，其原皆本于胃。土者，万物所归，无所不有。凡煎炒炙博，过饮醇酒，助其胃火，耗竭津液，传于气分，则为上消；传于血分，则为下消。若房事撙节，阴气未损者，燥热只在胃经，但见消谷善饮而已。上消其病在肺，舌上赤裂，大渴引饮，此因胃火先传于肺，心复继之。经云：心移热于肺，传为膈消。举其最重者而言，其实先由胃火而起也。中消其病在胃，善食而饥，自汗时出，大便坚硬，小便频数，亦有口干饮水者，较之上消、下消为少耳。今医治此，俱用甘露饮子，非不有理，但滋阴养血，落后一层，而清热生津，尤为急着，柴胡芍药汤，良不易也。仲景治伤寒论云：口渴者，风发也，以饮食消息止之。见得口中作渴，不但胃火所使，而肝胆风热亦复乘之，徒求药石，不能速愈，须以饮食之中，甘蔗、梨汁频频食之，庶可免死，此亦治消渴之妙法也。此言历练有准，非虚伪浮夸之谈。下消其病在肾，耳轮焦枯，小便如膏，其中伏有此理，人所不知。盖小便如膏，似属肾虚，凉药治之无益，不知肾消一证，不但胃热下流，而心之阳火，亦因下趋于肾，宜用当归六黄汤，或六味地黄汤，加犀角以治心火，其消乃愈。向使见其遗精，不敢用凉，岂不误乎？《总录》云：末传能食者，必发脑疽背疮，为其邪火太盛也。不能食者，必传中满臌胀，以其治之太过，上热未除，中寒复生也。岐伯曰：脉实病久可治，脉弦小病久不可治。盖洪数之脉，邪火有余，津液犹未枯竭，若脉细无力者，津液既绝，胃气亦亡，故不可治。不得已而药之，宜于柴芍汤中，加入人参，甚则八味地黄丸，或可起死。（清·陈歧《医学传灯》）

上消者，渴证也，随饮随渴，上焦之津液枯涸，其病在肺，而心脾阳明之火，皆能熏蒸而然，故又谓之膈消。中消者，中焦脾胃病也，多食善饥，而身日瘦，又谓之消中。

下消者，下焦肾经病也，小便黄赤，或为淋浊，或如膏脂，面黑体瘦，又谓之肾消。此三消者，属火证也。然有实火者，以邪热之有余也；有虚火者，以真阴之不足也。若不辨虚实治之，则未有不误者矣。

凡消渴能食，病久而小便数者，津液必竭，则经络涩而荣卫不行，气血凝滞，定成疽疮。又有不能食而阴虚水泛，反来克土，土虚不能渗湿而生热，湿热相搏，不能传化，发于皮肤，身必肿胀。法载肿胀门，所当参用。渴家不可发汗，虽有外邪，当从轻治，以津液之源竭也。凡下消小便浊，而有脂液，治宜养阴以分清浊，切勿用渗湿之药。肾消，小便甜者为重，是牛气泄，脾气下陷于肾中，为土克水也，治宜脾肾两补，或中时用归脾汤加升麻，早夜服六味、八味之类。（清·罗国纲《罗氏会约医镜》）

问曰：三消证起于何因？答曰：消证生于厥阴，风木主气，盖以厥阴下木而上火，风火相煽，故生消渴诸证。消者化之速，如风前之烛，易于化择。诸书称渴而多饮者为上消，为心包之火挟肝风而上刑于肺，肺金受克，不能资其化源，海枯水涸，不能上升，欲乞外水为援，故渴而多饮，古人用人参白虎汤以救之。心包之火挟肝风而刑于胃，胃中风火相煽，食入犹如转轮，食而易饥，故为中消，以调胃承气汤治之。心包之火挟肝风而搅动海水，肾气不能收摄，遂饮一溲二而为下消，以大剂麦味地黄汤治之。此皆对症之方，法可遵从。更有先天真火浮游于上，而成上消，浮游于中，而成中消，浮游于下，而成下消，即以辨阳虚诀辨之，法宜导龙归海，如潜阳、封髓二丹，或四逆、白通皆可酌用。查此病缘因风、火为本，厥阴风木在下，厥阴心包在上，风借火势，火借风威，澈上澈下，而消证从此生矣。但治其火，火息而风亦息；治其风，风散而火亦亡。推其至极，风即是气，气即是火，以一火字统之便了，即以一风字括之亦可。风字宜活看，一年六气，即是六风，佛家以风轮主持大世界，人之一呼一吸，便是风，离风人即死，人活风犹鱼之活水，鱼离水顷刻即死，学者须知。（清·郑寿全《医法圆通》）

经曰：二阳结，为之消。二阳者，阳明也。手阳明大肠主津液，消则目黄、口干，乃津液不足也。足阳明胃主血，热则消谷易饥，血中伏火，乃血不足也。结者，结而润，燥热而渴，皆真水消耗所致，宜分三消而治之。上消者，肺也，多饮水而少食，小便如常。治宜以肺胃为急，麦冬、花粉、生甘草、生地、干葛、人参之类；然必由心有事，以致虚火上攻，以茯神安心，竹叶清火。能食而渴为实热，人参石膏汤；不能食而渴为虚热，白术散。中消者，胃也，善食易饥，自汗，大便硬，小便数黄赤。治宜甘辛降火，地连丸或猪肚丸。下消者，肾也。人之有肾，犹木之有根。因色欲过度，肾水虚衰，足膝痿弱，面黑，形瘦，耳焦，小便频数，稠浊如膏，较诸病为重。治宜壮水之主，则渴饮不思，六味丸。若元阳衰败，宜兼益火之原，八味丸或加减八味丸，盖无阳无以生阴也。

《医贯》曰：治消之法，无分上、中、下，总是下焦命门火不归原，游于肺则为上消，游于胃则为中消；先治肾为急，其间摄养失宜，水火偏胜，惟六味、八味、加减八味丸，逐症而服，降其心火，滋其肾水，则渴自止。渴病愈，多发脑疽、背痈，宜预先服忍冬膏黄酒下，可免。

赵氏曰：人有服地黄酒，而渴仍不止者，何也？盖心、肺位近，宜制小其剂；肾、肝位远，宜制大其剂。如上消、中消，可以前丸缓治；若下消已极，大渴大燥，须加减八味丸料一斤，内有肉桂一两，如煎五六碗，恣意冰冷服之，熟眠，而渴病如失。亦在乎平人之变通耳！有一等渴，饮一二口即厌者，此中气寒，寒水泛上，逼其浮火于口舌之间，故上焦一段欲得水救，若到中焦，以见水自然恶之。治法：如面红烦躁者，理中汤送八味丸。三消脉多洪数无力，洪数是虚火，无力是气血不足。宜滋养不宜燥剂，俱宜服玄菟丸，禁半夏及发汗，更戒厚味酒面、房事等项。

（清・臧达德《履霜集》）

消渴之名，首见于《内经》。《灵枢・五变》曰：『五脏皆柔弱者，善病消瘅。』指出了五脏虚弱是发生消渴的重要因素。后世在此基础上，对本病研究又有进展。根据本病『三多』症状的孰轻孰重，把本病分为上、中、下三消，如《证治准绳》云：『渴而多饮为上消；消谷善饥为中消；渴而便数有膏为下消。』从而明确了辨证规范。消渴的病变脏腑，着重在肺、胃、肾。上消多肺燥，中消多胃热，下消多肾虚，三者之中以肾为关键，症状上虽有偏重，往往又相互影响，故《临证指南医案》指出，『三消一证，虽有上、中、下之分，其实不越阴亏阳亢，津涸热淫而已』，可见本病病机特点在于阴虚为本，燥热为标。

张锡纯先生在立足于前人认识的基础上，知常达变，对消渴发病机制及病变脏腑又作了深入探讨，提出：上消口干舌燥，饮水不能解，渴之证不全在肺热不能生水，而与心移热于肺亦有关。对上消的治疗，医界惯用白虎加人参汤，而张氏则『曾试验多次，然必胃腑兼有实热者，用之方的』。中消多食犹饥者，多系脾胃蕴有实热。然间或有因中气不足者，此系胸中大气下陷，中气亦随之而下陷。所致脾胃蕴有实热者，当用调胃承气下之，使用之时『须细为斟酌』，应以『其右部之脉滑而且实』为其适应证。如『其人饮食甚勤，一时不食即心中怔忡，且脉象微弱者……』，宜用升补气分之药，而佐以收涩之品与健补胃脾之品』，以升陷汤治之，并指出『若误用承气下之，则危不旋踵』。下消，饮一斗溲也一斗，多责在肾，张氏认为此『系相火虚衰，肾关不固，宜用八味丸』治之。

消渴的发病古有上、中、下之分，谓其证皆起于中焦而极于上、下，其病发在脾，『至谓其证起于中焦，是诚有理，因中焦辟病，而累及于脾也。盖腔为脾之副脏，……辟病累及于脾，致脾气不能散精达肺，则津液少，不能通调水道则小便无节，是以渴而多饮多溲也』。消渴的发病与元气不升亦有关。

新拟治消渴方　生箭芪五钱，大怀生地六钱，生猪胰切作小块二钱，将前二味煎汤送服猪胰一钱，至煎渣时又送服一钱，服药后觉热者生地可酌加重。

《医学衷中参西录》载有拙拟治消渴方，名玉液汤。方中以黄芪为主药，后阅辛西沪报，载有胡适之者，以勤力用功过度，患消渴证，就京中协和医院医治。西医云是糖尿证（即消渴证）不可为矣，宜速归备后事。胡君归殊焦灼，为西医某素有名望，信其言之必不误也。一友人谓可请中医一治，胡曰，中医之学，无科学系统之研究，不足凭也。友谓西医已束手矣，与其坐以待毙，曷必不屑一试，胡勉从之。遂延中医诊视，饮以黄芪汤，病霍然竟愈。后胡又至协和医院，西医得诊之，曰病愈矣。诧为君谋者，胡以实告。西医遂托胡取去所用之黄芪化验之，此时正在化验中也（此则《绍兴医药学报》亦载之）。此案与拙拟之玉液汤，见解略同，足征黄芪果为治消渴之要药矣。又俗传治消渴方，用猪胰子一具，切作小块，如黄豆粒大，生吞服五六块，多至七八块，日服三次，数日可愈。按此方甚有理，盖消渴之证，实因脾胃虚弱，不能将饮食中所含之糖质，化为津液，以濡润诸脏腑，所以心中时作渴，而小便成糖尿也。胰子乃猪之副脾脏（在人身亦有胰子，即《难经》之所谓散膏，亦即西人所谓甜肉经，东人之所谓辟也），用之有以脾补脾之妙，是以病消渴者，用其方恒有效验。又金匮肾气丸治男子消渴，饮一斗溲亦一斗，愚恒用之。无论治男女消渴皆有效验，其方以干地黄为主药，即药房中之生地黄也，是生地黄亦治消渴之要药也。今取三方之义，而汇集为一方，黄芪、地黄凉热相济，阴阳俱补，大能强健脾胃，封固肾关，水饮自不速于下趋，饮一斗溲亦一斗也。又用猪胰生服，以补助副脾脏之散膏，使之输入小肠，尽化糖质为乳糜，以吸收于肠壁乳糜管中，为全身之养料。其小便不至再为糖尿，即消渴之证可蠲除矣。

（清·张锡纯《医学衷中参西录》）

第二十章　男子不育

若肾气不足，用益志汤、金锁正元丹；肝肾虚热者，用六味丸、加味逍遥散；脾虚热者，用六味丸、补中益气汤。此悉属不足之证，宜用十全大补汤，或用萆薢分清饮送八味丸。又曰：按前证属足三阴亏损所致。若肝肾虚热者用四物加柴胡、山栀、山茱萸、山药。脾胃气虚者，用补中益气加山茱萸、山药。思虑伤脾者，兼用归脾汤加山茱萸、山药。肝肾亏损者，六味丸。真阳虚败者，八味丸。心肾不交，用萆薢分清饮。心气虚热者，清心莲子饮。（明·薛己《薛氏医案》）

少年阳痿，有因于失志者，但宜舒郁，不宜补阳。《经》曰：肾为作强之官，技巧出焉。藏精与志者也。夫志从士从心，志主决定，心主思维，此作强之验也。苟志意不遂，则阳气不舒；阳气者即真火也，譬诸极盛之火，置于密器之中，闭闷其气，不得发越，则立死而寒矣。此非真火衰也，乃闷郁之故也。宣其抑郁，通其志意，则阳气舒而痿自起。（明·王纶《明医杂著》）

凡男子阳痿不起，多由命门火衰，精气虚冷，或以七情劳倦，损伤生阳之气，多致此证。亦有湿热炽盛，以致宗筋弛纵而为痿弱者，譬以暑热之极，则诸物绵萎，经云壮火食气，亦此谓也。然有火无火，脉证可别，但火衰者十居七八，而火盛者仅有之耳。凡思虑焦劳，忧郁太过者，多致阳痿。盖阴阳总宗筋之会，会于气街，而阳明为之长，此宗筋为精血之孔道，而精血实宗筋之化源。若以忧思太过，抑损心脾，则病及阳明冲脉，而水谷气血之海必有所亏，气血亏而阳道斯不振矣。经曰：二阳之病发心脾，有不得隐曲，及女子不月者，即此之谓。凡惊恐不释者，亦致阳痿。经曰恐伤肾，即此谓也。故凡遇大惊卒恐，能令人遗失小便，即伤肾之验；又或于阳旺之时，忽有惊恐，则阳道立痿，亦其验也。余尝治一强壮少年，遭酷吏之恐，病似胀非胀，似热非热，绝食而困。众谓痰火，宜清中焦。余诊之曰：此恐惧内伤，少阳气索，而病及心肾，大亏证也。遂峻加温补，兼治心脾，一月而起。愈后形气虽健如初，而阳寂不举。余告之曰：根蒂若斯，肾伤已甚，非少壮所宜之兆，速宜培养心肾，庶免他虞。彼反以恐吓为疑，全不知信。未及半载，竟复病而殁。可见恐惧之害，其不小者如此。命门火衰，精气虚寒而阳痿者，宜右归丸、赞育丹、石刻安肾丸之类主之。若火不甚衰，而止因血气薄弱者，宜左归丸、斑龙丸、全鹿丸之类主之。凡因思虑惊恐，以致脾肾亏损，而阳道痿者，必须培养心脾，使胃气渐充，则冲任始振而元可复也，宜七福饮、归脾汤之类主之。然必大释怀抱，以舒神气，庶能奏效，否则徒资药力无益也。其有忧思恐惧太过者，每多损抑阳气，若不益火，终无生意，宜七福饮加桂、附、枸杞之类主之。凡肝肾湿热，以致宗筋弛纵者，亦为阳痿，治宜清火以坚肾，然必有火证火脉，内外相符者，方是其证，宜滋阴八味丸，或丹溪大补阴丸、虎潜丸之类主之。火之甚者，如滋肾丸、大补丸之类俱可用。（明·张景岳《景岳全书》）

背乃坎象，水火具焉；阴阳交济，伎巧生焉。故有房劳太甚，宗筋弛纵，发为阴痿者，乃命门火衰，譬之严冬，百卉凋残也。亦有思想无穷，气郁心肾而为阴痿者，乃下焦火郁，譬如炎暑，而草木下垂也。火衰者，桂附八味丸火郁者，知柏六味丸。如肾经火郁而阴痿者，合服知柏清火坚肾之品，立见其效。须临证审察，不可偏认为火衰也。（清·李用粹《证治汇补》）

叶案中治疗阳痿的医案较少，仅见7案。《临证指南医案》中华岫云的按语比较全面，可以作为补充。他说：『若夫少壮及中年患此，则有色欲伤及肝肾而致者，先生立法，非峻补真元不可，盖因阳气既伤，真阴必损，若纯乎刚热燥涩之补，必有偏胜之害，每兼血肉温润之品缓调之。亦有因恐惧而得者，盖恐则伤肾，恐则气下，治宜固肾，稍佐升阳。有因思虑烦劳而成者，则心脾肾兼治。有郁损生阳者，必从胆治，盖经云凡十一脏皆取决于胆，又云少阳为枢，若得胆气展舒，何郁之有？更有湿热为患者，宗筋必弛纵而不坚举，治用苦味坚阴，淡渗去湿，湿去热清，而病退矣。又有阳明虚，则宗筋纵，盖胃为水谷之海，纳食不旺，精气必虚，况男子外肾，其名为势，若谷气不充，欲求其势之雄壮坚举，不亦难乎，治惟有通补阳明而已。』

辨治规律

下元亏损　劳心过度或色欲过度，症见阳痿者，为下元亏损，治宜峻补真元。不宜用单纯刚热燥涩之补，宜养阴兼血肉温润之品缓调。用斑龙丸（鹿角胶、鹿角霜、熟地、菟丝子、柏子仁）、聚精丸（黄鱼鳔胶、沙苑）、茸珠丸（鹿茸、鹿角胶、鹿角霜、阳起石、附子、当归、地黄、朱砂、茯苓、枣仁、柏子仁、黄芪）。

心肾不交　先天禀弱，心气不主下交于肾，症见阳痿者，不宜温热之品，治宜填充髓海、交通心肾，用熟地羊肾方（熟地、雄羊肾、杞子、补骨脂、黄芪、远志、茯苓、胡桃、青盐、鹿筋胶丸）。如阳气自薄，症见形丰心悸、阳痿脉微，治宜通阳消阴，用人参远志方（人参、远志、鹿茸、菟丝、附子、细辛、茯苓、萆薢）。

精气两虚　气由精虚，症见神倦阳痿，治宜补益精气，用线胶羊肾方（线胶、羊内肾、枸杞、沙苑、菟丝、茯苓）。

郁损生阳　焦劳思虑，郁伤生阳，症见阳痿精滑，上热火升，喜食辛酸爽口，脉小数涩等，经用补益肾元药而未见效果，治当从少阳，以条畅气血为法，用柴胡薄荷方（柴胡、薄荷、丹皮、郁金、山栀、神曲、广皮、茯苓、生姜）。

湿蕴化热　经营烦劳，阳气集于上与暑湿内迫，蕴而化热，症见少壮茎痿，治宜苦以坚阴，燥以胜湿，介以潜阳，使湿去热清，用二妙丸加味（虎骨、熟地、苍术、黄柏、茯苓、龟甲、石决明、天冬）。（陈克正主编《叶天士诊治大全》）

是证多由肾经亏损，命门火衰，精气虚冷者，十居七八。此外又有忧思太过，抑损心脾，则病及阳明，水谷气血之海有气亏伤而致者。经曰：『二阳之病，发于心脾。』即此之谓。又有大惊卒恐，能令人遗尿，即伤肾之验。经曰：『恐惧伤精，骨酸痿厥，精时自下。』又有肝肾湿热，以致宗筋弛纵者，亦为阳痿。治宜清火以坚骨，然必有火证、火脉，内外相等者，方是其证。而此仅有之耳，须当细辨。

八味地黄丸治肾经虚损而阳痿者，人能久服多服，能令肥健多子。若阴虚甚，多加熟地。阳虚甚，多加桂附。胃虚甚，多加山药。胃虚寒，去丹皮。先天不足，加鹿茸。气虚甚，参汤送服。脾虚甚，米汤送服。虚火甚，淡盐汤送服。冬天，温酒送服。夏天，参麦饮送服。气虚下陷，补中汤送服。心脾不足，归脾汤送服。如是，则五脏平和，精血日长，输归于肾，而阳自旺矣。若人厌常喜新，皆未得生精之至理，而参透药性之精微者也。

薛立斋曰：『按阴茎属肝之经络，盖肝者木也，得湛露则森立，遇酷暑则萎悴。若肝因湿热为患者，用龙胆泻肝汤，清肝火，导湿热。若因燥热为患者，用六味丸，滋肾水、养肝血而自安。至于固本丸、坎离丸，俱属沉寒，非肠胃有大热者不宜用。』（清·罗国纲《罗氏会约医镜》）

男子以八为数，年逾六旬而阳事痿者，理所当然。若过此犹能生育者，此先天禀厚，所谓阳常有余也。若夫少壮及中年患此，则有色欲伤及肝肾而致者，非峻补真元不可也。盖阳气既伤，真阴必损，若纯乎刚热燥涩之补，必有偏胜之害，每兼血肉温润之品从缓调之。亦有因恐惧而得者，盖恐则伤肾，恐则气下，治宜固肾，稍佐升阳。有因思虑烦劳而成者，则心、脾、肾兼治。有郁损生阳者，必从胆治。《经》云：凡十一脏皆取决于胆。又云：少阳为枢。若得胆气展舒，何郁之有？更有湿热为患者，宗筋必弛纵而不坚举，治用苦味坚阴，淡渗去湿，湿去热清，而病退矣。又有阳明虚则宗筋纵，盖胃为水谷之海，纳食不旺，精气必虚，况男子外肾，其名为势，若谷气不充，欲求其势之雄壮坚举，不亦难乎？治惟通补阳明而已。

（清·华岫云《临证指南医案·阳痿按语》）

《经》曰：五脏皆有精，精者人之本也。肾为藏精之都会，听命于心君，若能遣欲澄心，精气内守，阴平阳秘，精元固密矣。或纵欲劳神，则心肾不交，关键不固。《经》曰：怵惕思虑则伤神，神伤则恐惧，流淫而不止。又曰：恐惧而不解则伤精，精伤则骨酸痿厥精时自下。又曰：五脏主藏精，伤则失守，此皆痿之渐也。

《经》曰：男子二八肾气盛，天癸至。谓天一所生癸水故名，今人专以言女人精血，非也。精气溢泻，阴阳和，故能有子。又曰：冲脉者，为十二经之海，五脏六腑皆禀焉。起于胞中，出于气冲，前行于胸，伏行于背，下入于足，渗灌诸阳，其出入皆少阴经以行。又曰：冲为血海，血海男女皆有，不独女人也。诸经朝会，男子则运而行之，女子则停而止之。运行者，无积不满，动也。停止者，有积而能满，静也。不满者，阳也，气也。能满者，阴也，血也。故满者，以时而溢谓之信。男子以气运，故阳气应日而一举。女子以血满，故阴血应月而一下。其不应日而举者，真阳之衰于内也。间数日而一举者，真阳之渐生于中也。多日而竟不举者，是真阳之绝于内也。不惟嗣育既难，且非长生之象矣。

任脉者，起于中极之下，以上毛际，循腹里，上关元，属阴脉之海，此人生养之始，故女人尤重之。

督脉起于下极之俞，并于脊里，属阳脉之海。督者，犹言都也。是人阳脉之都纲也。任脉主任一身之阴血，督脉总督一身之阳气，而其原皆禀于冲也。即天一所生之义，朱子所谓禀于有生之初，《悟真篇》所谓生身受气初者是也。然天地之道，严冬之后，必有阳春，不收敛，不能发生。今人既昧收藏之理，纵欲竭精，能内竭而致痿乎？况动者阳也，气也，火也。有火而后有阳，有阳而后有气，火有无形者也。可上可下，上盛则下虚，外盛则内虚，故必欲其闭藏，方能为阳气之用，在乎人身心为君火，命门为相火，必心火动，而相火随之，未有心火不动，而相火动者，奈有劳心过度及思虑无穷，心主神，过思则神驰于外，肾主精，过劳则精耗于中，君火伤而不能降，肾阴亏而不能升，元阳运用于上，孤阴日衰于下，《经》曰：阴阳离决，精气乃绝，以致上下不交，水火不媾，而为阳痿者，更多矣。况观袁了凡所论聚精之道，则恼怒纵酒，皆是耗损精气，图种玉者，可不知所重欤！

夫阳痿一证，《经》文谆谆言之，而后贤诸书，并无专门证论，以其事多隐曲，难以明言，犹恐后人复肆强阳，嗜欲无度，耗竭精气与其强而纵欲，不若痿而绝欲也，所以置而不论。爰是阳痿一病，并无专门查考，往往少年犯此，无从调治，难于施化，致斩万世之传，恐也非仁人之所乐闻也。况《易》曰：天地氤氲，万物化醇，男女媾精，万物化生。《灵枢》曰：两神相搏合而成形，则媾精一道，实关阴阳之大端。书又曰：老年多欲者寿，以其阳强固也。则少年阳痿，而夭之义，已寓于中矣。若不广集经文，光明昭著，何以垂救于无疆！保全于先后哉！况能施而节，谓之节欲，至于卦数既终，体天道而绝之，谓之绝欲，是皆得养生之道。诚有益于精气，犹富家节用，自然财源广蓄也。至于痿者，阳气败绝，阴气消亡，阴阳内竭之候，欲用而难施，有施而难化，一则能动而心以节之摄之，一则心欲动，而物不为用也。此根本既伤，发生难长，虽经年绝欲，难见其功，少有感触，便觉其害，犹贫家猛力节俭，财源无自充足也。然四肢为身之卒伍卑贱，尚有痿痹，尚谓根本有伤，枝叶先萎，多方调补为事，此则更为宗筋之要领，阴阳之交会，冲、任、督三脉所流通，水火两肾之外候，生人活命之根本，诸经筋脉结聚之总都。若不内填精血，固注元阳，求其至理而充之，误取外治辛热强阳之法，益竭其内，尤非保生良法矣。故犯精滑者，当于梦遗门查看，难于得子者，当于女科嗣育门兼看。犯阳痿者，当于本门查看。三门互参，则固精种子，壮阳之道得矣。然阳者生人生物之本，天地造化之机也。得而保之，可以生发而无疆，得而纵之，是绝长养于化育，更非（张）之广集经文专门方论之心矣。幸尊生者鉴诸。

阳痿之由，有因早年斫丧过度，以致壮年精血生，盖男子虽二八精通，古人必三十而娶。女子虽二七癸至，古人必二十而嫁。皆欲阴阳完固，乃得坚壮强寿。今未冠之男，未笄之女，阴气早泄，未完而伤，未实而动，如花果萌芽伤损，而欲成实坚固者鲜矣。有因禀气不足，盖先天二阴中一点阳气，谓之祖气，此气禀之若旺，则后天虽有不节，其发生之势无穷。若禀受真阳不足，则阴精无自而生，虽投补益，总属后天，服之则旺，已之则衰，终非若祖气根深蒂固，生生不竭也。有因病后劳后不节，盖病后劳后，生气初萌，而未旺，遽为损耗，以致精血重虚，生气复灭，由是萎顿不长矣。有因运用劳心，忧愁思虑，动作劳力太过，盖运用则火不内藏，劳心则神皆外越，忧愁则阳气郁结，思虑则精华潜耗，劳力则中表气虚，尚有何力以充其用哉？更有因于子后行房，盖子后阳气初生，骤以竭之，生气消矣。有因嗜饮凉水太过，盖胃喜凉饮而恶热，肠喜热饮而恶寒，脏性之喜恶也。坎宫一点之阳，宜温以养之，不知节戒，恣进寒凉胃膈爽快于一时，而真阳受伤于无既矣。有因纵酒嗜味太过，过酒则耗散精血，过味则清气不升，皆足以致痿也。更有因于久旷脉道闭绝，盖流水不污，户枢不朽，物之常也。惟阳气充足者，周行无间，无微不达，虽旷久而应日一举，阳虚不足者，运之则动，已之则静，久之则流行之脉络生疏，而虚阳不能单行于歧路，犹道路之愈亲愈近，日远日疏也。惟智者详之，当以养心补肾为根本，而以填精补血为佐助，补阳以为阴之主，补阴以济阳之用，则心肾交而阴阳和，静可养身延年，动则阳壮而生子矣。

夫阳道为宗筋之所会，肝肾之所锺，元阳之所聚。其有不足者，有肾虚精滑，有精冷精清，或临事而不坚，坚即流而不射，坚者肝火强于外也。不射者，真阳弱于中也。

有盗汗梦遗，有便浊淋涩，有腰惫不能转摇，有好色以致阴虚，有劳热者，有虚寒者，是皆精气不足，而治之者，总不久乎肝肾二家，滋补精血元阳，盖乙癸同源也。

王节斋曰：男子阴痿不起，古方多云命门火衰，精气虚冷，固有之矣。然亦有郁火甚而致痿者。《经》云：壮火蚀气，譬如人在夏暑，而倦怠痿弱，遇冬寒而坚强也。又曰：少年人阳痿，有因于失志者，但宜舒郁不宜补阳。《经》曰：肾为作强之官，技巧出焉。藏精与志者也。夫志从士从心，志主决定，心主思维，思维则或迁或改，决定则一定不移，此作强之验也。苟志意不遂，则阳气不舒，惟气者，即真火也。譬诸极盛之火，置之密器之中，闭闷其气，使不得发越，则火立死而寒矣，此非真火衰也，乃闷郁之故也。宜其抑郁通其志意，则阳气立舒，而其痿自起矣。

史国信曰：若欲兴阳，先滋筋力，然筋力之强，由于精血之所养，今人不滋补精血，而徒以热药为事者，犹釜中无水而进火也。惟人参能补无形之气，生出有形，实为补气壮阳之妙用，胜于热药多多矣。凡思想无穷，不获如愿，以致元神萎弱者，当从其所愿，而神自复。若真火之气衰弱，不能充发后天元阳，而竭其化生之源者，多加参芪、黑附，虽然偏阴阳之禀不同，所以补阴补阳之论各异，当于脉候辨之，而无误矣。

《精要》云：八味丸，久服多服，能令肥健多子。若阴虚甚，则多加熟地；阳虚甚，则多加桂附；胃虚甚多加山药；胃虚寒，去丹皮；先天不足，加河车、鹿茸；气虚甚参汤送服；脾虚甚米饮送服；虚火甚淡盐汤送服；冬天温酒送服；夏天生脉散送服；气虚下陷补中汤送服；心脾不足归脾汤送服。如是久服不间，则五脏平和，脏腑精血日长，输归于肾，不壮阳而阳自壮矣。今人厌常喜新，舍近求远，皆未得生精之至理，而参透药性之精微者也。

大抵媾精成胎之法，男子必前数日，调补精力强健，悉戒七情，扰乱真气，临事预使女人情动，已则心静神恬，若无其事，惟为收摄固注丹田，俟女人候至，然后任其百脉齐到，自然得子，何疑？若心气先时妄动，精气定难坚固，是为妄泄，何能种玉？所谓阴先至而成男，阳先至而成女，《经》曰：阳与之正，阴为之主，阳施正气，万物方生，阴为主持，群形乃立，更于女科嗣育门求之，其化生之精微得矣。

凡手指足之岐处，犹道路之岐者，而人之来往必稀，手足之岐者，气血之运行难及，气血不及之处，便是痿弱无阳之所，所以手足指头，易冷易厥，其前阴之处，更为歧之甚者也。非至清真阳之气，不能达而温之，非至精真阴之血，不能荣而养之，故名人既立补养之方，内调其阴阳，复设温润之药，外导其脉络，如手足寒极，以热水淋洗，宣行阳气而自和缓也。然必内有阳气而外导可以宣行，设阴阳内竭，而强导之，徒增燥热为害，或溃肌裂肤，或痞蚀腐烂，重则性命有伤，轻则败坏形体，皆因前贤方论既无，以致后人误药误用，今将可采之方，具之于后，倘功不掩过者，悉行去之，使后人有所趋向，勿致轻身试药也。

史国公曰：若欲兴阳，先滋筋力。然筋力之强，出于精血之所养，今人不滋补精血，而徒以热药为事者，犹釜中无水而进火也。惟人参能补无形之气，实为补气壮阳之妙用，胜于热药多多矣。（明·冯兆张《冯氏锦囊秘录》）

因湿而痿，皆因湿热耗其真阴而致，断无寒湿为患……其辨法：以舌苔黄厚，渴而不引饮，小便不清，或身重胸痞等症，兼参可也。法宜清肝肾湿热。

命门真火，即巢元方所云肾间动气。凡因此虚而痿者，必见四肢倦怠，唇淡口和，肌冷便溏，饮食不化，乃为元阳不足之的凭。但真火由于先天亏而阳痿者甚属罕见，惟误服苦寒凉泻太过，以伤元阳者有之，皆用温补法。

肾阳乃天一之真水，然肾之不强，由于内肾之不足。其病也，为腰脊腿酸，或悠隐而痛；为骨蒸盗汗，或至夜发热；为通身骨酸，或疼痛如折；为耳中鸣，为足心热；或先有梦泄遗精，而后见阳痿者，皆由色欲太甚所致，宜壮水制阳或填精充髓法。

跌仆则血妄行，每有瘀滞精窍，真阳之气难达阴茎，势遂不举，法宜通瘀利窍。（清·韩善征《阳痿论》）

男子二八而精通，八八而精绝。阳密则固，精旺则强，伤于内则不起。故阳之痿，多由色欲竭精，或思虑劳神，或恐惧伤肾，或先天禀弱，或后天食少。亦有湿热下注，宗筋弛纵，而致阳痿者。盖前阴为肝脉督脉之所经，经云：足厥阴之脉，入毛际，过阴器，抵少腹。又督脉起少腹以下骨中央，入系女子廷孔，循阴器。男子循茎下至篡。又为宗筋之所会。景岳云：阴阳总宗筋之会，会于气街，而阳明为之长。此宗筋为气血之孔道，而阳明实气血之化源，阳明衰则宗筋不振。故见症多肝肾主病云，伤色欲者，须辨水衰火衰。水衰真阴亏乏，归肾丸、还少丹、地黄汤。火衰精气虚寒，右归丸、八味丸，甚者加人参、鹿茸，或加肉苁蓉、杞子。若火衰不甚，斲丧太过，补骨脂丸。伤思虑者，心脾郁结，阳事不举，归脾汤、炒香散。郁伤少阳，生气日索，加味逍遥散。伤恐惧者，胆虚精却，大补元煎加枣仁、鹿角胶。先天精弱者，房后神疲，固阴煎、秘元煎。胃虚食少者，水谷不充，精髓失旺，脾肾双补丸、七福饮、玉母桃。其湿热伤及肝肾，致宗筋弛纵，为阳痿者，如筋角近火则软，得寒则坚，宜滋阴八味丸，或龙胆泻肝汤。经谓：肾欲坚，急食苦以坚之也。然必脉症果系湿热，方用苦坚淡渗。若肝肾虚热，仍宜养肝滋肾，地黄汤加龟甲、玄参、天麦冬、五味子。又有心肾失交，梦泄致痿，远志丸加熟地、枣仁、白芍。劳伤筋骨，阳道痿弱，无比山药丸、大造固真丹。肾虚无子，精冷精滑，七宝美髯丹。通治阳事不起，如赞化血余丹、鹿茸地黄丸、三子丸、青娥丸等。此治法大概也。若夫元阳既伤，真精必损，必兼血肉温润之品缓调之，如斑龙丸、聚精丸、二至百补丸之类。纯用刚热燥涩之剂，恐有偏胜之害，其审而裁之可耳。（清·林珮琴《类证治裁》）

有人以阳痿证问余曰：此病确系火衰乎？鹿茸可服乎？余曰：此病谓之火衰，固有近似处，然专服补阳补火之品，则非徒无益而且有害。问曰：何也？余曰：生殖器为海绵体，非血壮不得举。其举也，血力尽灌注于此。君火、相火皆运筹帷幄者也，其决胜千里者则血也。血之热力足，则生殖器无痿理也……是则治痿证不可不大补阴血也，专补阳火无济也。若服鹿茸则非以龟甲合服不可，且鹿不过五之一，龟则可五之三也。（清·周声溢《周菱生医学二种》）

第二十一章　女子不孕

《易》曰：天地氤氲，万物化醇，男女媾精，万物化生。则氤氲者，升降凝聚之谓也。媾精者，配合交感之谓也。必二气合则生且生矣。否则，独阴不成，孤阳不生，理有必然者。知此则人之不成孕育者，岂无由哉！抑岂夫妇竟无一交媾之遇哉！遇而不适其会，是亦独阴孤阳之谓也，不知者委于天命则泥矣。间虽有倡为资药饵以养精血，候月经以种孕育之说，又多峻补以求诡遇，则求嗣未得而害已随之，予之痛惜也久矣。

夫种子之道有四，一曰择地，二曰养种，三曰乘时，四曰投虚是也。盖地则母之血也，种则父之精也，时则精血交感之会也，虚则去旧生新之初也。予尝闻之师曰：母不受胎，气胜血衰故也。衰则伤于寒热，感于七情，气凝血滞，荣卫不和，则经水先后不一，多寡不均，谓之阴失其道，何以能受？父不种子，气虚血弱故也。弱则原于色欲过度，伤损五脏，五脏皆有精而藏于肾，精既弱，譬之射者力微矢弱，安能中的！谓之阳失其道，何以能施？究斯二者，皆由己之不能自实，以致真元耗散，阴涸阳枯，遂成不孕者多矣。动辄归咎天命，不亦误哉？故必地盛则种可投，又必时与虚俱得焉，则未有不成孕而生子者矣。虽然至难养者，精与血，至难遇者，时与虚，苟不凭以药饵之力，示以调摄之宜，候以如期之法，则养与遇者竟茫然矣。是知种子之法以调经养精为首，而用药须审平和，夫妇尤必各相保守，旬日之间，可使精与血俱盛，所待者时也，当夫月经一来，即记其时而算，以三十时辰乃两日半也，至此积秽荡涤既尽，新血初生，所谓时与虚者俱会矣，当此时而有人道之感；虽平生不孕者亦孕矣，尚何疑哉！是乃历试历验，百发百中者也。呜呼！是说也，岂畔道云乎哉？盖培植元气，颐养天真，特资药力以佐助之，所谓人定亦可以胜天者是也。一论凡妇人无子，多因七情所伤，致使血衰气盛，经水不调，或前或后，或多或少，或色淡如水，或紫如血块，或崩漏带下，或肚腹疼痛，或子宫虚冷，不能受孕，宜进此药，而效可通神。（明·龚廷贤《寿世保元》）

胡氏孝曰：男女交媾，其所以凝结而成胎者，虽不离乎精血，尤为后天滓质之物，而一点先天真一之灵气，萌于情欲之感者，妙合于其间。朱子所谓禀于有生之初。悟真篇所谓生身受气初者是也。医之上工因人无子，语男则主于精，语女则主于血。着论立方，男以补肾为要，女以调经为先，而又参之以补气行气之说。察其脉络，究其亏盈，审而治之，夫然后一举可孕。天下之男无不父，女无不母矣。

诊脉：陈楚良曰：人身气血各有虚实、寒热之异，惟察脉可知，舍脉而独言药者妄也。脉有十二经，应十二时，一日一周与天同运，循环无端。其至也既不宜太过而数，数则热矣。又不宜不及而迟，迟则寒矣。不宜太有力而实，实非正气能自实也，正气虚而火邪来乘，以实之也。治法先当散郁以伐其邪，邪去而后正可补也。不宜太无力而虚，虚乃正气正血虚也，治法惟当补其气血耳。亦有男、妇上热下寒，表实里虚而未得子者，法当临睡、时服凉膈之药，以清其上；每晨食未入口时服补药，以温其下；暂进升散之药，以达其表；久服厚味之药，以实其里。又有女人气多血少、寒热不调，月水违期，或后或先，白带频下而无子者，皆当诊脉而以活法治之。务欲使其夫妇之脉皆和平有力，不热不寒，交合有期，不妄用精，必能生子，子不殇夭。故欲得子者，必须对脉立方，因病用药。

男子脉浮弱而涩为无子、精气清冷。脉：妇人少腹冷，恶寒久，年少者得之此为无子，年大者得之绝产。脉微弱而涩，年少得此为无子，中年得此为绝产。

调经

胎前之道始于求子，求子之法莫先调经。每见妇人之无子者，其经必或前或后，或多或少，或将行作痛，或行后作痛，或紫，或黑，或淡，或凝而不调，不调则血气乖争不能成孕矣。详夫不调之由，其或前或后及行后作痛者虚也。其少而淡者血虚也。多者气虚也。其将行作痛及凝块不散者滞也。紫黑色者滞而挟热也。治法：血虚者四物。气虚者四物加参芪。滞者香附、缩砂、木香、槟榔、桃仁、延胡。滞久而沉痼者吐之下之。脉证热者四物加芩连。脉证寒者四物加桂附及紫石英之类是也。值至积去滞行虚回，然后血气平和能孕子也。予每治经不调者，只一味香附末醋为丸，服之亦百发百中也。《素问》云：督脉生病，女子不孕。（明·王肯堂《妇科准绳》）

凡女人经水来时，有两日半净者，三日净者，亦有女人血旺气盛，六七日净者，不可拘定。但观宝田，看经水之颜色何如耳，乃以洁白之物，或丝或帛，夹于阴户，取而观之。金色者，乃佳期也。鲜红者，未净不及也。浅红者，太过也。惟以败血去净，新血已生。如金色者，为佳期也，此时合交，无不成孕矣。若先期而交者，纵使施精，乃金水太盛，子宫淤塞，且无受精之处。后期而交者，子宫已闭，虽施精而无门可入，胎岂有成也哉。所谓佳期者，败血已净，新血复生，子宫虚，此时施精，如炉炼金，如浆点腐，胎孕自成矣。又《经》云：经水净，单日下种则成男，双日下种则成女，六日以后不成矣。施精亦要在夜半子时候，方可也。盖子时候，夜气清明，一阳发生。古语：一阳动处，兴功是也。此时再遇天晴月朗，风清气和，又是成定吉日，又逢天月二德，合日行房，不惟生子，而子且贵，神气清秀，聪明必过人矣。胚胎既成矣，则阴阳之精，浑融一气，但精血蕊嫩而未老，动之易克易化，第恐风邪感人，损伤胎气。切记，不可复后连交，挟持重物，过险超壑，深怒大笑，大惊高语，是何也。盖以胎阴之结，一月如白露，二月如桃花，三月之后分男女，当静以守之，逸以待之。故曰：静而常是也。若连交一次，胎息反被摇动，感受风邪，入于子宫，譬如果木花开，若遇风寒雾露，花定不能结果。纵有结成，亦必生虫风落。结胎后若要连交，亦必不能以成子矣。纵有一成，亦不能结实元真，非小产即脐风，非生虫落果而何。将产若连交，则胎受毒秽，产后满头生疮，有必然矣。慎之慎之。妇人之道，始于求子，求子之法，莫先调经。每见妇人之无子者，其经必或前而或后，或多或少，或将行而作痛，或行后而作痛，或黑或紫，或淡或凝，而不调。不调则气血乖争，不能成孕矣。大抵妇人无子，多因气血俱虚，不能摄养精气故也。肥人多疾，躯脂满溢，闭塞子宫，治须消痰，养血顺气。瘦人多火，子宫干燥，无血，治宜清热补血。术岂多乎哉。

（明·宋林皋《求嗣秘书》）

论痰饮不孕

张子和云：戴人过谯都营中饮，会有一卒说出妻事，戴人问其故，答曰：吾妇为室女时，心下有冷积如覆杯，按之如水声，以热手熨之如冰，娶来已十五年矣，恐断吾嗣，是以去之。戴人曰：公勿黜也，如用吾药，病可除，孕可得。卒从之。戴人诊其脉，寸脉沉而迟，尺脉洪大有力，非无子之候也，可不逾年而孕。其良人笑曰：试之。先以三圣散吐涎一斗，心下平软。次服白术调中汤、五苓散，后以四物汤和之。不再月，气血合度，数月而娠一子。戴人常曰：吾用此法，无不子之妇，此言不诬。一妇人年三十四岁，梦与鬼神交，惊怕异常，及见神堂阴司、舟楫桥梁。如此一十五年，竟无妊娠。巫祈观祷，无所不至，钻肌灸肉，孔穴万千。黄瘦发热，引饮中满，足肿，委命于天。一日苦请戴人，戴人曰：阳火盛于上，阴水盛于下。见鬼神者阴之灵，神堂者阴之所，舟楫桥梁水之用。两手寸脉皆沉而伏，知胸中有实痰也。凡三涌三泄三汗，不旬日而无梦，一月而有娠。眉批：此二案非子和先生不能。

论求子禁用热剂

丹溪秦桂丸论曰：无子之因，多起于妇人，医者不求其因起于何处，遍阅古方，惟秦桂丸，其辞确，其意专，用温热药近乎人情，欣然受之，锐然服之，甘受燔灼之祸，犹懵然不悔。何者。阳精之施，阴血能摄之，精成其子，血成其胞，胎孕乃成。今妇人之无子者，率由血少不足以摄精也。血之少也，固非一端，然欲得子者，必须调补阴血，使无亏欠，乃可推其有余以成胎孕。何乃轻用热剂，煎熬脏腑，血气沸腾，祸不旋踵矣。或曰：春气温和，则万物发生，眉批：妙在温和二字。盖大寒大热皆不能生物故也。冬气寒凛，则万物消殒。非秦桂丸之温热，何以得子脏温暖而成胎耶。予曰：《诗》曰妇人和平则乐有子。和则血气均，平则阴阳不争。今得此药，经血必转紫黑，渐成衰少，或先或后。始则饮食骤进，久则口苦而干，阴阳不平，血气不和，疾病蜂起，焉能成胎。纵然成胎，生子亦多病而不寿，以秦桂丸耗损天真之阴也。戒之。慎之。按：秦桂丸施于肥人而少其丸数，兼取调理补药，亦无妨。但忌施于瘦人火多者。眉批：此注最当。论孕子杂法丹溪曰：妇人无子者，多由血少不能摄精。俗医悉谓子宫虚冷，投以辛热之药，煎熬脏腑，血气沸腾，祸不旋踵。或有服艾者，不知艾性至热，入火炙则下行，入药服则上行，多服则致毒，咎将谁挽。眉批：艾性虽热实暖，下焦寒者宜之。若是肥盛妇人，禀受甚厚，恣于酒食之人，经水不调，不能成胎，谓之躯脂满溢，闭塞子宫，宜行湿燥痰，用星半、苍术、台芎、防风、羌活、滑石，或导痰汤之类。若是瘦怯性急之人，经水不调，不能成胎，谓之子宫干涩无血，不能摄受精气，宜凉血降火，或四物汤加香附、黄芩、柴胡养血养阴等药。东垣有六味地黄丸，以补妇人之阴血不足，无子服之者，能使胎孕。眉批：六味丸果验。薛氏曰：妇人之不孕，亦有因六淫七情之邪有伤冲任，或宿疾淹留，传遗脏腑，或子宫虚冷，或气旺血衰，或血中伏热。又有脾胃虚损，不能营养冲任。审此更当察其男子之形质虚实何如，有肾虚精弱不能融育成胎者，有禀赋元弱气血虚损者、有嗜欲无度阴精衰惫者，各当求其源而治之。眉批：求责极当，诚哉言也。至于大要，则当审男女之尺脉。若左尺微细，或虚大无力者，用八味丸。左尺洪大，按之无力者，用六味丸，两尺俱微细，或浮大者，用十补丸。眉批：岂此三方所能尽，宜扩充之。若误用辛热燥血，不惟无益，反受其害。

脉法

《素问》曰：督脉生病，女子不孕。《脉经》曰：妇人少腹冷，恶寒久，年少者得之，此为无子，年大者得之，绝产。脉微弱而涩，年少得此为无子，中年得此为绝产。肥人脉细，胞有寒，故令少子，其色黄者，胸中有寒。

《方论》曰：胎嗣主于济阴者何也。盖八之所禀，阳常有余，阴常不足，气常有余，血常不足。在女人，癸水易亏而难盈，以至不育。旧方多以辛香燥热之剂，为暖子宫，偏助阳气，反耗阴血，岂能成胎。况女性多气多郁，气多则为火，郁多则血滞，故经脉不行，诸病交作，生育之道遂阻矣。又如脾胃虚弱者，偏用四物凉血等药，则脾胃益虚，饮食顿减，使气血无资生之地，何以得成胎孕。为子嗣之计者，莫如养血顺气调经为本，而兼以甘温养脾辛温开郁，斯为至当。其调经之法，又当因人而加减之，初无一定之法也。此方则以当归身养血和气为君，入手少阴经，以心主血也，入足太阴经，以脾裹血也，入足厥阴经，以肝藏血也。熟地黄补肾中元气，生心血，与芍药同用，又生肝血。川芎乃血中之气药，下行血海，通经导气为臣。人参通经活血，助熟地黄以补下元。白术利腰脐间血，与人参同用，补益脾气。香附疏气散郁，佐泽兰能生新血而和平气体。牡丹皮养新血去坏血，固真气行结气。山药能强阴补虚。枸杞子补肾水而止下血腰疼为佐。紫石英补心气，散心中结气，填补下焦。艾叶助香附和百脉，温子宫，兼行血药而平其寒。炙甘草通经脉血气而和诸药，且缓肝经之急为使。十年不孕者，此药主之。（明·武之望《济阴纲目》）

妇人有瘦怯身躯，久不孕育，一交男子，即卧病终朝，人以为气虚之故，谁知是血虚之故乎?或谓血藏于肝，精涵于肾，交感乃泄肾之精，与血虚何与?殊不知肝气不开，则精不能泄，肾精既泄则肝气亦不能舒，以肾为肝之母，母既泄精，不能含润以养其子，则木燥乏水，而火且暗动以铄精，则肾愈虚矣。况瘦人多火，而又泄其精，则水益少而火益炽，水虽制火，而肾精空乏，无力以济，成火在水上之卦，所以倦怠而卧也。此等之妇，偏易动火，然此火因贪欲而出于肝木之中，又是虚火，绝非真火也。不交合则已，交合又偏易走泄。阴虚火旺，不能受孕，即偶尔受孕，逼干男子之精，随种而随消者有之。治须大补肾水而平肝木，水旺则血旺，血旺则火消，便成水在火上之卦。方用养精种玉汤。

熟地一两，当归五钱，白芍五钱，山萸五钱，水煎服，三月便可身健受孕，断可种子也。

此方之用，不特补血，而纯于填精。精满则子宫易于摄精，血足则子宫易于容物，皆有子之道也。惟世人贪欲者多，节欲者少，往往不验。服此者果能节欲三月，心静神满，自无不孕之理，否则不过身体壮健而已，勿咎方之不灵也。

胸满不思饮食不孕

妇人有饮食少思，胸膈满闷，终日倦怠，思睡，一经房事，呻吟不已，人以为脾胃之气虚也，谁知是肾气之不足乎？夫气宜升腾，不宜消降，升腾于上焦，则脾胃易于分运降陷于下焦，则脾胃难于运化。人乏水谷之养，则精神自尔倦怠，脾胃之气可升而不可降也，明甚。然则脾胃之气，虽充于脾胃之中，实生于两肾之内，无肾中之水气，则胃之气不能腾，无肾中之火气，则脾之气不能化，惟有肾之水火二气，而脾胃之气始能升腾而不降也。然则补脾胃之气，可不急补肾中水火之气乎？治必以补肾气为主，但补肾而不兼补脾胃之品，则肾之水火二气，不能提于至阳之上也。方用并提汤。

熟地一两，巴戟一两，白术一两，人参五钱，黄芪五钱，山萸肉三钱，枸杞二钱，柴胡五分。

水煎服，三月而肾气大旺，再服一月，未有不能受孕者。此方补气之药多于补精，似乎以补脾胃为主矣，孰知脾胃健而生精自易，是补脾胃之气与血正所以补肾之精与水也。脾胃既旺，又益以补精之味，则阴气自足，阳气易升，自尔腾越于上焦矣。阳气不下陷，则无非大地阳春，随遇皆是化生之机，安有不受孕之理与？

下部冰冷不孕

妇人有下身冰冷，非火不暖，交感之际，阴中绝无温热之气，人以为天分之薄也，谁知是胞胎寒之极乎？夫寒冰之地，不生草木；重阴之渊，不长鱼龙。今胞胎既寒何能受孕？虽男子鼓勇力战，其精甚热，直射于子宫之内，而寒冰之气相逼，亦不过茹之于暂，而不能不吐之于久也。夫犹是人也，此妇之胞胎何以寒凉至此，岂非天分之薄乎？盖胞胎居于心、肾之间，上系于心而下系于肾，胞胎之寒凉，乃心、肾二火之衰微也。故治胞胎者，必须补心肾二火而后可。方用温胞饮。

白术一两，巴戟一两，人参三钱，杜仲三钱，菟丝三钱，山药三钱，芡实三钱，肉桂二钱，附子三分，补骨脂二钱。

水煎服，一月而胞胎热。此方之妙，补心而即补肾，温肾而即温心，心肾之气旺，则心肾之火自生，心肾之火生，则胞胎之寒自散。原因胞胎之寒，以至茹而即吐，今胞胎既热矣，尚有施而不受者乎？若改汤为丸，朝夕吞服，尤能摄精，断不至有伯道无儿之叹也。

胸满少食不孕

妇人有素性恬淡，饮食少则平和，多则难受，或作呕泄，胸膈胀满，久不受孕，人以为赋禀之薄也，谁知是脾、胃虚寒乎？夫脾、胃之虚寒，原因心、肾之虚寒耳。盖胃土非心火不能生，脾土非肾火不能化，心、肾之火衰，则脾、胃失生化之权，即不能消水谷以化精微矣。脾、胃既失生化之权，即不能化水谷之精微，自无津液以灌溉于胞胎之中，欲胞胎有温暖之气以养胚胎，必不可得。

总然受胎，而带脉无力，亦必堕落，此脾、胃虚寒之咎，故无玉麟之毓也。治法，可不急温补其脾胃乎？然脾之母原在肾之命门，胃之母原在心之包络，欲温补脾、胃，必须补二经之火，盖母旺子必不弱，母热子必不寒，此子病治母之义也。方用温土毓麟汤。

巴戟一两 覆盆子一两 白术五钱 人参三钱 怀山药五钱 神曲一钱 水煎服，一月，可以种子矣。此方妙，温补脾、胃，而又兼补命门与心包络之火，药味不多，而四经并治，命门、心包之火旺，则脾与胃无寒冷之虞，子母相顾，一家和合，自然饮食多而善化，气血旺而能任，带脉有力，不虞落胎，安有不玉麟之育哉？少腹急迫不孕妇人有少腹之间，自觉有紧迫之状，急而不舒，不能生育，此人人之所不识也，谁知是带脉之拘急乎！夫带脉系于腰脐之间，宜弛而不宜急。今带脉之急者，由于腰脐之气不利也。而腰脐之气不利者，由于脾、胃之气不足也。脾、胃气虚，则腰脐之气闭，腰脐之气闭，则带脉拘急，遂致牵动胞胎。精即直射于胞胎，胞胎亦暂能茹纳，而力难负载，必不能免小产之虑。况人多不能节欲，安得保其不堕乎？此带脉之急，所以不能生子也。治宜宽其带脉之急，而带脉之急不能遽宽也，宜利其腰脐之气，而腰脐之气不能遽利也，必须大补其脾、胃之气与血，而腰脐可利，带脉可宽，自不难于孕育矣。方用宽带汤。

白术一两，巴戟肉五钱，补骨脂一钱，人参三钱，麦冬三钱，杜仲三钱，熟地五钱，肉苁蓉三钱，白芍三钱，当归二钱，五味三分，莲子二十粒。水煎服。服四剂，少腹无紧迫之状，服一月，即受胎。

此方之妙，脾胃两补，而又利其腰脐之气，自然带脉宽舒，可以载物而胜任矣。或疑方中用五味、白芍之酸收，不增带脉之急，而反得带脉之宽，殊不可解！岂知带脉之急，由于气血之虚，盖血虚则缩而不伸，气虚则挛而不达。用芍药之酸以平肝木，则肝不克脾，用五味之酸以生肾水，则肾能益带，似相碍而实相济也，何疑之有？

嫉妒不孕

妇人有怀抱素恶，不能生子者，人以为天心厌之也，谁知是肝气郁结乎？夫妇人之有子也，必然心脉流利而滑，脾脉舒徐而和，肾脉旺大而鼓指，始称喜脉。未有三部脉郁而能生子者也。若三部脉郁，肝气必因之而更郁，肝气郁，则心肾之脉必致郁之极而莫解。盖子母相依，郁必不喜，喜必不郁也。其郁而不能成胎者，以肝木不舒，必下克脾土而致塞，脾土之气塞，则腰脐之气必不利，腰脐之气不利，必不能通任脉而达带脉，则带脉之气亦塞矣。带脉之气既塞，则胞胎之门必闭，精即到门，亦不得其门而入矣，其奈何哉？法，必解四经之郁，以开胞胎之门，则已矣。方用开郁种玉汤。

白芍一两，香附三钱，当归五钱，白术五钱，丹皮三钱，茯苓三钱，花粉二钱。水煎服。一月则郁结之气开，郁开则无非喜气之盈腹，而嫉妒之心，亦可以一易，自然两相合好，结胎于顷刻之间矣。此方之妙，解肝气之郁，宣脾气之困，心肾之气亦因之俱舒，所以腰脐利而任带通达，不必启胞胎之门，而胞胎自启，不特治嫉妒者也。

肥胖不孕

妇人有身体肥胖，痰涎甚多，不能受孕者，人以为气虚之故，谁知是湿盛之故乎？夫湿从下受，乃言外邪之湿也。而肥胖之湿，实非外邪，乃脾土之内病也。然脾土既病，不能分化水谷，以养四肢，宜其身躯瘦弱矣，何以能肥胖乎？不知湿盛者多肥胖，肥胖者多气虚，气虚者多痰涎，外似健壮，而内实虚损也。内虚则气必衰，气衰则不能行水，而湿停于肠、胃之间，不能化精而化涎矣。夫脾本湿土，又因痰多，愈加其湿，脾不能受，必浸润于胞胎，日积月累，则胞胎竟变为汪洋之水窟矣。且肥胖之妇，内肉必满，遮隔子宫，不能受精，此必然之势也。况又加以水湿之盛，即男子甚健，阳精直达子宫，而其水势滔滔，泛滥可畏，亦遂化精成水矣，又何能成妊哉？治必须以泄水化痰为主。然徒泄水化痰，而不急补脾、胃之气，则阳气不旺，湿痰不去，人先病矣，乌望其茹而不吐乎？方用加味补中益气汤。

人参三钱，黄芪三钱，柴胡一钱，甘草一钱，白术一两，升麻四分，陈皮五分，茯苓五钱，半夏三钱，当归三钱。水煎服，服八剂涎痰尽消，再服十剂而水湿利，子宫涸出，易于受精而成孕矣。其在于昔，则如望洋观海，而至于今，则是马到成功也。快哉！此方之妙，妙在提脾气而升于上，作云作雨，则水湿反利于下行；助胃气而消于下，为津为液，则痰涎转易于上化。不必用消化之品以损其肥，而肥自无碍；不必用浚决之味以开其窍，而窍自能通。阳气充足，自能摄精，湿邪散除，自可受种，何肥胖不孕之足虑乎？

骨蒸夜热不孕

妇人有骨蒸夜热，遍体火焦，口干舌燥，咳嗽吐沫，难于生子者，人以为阴虚火动也，谁知是骨髓内热乎？

夫寒阴之地，固不生物，而干旱之田，岂能长养？然而骨髓与胞胎，何相关切，而骨髓之热，即能使人不嗣，此前贤之所未言者也。山一旦创言之，不几为世俗所骇乎？而要知不必骇也，此中实有其理焉。盖胞胎为五脏外之一脏耳，以其不阴不阳，所以不列于五脏之中。所谓不阴不阳者，胞胎上系于心包，下系于命门。系心包者，通于心，心者，阳也；系命门者，通于肾，肾者，阴也。是阴之中有阳，阳之中有阴，所以善于变化，或生男，或生女，俱从此出。然必阴阳协和，不偏不枯，始能变化生人，否则否矣。况胞胎既通于肾，而骨髓者，亦肾之所化也。骨髓热由于肾之热，肾热而胞胎不能不热。且胞胎非骨髓之养，则婴儿无以生骨，骨髓过热，则骨中空虚，惟存火烈之气，又何能成胎？治法，必须清骨中之热，然骨热由于水亏，必补肾之阴，则骨热除，珠露有滴濡之喜矣。壮水之主，以制阳光，此之谓也。方用清骨滋肾汤。

地骨皮一两。丹皮五钱，沙参五钱，麦冬五钱，五味子五分，元参五钱，白术三钱，石斛二钱。水煎服，连服三十剂，而骨蒸解，再服六十剂，自受孕。此方之妙，补肾中之精，凉骨中之热，不清胞胎，而胞胎自无太热之患。然阴虚内热之人，原易受妊，今因骨髓过热，所以受精而变燥，以致难于育子，本非胞胎之不能受精。所以稍补其肾，以杀其火之有余，而益其水之不足，便易种子耳。

腰酸腹胀不孕

妇人有腰酸背楚，胸满腹胀，倦怠欲卧，百计求嗣，不能如愿，人以为腰肾之虚也，谁知是任、督之困乎？夫任脉行于前，督脉行于后，然皆从带脉上下而行也。故任脉虚则带脉堕于前，督脉虚则带脉堕于后。虽胞胎受精，亦必小产。况任、督之脉既虚，而疝瘕之症必起，疝瘕碍胞胎而外障，则胞胎缩于疝瘕之内，往往施精而不能受。虽饵以玉燕，亦何益哉？治法，必须先去其疝瘕之病，而补其任、督之脉，则提挈天地，把握阴阳，呼息精气，包裹成形，足以胜任而无虑矣。外无所障，内有所容，安有不生育之理？方用升带汤。

白术一两，人参三钱。沙参五钱。肉桂一钱，荸荠粉三钱，鳖甲三钱，茯苓三钱，半夏一钱，神曲二钱。水煎服，连服三十剂，而任、督之气旺，再服三十剂，而疝瘕之症除。此方利腰脐之气，正升补任、督之气也。任督之气升，而疝瘕自有难容之势。况方中有肉桂以散寒，荸荠以祛积，鳖甲之攻坚，茯苓之利湿，有形自化于无形，满腹皆升腾之气矣，何到受精而再堕乎哉？

便涩腹胀足浮肿不孕

妇人有小水艰涩，腹胀脚肿，不能受孕者，人以为小肠之热也，谁知是膀胱之气不化乎？夫膀胱原与胞胎相近，膀胱病而胞胎亦病矣。盖水湿之气，必走膀胱，而膀胱不能自化，必得肾气相通，始能化水，以出阴器，倘膀胱无肾气之通，则膀胱之气化不行，水湿之气，必且渗入胞胎之中，而成汪洋之势矣。汪洋之田，又何能生物也哉！

治法，必须壮肾气以分消胞胎之湿，益肾火以达化膀胱之水，使先天之本壮，则膀胱之气化，胞胎之湿除，而汪洋之田，化成雨露之壤矣。水化则膀胱利，火旺则胞胎暖，安有布种而不发生者哉？方用化水种子汤。

巴戟一两，白术一两，茯苓五钱，人参三钱，菟丝子五钱，芡实五钱，车前子二钱，肉桂一钱。水煎服，二剂膀胱之气化，四剂艰涩之症除，又十剂而虚胀脚肿之形消，再服六十剂，肾气大旺，胞胎温暖，易于受胎而生育矣。此方利膀胱之水，全在补肾中之气；暖胞胎之气，全在壮肾中之火。至于补肾之药，多是濡润之品，不以湿而益其湿乎？然方中之药，妙于补肾之火，而非补益肾之水，尤妙于补火而无燥烈之虞，利水而非荡涤之猛。所以膀胱气化，胞胎不湿，而发荣长养无穷？（清·傅山《傅青主女科校释》）

人生子嗣，虽曰天命，岂非人事哉！有男子不能生子者，有女子不能生子者。男子不能生子有六病，女子不能生子有十病。六病维何？一精寒也，一气衰也，一痰多也，一相火盛也，一精少也，一气郁也。精寒者，肾中之精寒，虽射入子宫而女子胞胎不纳，不一月而即堕矣。气衰者，阳气衰也，气衰则不能久战，以动女子之欢心，男精已泄而女精未交，何能生物乎？精少者虽能射，而精必衰薄，胞胎之口大张，细小之入何能餍足？故随入而随出矣。痰多者，多湿也，多湿则精不纯，夹杂之精，纵然生子，必然夭丧。相火盛者，过于久战，女精已过而男精未施，及男精既施而女兴已寝，又安能生育哉？气郁者，乃肝气抑塞，不能生心包之火，则怀抱忧愁，而阳事因之不振，或临炉而兴已阑，或对垒而戈忽倒，女子之春思正浓，而男子之浩叹顿起，则风景萧条，房帏芩寂，柴米之心难忘，调笑之言绝少，又何能种玉于蓝田，毓麟于兰室哉？故精寒者温其火，气衰者补其气，痰多者消其痰，火盛者补其水，精少者添其精，气郁者舒其气，则男子无子者可以有子，不可徒补其相火也。十病维何？一胞胎冷也，一脾胃寒也，一带脉急也，一肝气郁也，一痰气盛也，一相火旺也，一肾水衰也，一任督病也，一膀胱气化不行也，一气血虚而不能摄也。胞胎之脉，所以受物者也，暖则生物而冷则杀物矣，纵男子精热而射入之，又安能茹之而不吐乎？脾胃虚寒，则带脉之间必然无力，精即射入于胞胎，又安能胜任乎？带脉宜弛不宜急，带脉急者，由于腰脐之不利也，腰脐不利则胞胎无力，又安能载物乎？肝气郁则心境不舒，何能为欢于床笫？痰气盛者，必肥妇也，毋论身肥则下体过胖，子宫缩入，难以受精，即或男子甚健，鼓勇而战，射精直入，而湿由膀胱，必有泛滥之虞。相火旺者，则过于焚烧焦干之地，又苦草木之难生。肾水衰者，则子宫燥涸，禾苗无雨露之润，亦成萎黄，必有堕胎之叹。任督之间，倘有疝瘕之证，则精不能施，因外有障碍也。膀胱与胞胎相近，倘气化不行，则水湿之气必且渗入于胞胎，而不能受妊矣。女子怀胎，必气血足而后能养，倘气虚则阳衰，血虚则阴衰，气血双虚，则胞胎下坠而不能升举，小产之不能免也。故胞胎冷者温之，脾胃寒者暖之，带脉急者缓之，肝气郁者开之，痰气盛者消之，相火旺者平之，肾水衰者补之，任督病者除之，膀胱气化不行者助其肾气，气血不能摄胎者益其气血，则女子无子者亦可以有子，而不可徒治其胞胎也。（清·陈士铎《石室秘录》）

妇人无子者，或经不匀，或血不足，或有疾病，或交不时，四者而已。调其经而补其血，去其病而节其欲，无疾病而女有时，岂有不妊娠者乎。然更有二：凡肥盛妇人，禀受甚厚，恣于酒食，不能有胎，谓之躯脂满溢，闭塞子宫，宜燥湿痰，如星、半、苍术、台芎、香附、陈皮，或导痰汤之类；若是瘦怯性急之人，经水不调，不能成胎，谓之子宫干涩无血，不能摄受精气，宜凉血降火。如四物加黄芩、香附，养阴补血及六味地黄丸之类。然合男女，必当其年，男虽十六而精通，必三十而娶；女虽十四而天癸至，必二十而嫁，皆欲阴阳交实，然后交而孕，孕而育，育而其子坚壮强寿。

妇人不孕亦有六淫亡情之邪伤冲任，或宿疾淹留传遗脏腑，或子宫虚冷，或气旺血衰，或血中伏热，或脾胃虚损不能荣养冲任，或有积血积痰凝滞胞络。更当审男子形质何如，有肾虚精弱，有禀受不足，气虚血损，有嗜欲无度，阴精衰惫。各当求原而治。受胎总论

安胎之法有二：如母病以致动胎者，但疗母则胎自安；若胎气不固，或有触动以致母病者，宜安胎则母自愈。

胎前诸症，皆以安胎为主，务使气血和平，则百病不生。若气旺而热，热则耗气血，而胎不安，当清热养血为主。若起居饮食调养得宜，绝嗜欲安养胎气，则虽成另证，无大害也。丹溪曰：白术、黄芪为安胎之圣药。俗医谓温剂可以养胎，不知胎前最宜清热，令血循经不妄行，故能

养胎。白术益脾以培万物之母，条芩泻火，能滋子户之阴，与其利而除其害，其胎自安，故黄芩安胎为上中二焦药。益母草治血行气，有补阴之功，胎前无滞，产后无虚，以行气中有补也。胎至三月、四月忽腹痛，惟砂仁及些少木香，能治痛行气以安胎也。八九月必须顺气，用枳壳、紫苏之属，但气虚者宜补气以行滞，用参、术、陈皮、归、芎、甘草、腹皮；气实者，耗气以抑阳，用芩、术、陈皮、甘草加枳壳。如将临月，胎热者以三补丸加香附、白芍或地黄膏。血虚者，不外四物地黄，加以益母草，预为分娩地步也。至于世医安胎，多用艾、附、砂仁为害尤甚。不知血气清和，无火煎烁，则胎安而固，气虚则提不住，血热则溢妄行，胎欲不堕，其可得乎。香附虽云快气开郁，多用则损正气。砂仁快脾气，多用亦耗真气，香燥之品，气血两伤，求以安胎，适足以损胎矣。惟寒郁气滞者宜之。

古人用黄芩安胎，是因子气过热不宁，故用苦寒以安之，然气血旺脾胃和，胎自无虞，一或有乖，其胎即堕，是以胎无全赖气血以滋养，而气血又借谷气以化生，故脾为一身之津梁，主内外诸气，而胎息运化之机全赖脾土，故用白术以助之，然惟形瘦血热，营行过疾，胎常上逼，过动不安者为相宜。若形盛气衰，胎常下坠者，非人参举之不安。血虚火旺，腹常不运者，非香砂耗之不安。血虚火旺，腹常急痛者，非归芎养之不安。体肥痰盛，呕逆眩晕者，非半、苓豁之不安。则桂枝汤、香苏散、葱白香豉汤，谅所宜用。伏邪时气，尤宜急下，此即安胎之要诀。下药中独芒硝切不可犯，若有客犯而用白术，使热邪留恋不解，若素患虚寒而服黄芩，则中气脾胃愈伤，皆仅足以伤胎矣。

胎前用药，清热养血为主，而清热养血之后，惟以补脾为要，此培后天元气之本也。若养葵则不用芩、术，而以地黄饮加杜、续以补肾，夫胎系于肾，肾固则胎自安，此补脾不如补肾之要妙也。各具至理，察候用之。然劳神动怒，情欲之火俱能堕胎，盖原其故，皆因于热。夫火能消物，造化自然，如惯堕之妇，或食少而中气不调，且不必养血，先理脾胃，次服补中益气汤，脾胃旺饮食强，方能气血有自而生也。

女之肾脏系于胎，是母之真气，而子所赖以生长者也。受妊之后，宜令镇静，则血气安和，内远七情，外薄五味，大冷大热之物皆在所禁，雾露风邪不得乘闲而入，亦不得交合阴阳，触动欲火，谨节饮食。心气大惊而癫疾，肾气不足而解颅，脾气不和而羸瘦，心气虚乏而神不足，儿从母气，不可不慎，苟无胎动、胎痛，泻痢、风寒外邪，不可轻易服药。

便产须知曰：勿乱服药，勿过饮酒，勿妄针灸，勿向非常地便，勿举重、登高、涉险，勿恣欲行房。心有大惊，犯之难产，子必癫痫。勿多睡卧，时时行步，勿劳力过度，使肾气不足，生子解颅。衣勿太温，食勿太饱，若脾胃不和，荣卫虚怯，子必羸瘦多病。（清·冯兆张《女科精要》）

经论男女有子本于肾气之盛实

《素问》曰：女子七岁，肾气盛，齿更发长，二七而天癸至，任脉通，太冲脉盛，月事以时下，故有子。七七任脉虚，太冲脉衰少，天癸竭，地道不通，故形坏而无子。丈夫八岁，肾气实，齿更发长，二八肾气盛，天癸至，精气溢泻，阴阳和，故能有子。八八则齿发去，五脏皆衰，筋骨懈惰，天癸尽矣。故发鬓白，身怯，行步不正而无子。

慎斋按：以上经论一条，序男女有子，本于天癸至，肾气盛实矣候也。昔人论种子，必先调经。故妇人调经之后，即继以嗣育之道。

合男女必当其年欲阴阳之完实

褚澄曰：合男女必当其年，男虽十六而精通，必三十娶。女虽十四而天癸至，必二十而嫁。皆欲阴阳完实，然交而孕，孕而育，育而为子坚壮强寿。今未笄之女，天癸至，已近男色，阴气早泄，未完而伤，未实而动，是以交而不孕，孕而不育，育而子脆不寿。

求子在阴阳之形气寓论

《圣济经》曰：天地者，形之大也。阴阳者，气之大也。唯形与气，相资而立，未始偏废。男女媾精，万物化生，天也阴阳之形气寓焉。语七八之数，七，少阳也，八，少阴也，相感而流通。故女子二七天癸至，男子二八而精通，则以阴阳交合而兆始故也。

求子须知先天之气论

胡孝曰：男女交媾，其凝结成胎者，虽不离精血，尤为后天滓质之物，而一点先天之气萌于情欲之感者，妙合于其司。朱子所谓禀于有子之初，《悟真篇》所谓生身受气初者是也。医之上工，因人无子，语男则主于精，语女则主于血。著论立方，男子以补肾为要，女子以调经为先。又参以补气行气之说，察其脉络，究其盈亏，审而治之，然后一举可孕也。

求子之脉食和平论

陈楚良曰：人身气血，各有虚实寒热之异，唯察脉可知。舍脉而独言药者，妄也。脉不宜太过而数，数则为热。不宜不及而迟，迟则为寒。不宜太有力而实，实者正气虚，而火邪乘之以实也。治法当散郁以伐其邪，邪去而后正可补。不宜太无力而虚，虚乃气血虚也。治法当补矣气血。又有女子气多血少，寒热不调，月水违期，皆当诊脉，而以活法治之。务使夫妇之脉和平有力，交合有期，不妄用药，乃能生子也。

按：以上四条，序嗣育之道，必阴阳完实，形气相资，兆始于先天有生之初，而再诊以脉之和平，始可有子也。

种子必保养心肾二脏论

王宇泰曰：严冬之后，必有阳春。是知天地之间，不收敛则不能发生，自然之理也。今人既昧收藏之理，纵欲竭精，以耗真气。及其无子，既云血冷，又谓精寒，燥热之剂投而真阴益耗矣，安得而有子。大抵无子之故，不独在女，亦多由男。房劳过度，施泄过多，精清如水，或冷如冰，及思虑无穷，皆难有子。盖心主神，有所思则心驰于外，致君火伤而不能降。肾主智，有所劳则智乱于中，俾肾亏而不能升，上下不交，水火不媾，而能生育者，无有也。

种子有聚精之道五论

袁了凡曰：聚精之道，一曰寡欲，二曰节劳，三曰息怒，四曰戒酒，五曰慎味。肾为精之府，凡男女交接，必扰其肾。肾动则精血随之而流，外虽不泄，精已离宫。未能坚忍者，必有真精数点，随阳痿而溢出，此其验也，故贵乎寡欲。精成于血，不独房室之交，损吾之精。凡日用损血之事，皆当深戒。如目劳于视，则血于视耗。耳劳于听，则血以听耗。心劳于思，血以思耗。随事节之，则血得其养，而与日俱积矣，故贵乎节劳。主闭藏者，肾也。司疏泄者，肝也。二脏皆有相火，其系上属于心。心，君火也。怒则伤肝而相火动，动则疏泄用事，闭藏不得其职，虽不交合，亦暗流潜耗矣，故贵乎息怒。人身之血，各归其舍则常凝，酒能动血。人饮酒则面赤，手足俱红，是扰其血也。血气既衰之人，数月无房事，精始厚而可用。使一夜大醉，精随薄矣，故宜戒酒。《经》云：精不足，补之以味。浓郁之味，不能生精，唯恬淡者，能补精耳。盖万物皆有真味，调和胜，真味衰矣。不论腥素，淡煮得法，自有一段冲和恬淡之气，益人肠胃。《乘洪范》论味，而曰稼穑作甘。世物唯五谷得味之正，但能淡食谷味，最能养精。如煮粥饭中，有厚汁滚作一团者，此米之精液所聚，食之最能生精，故宜慎味。

种子之道有四

王宇泰曰：种子之道有四，一曰择地，地者，母血是也；二曰养种，种者，父精是也；三曰乘时者，精血交感之会是也；四曰投虚，虚者，去旧生新之初是也。

种子必知氤氲之时候

袁了凡曰：天地生物，必有氤氲之时，万物化生，必有乐育之候。猫犬至微，将受娠也，其雌必狂呼而奔跳，以氤氲乐育之气触之，不能自止耳。此天然之节候，生化之真机也。凡妇人一月经行一度，必有一日氤氲，于一时辰间，气蒸而热，昏而闷，有欲交接不可忍之状，此的候也。此时逆而取之，则成丹；顺而施之，则成胎矣。

慎斋按：以上四条，序种子之道，有保养聚精乘时之法也。夫保养聚精乘时之法，在男子之调摄。然亦有男子尽其法，而终身不育者，其咎不在男子之不得其法，而在女子之必有其故也。故以妇人不孕序之于后。

妇人无子属冲任不足肾气虚寒

《圣济总录》曰：妇人所以无子，由冲任不足，肾气虚寒故也。《内经》谓：女子二七天癸至，任脉通，太冲脉盛，阴阳和，故能有子。若冲任不足，肾气虚寒，不能系胞，故令无子。亦有本于夫病妇疾者，当原所因调之。

妇人不寻属风寒袭于子宫

缪仲淳曰：女子系胞于肾及心包络，皆阴脏也。虚则风寒乘袭子宫，则绝孕无子，非得温暖药，则无以去风寒而资化育之妙。唯用辛温剂，加引经，至下焦，走肾及心胞，散风寒，暖子宫为要也。

妇人不孕属冲任伏热真阴不足

朱丹溪曰：妇人久无子者，冲任脉中伏热也。夫不孕由于血少，血少则热，其原必起于真阴不足。真阴不足，则阳胜而内热，内热则荣血枯，故不孕。益阴除热，则血旺易孕矣。《脉诀》曰：血旺易胎，气旺难孕是也。

妇人不孕属阴虚火旺不能摄精血

缪仲淳曰：女子血海虚寒而不承者，诚用暖药。但妇人不孕，亦有阴虚火旺，不能摄受精血，又不可纯用辛温药矣。

妇人不孕属血少不能摄精

朱丹溪曰：人之育胎，阳精之施也，阴血能摄之，精成其子，血成其胞，胎孕乃成。今妇人无子，率由血少不足以摄精也。血少固非一端，然欲得子者，必须补其精血，使无亏欠，乃可成胎孕。若泛用秦桂丸之剂，熏戕脏腑，血气沸腾，祸不旋踵矣。又曰：瘦弱妇人，性躁多火，经水不调，不能成胎。以子宫干涩无血，不能摄受精血故也。益水养阴，宜大五补丸、增损三才丸加减，以养血主之。索垣有六味丸，补妇人阴血不足无子，服之能胎孕。

妇人不孕戒服秦桂丸热药论

朱丹溪曰：无子之因，多起于妇人。医者不求其因起于何处，溯阅古方，唯秦桂丸，用温热药，人甘受燔灼之祸而不悔，何也？或曰春气温和，则万物发生，冬气寒冽，则万物消殒，非秦桂温热，何以得子脏温暖成胎？予曰：妇人和平，则乐有子。和则气血匀，平则阴阳木争。今服此药，经血必紫黑，渐成衰少。始则饮食渐进，久则口苦而干，阴阳不平，血气不和，病反蜂起，以秦桂丸耗损真阴故也，戒之。

按：秦桂丸为妇人子宫虚寒积冷不孕者设。若血虚火旺，真阴不足，不能摄精者服之，则阴血反耗，而燥热助邪矣。

按：以上六条，序妇人不孕，有虚寒、伏热、肾虚、血少，为不足之病也。

妇人不孕属于实痰

张子和曰：有妇人年三十四，梦与鬼交，及见神堂阴两，舟楫桥梁，如此一十五年，竟无妊娠。此阳火盛于上，阴水盛于下。见鬼神者，阴之灵。神堂者，阴之所。舟楫桥梁，水之用。两手寸脉皆沉而伏，知胸中有实痰也。凡三涌、三泄、三汗，不旬日而无梦，一月而有娠。

妇人不孕属脂膜闭塞子宫

朱丹溪曰：妇人肥盛者，多不能孕育。以身中有脂膜闭塞子宫，致经事不行。瘦弱妇人不能孕育，以子宫无血，精气不聚故也。肥人无子，宜先服二陈汤，四物去生地，加香附，久服之，丸更妙。

妇人不孕属湿痰闭子宫

朱丹溪曰：肥盛妇人，禀受甚厚，恣于酒食，经水不调，不能成孕，以躯脂满溢，湿痰闭塞子宫故也。宜燥湿、去痰、行气，二陈加木香、二术、香附、芎、归，或导痰汤。

妇人不孕属于积血

陈良甫曰：妇人有全不产育，及二三十年断绝者，荡胞汤主之，日三服，夜一服，温覆汗，必下积血及冷赤脓如豆汁，力弱大困者，一二服止。

妇人不孕分肥瘦有痰与火之别

何松庵曰：有肥白妇人不能成胎者，或痰滞血海，子宫虚冷，不能摄精，尺脉沉滑而迟者，当温其子宫，补中气，消痰为主。有瘦弱妇人不能成胎者，或内热多火，子宫血枯，不能凝精，尺脉洪数而浮者，当滋阴降火，顺气养血为主。按：以上五条，序妇人不孕，有痰饮、积血、脂膜，为实邪有余之病也。

妇人不孕病情不一论

薛立斋曰：妇人不孕，亦有六淫七情之邪伤冲任。或宿疾淹留，传遗脏腑，或子宫虚冷，或气旺血衰，或血中伏热。又有脾胃虚损，不能荣养冲任。更当审男子形质何如。有肾虚精弱，不能融育成胎。有禀赋原弱，气血虚损。有嗜欲无度，阴精衰惫。各当求原而治。至大要，则当审男女尺脉。若右尺脉细，或虚大无力，用八味丸。左尺洪大，按之无力，用六味丸。两尺俱微细，或浮大，用十补丸。若误用辛热燥血，不唯无益，反受其害矣。

按：以上一条，序不孕之理，兼男女病情而论之也。（清·萧埙《女科经纶》）

闻之乾道成男，坤道成女。乾坤以二气交感而生化万物，男女以二气交感而广其嗣源，此男女配匹，厥系匪轻也。然必阳道乾健而不衰，阴癸应候而不想，阴阳交畅，精血凝合而胎元易成。倘阳衰而不能下应乎阴，阴衰而不能上从乎阳，即欲有子而不可得。虽云天命之有定，抑亦人事之未尽欤。

随孕随产论

景岳曰：小产有远近，其在二三月者，谓之近。五六月者，谓之远。新受而产者，势轻。怀久而产者，势重。此皆人之所知也。至若尤有近者，则随孕随产矣。盖胎元始肇，一月如露珠，二月如桃花，三四月而后，血脉形体具，五六月而后，筋骨毛发生。其初发不过一滴之玄津耳，此其囊禽，正无依根，尚无地巩之势，决之则流。故凡受胎之后，极宜节欲以防泛溢。而少年纵情惘知忌惮，或恃强而不败，或既败而复战，当此时也，生方欲静，客不肯休，狂徒敲门撞户，顾被水性热肠，有不启扉而从，随流而逝者乎斯时也。落花与粉蝶齐飞火里，其交梨并逸，合污同流，已莫知其昨日孕，而今日产矣。朔日孕，而望日产矣。随孕随产本无形迹，在明产者，胎已成形小产必觉。暗产者，胎仍似水直流，何知故，凡今之狂妄家多无大产，以暗产而不觉也。娶娼妓者，多无子。以其子宫滑而惯于随孕随产也。此外如受胎三五月而每有坠者，虽衰薄之妇，因脏气偏胜而有之。然由纵欲不节，致伤母气而坠者，为尤多也。故凡恃强纵欲者，多无子，以强弱之日相残也。纵肆不节者，多不育。以伤损胎元之气也，岂悉由妇人之罪哉。

复正曰：此景岳见道之言，古人每日寡欲多男，此即其谈脚也。世人每恨不孕，孰知既受而暗损之，屡受而屡损之，终身无子不亦宜乎。弟有妇人衰弱，阴阳偏胜，堕胎至于数次，而医者竟无一策保固之，亦可衰矣。今有至圣至神保孕不坠之，三合保胎丸方，屡经效验，望照方合服，断不相误。（清·周贻观《秘珍济阴》）

门人问曰：妇人何以无子？

曰：妇人无子，皆由经水不调。经水所以不调者，皆由内有七情之伤、外有六淫之感，或气血偏盛、阴阳相乘所致。种子之法，即在于调经之中若经水既调，身无他病，而亦不孕者，一则身体过于肥盛，脂满子宫而不纳精也，前人有启宫丸一方颇超然。修园最厌女科书，排列许多方名，徒乱人意，究竟是二陈汤加苍术、川芎、六神曲、香附之类，不如直说出来更妙。一身体过于羸瘦，子宫无血而精不聚也，景岳有育麟珠极效，然亦是八珍汤加菟丝子、鹿茸霜、川椒、杜仲四味，似亦不必另立名色也。其有生女不生男者，系以男人督脉不足，阳不胜阴令其男人以鹿茸四具，人参一斤，远志四两，菟丝子半斤，醇酒为丸服之。所谓得其要者一言而尽，他书繁而无当也。

门人问曰：妇人不能得孕，或易于得孕，可以诊脉而育知之否乎？

曰：陈楚良云：人身血气，各有虚实寒热之异，惟察脉可以知，舍脉而独言药者，妄也。脉不宜太过而数，数则为热；不宜不及而迟，迟则为寒；不宜太有力而实，实者正气虚；火邪乘之以实也。治法当散郁，以伐其邪，邪去而后正可补。不宜太无力而虚，虚乃血气虚也；治法当补其气血。又有女子气多血少，寒热不调，月水违期，皆当诊脉，而以活法治之。务使夫妇之脉，和平有力，交合有期，不妄用药，乃能生子也。

门人问曰：东垣言：妇人经水甫静，三日前交者成男，以精胜于血也；三日后交者成女，以血胜于精也。七日子宫既闭，虽交而亦不孕。褚氏言：血先至裹精以生男，精先至裹血则生女。《道藏》言：月水净后，一、三、五成男，二、四、六成女。圣经言：因气而左动，阳资之则成男，因气而右动，阴资之则成女。程鸣谦言：精之百脉齐到胜乎血则成男，血之百脉齐到胜乎精则成女。此皆一偏之言，不足以语乾坤、阴阳之道也。老子云：天法道，道法自然，亦惟顺之而已。然天命虽听其自然，而人事亦不可不尽。敢问求嗣果有其法否乎？曰：袁了凡云：天地生物，必有氤氲之时；万物化生，必有乐育之候。猫犬至微，将受妊也年，其雌必狂呼而奔跳，以氤氲乐育之气触之不能自止耳，次天然之节候，生化之真机也。凡妇人一月经行一度，必有一日氤氲之候，于一时辰间，气蒸而热，昏而闷，有欲交接不可忍之状，此的候也。此时逆而取之则成丹，顺而施之则成胎矣。（清·陈修园《女科要旨》）

方观准家贫，好善，日以惜字放生为事，四十无子。一日焚化字纸，于滥纸中得一药单，视之乃求子神方也。依法用之，次年果生一子，传之宗族乡党，无不灵验。上年因事来京，与余相识，论及此方，余初亦不无疑意。后余儿妇娶已六年，并未生育，因思此方灵妙，盍一试。乃用药后果得孕生子嗣，因侄女不育，亦赖此药，子女皆见。所尤可喜者，族嫂八年未育，当年此药只剩两丸，用之亦得生女。盖用至十丸以外，定然生男，少亦可以生女故也。信心既久，乃敢传人，亲戚邻朋屡试屡验，甚或十年不育

者，亦赖以得嗣焉，此则忘见某书。（近代・杨熙龄《著园医话》）

《素问》云：女子二七而天癸至，任脉通，太冲脉盛，月事以时下，故有子……七七而任脉虚，太冲脉衰少，天癸竭，地道不通，故形坏而无子。

沈尧封曰：求子全赖气血充足，虚衰即无子。故薛立斋曰：至要处在审男女尺脉，若右尺脉细，或虚大无力，用八味丸；左尺脉大，按之无力，用六味丸；两尺俱微细或浮大，用十补丸。此遵《内经》而察脉用方，可谓善矣。然此特言其本体虚而不受胎者也。若本体不虚而不受胎者，必有他病。缪仲淳主风冷乘袭子宫；朱丹溪主冲任伏热；张子和主胞中实痰；丹溪于肥盛妇人，主脂膜塞胞；陈良甫谓二三十年全不产育者，胞中必有积血，主以荡胞汤。诸贤所论不同，要皆理之所有，宜察脉辨证施治。荡胞汤在《千金》为妇人求子第一方，孙真人郑重之。

生育之机，纯由天赋，本非人力之所能胜天，更何论乎药物。惟能遂其天机，而不以人欲乱性，断无不能生育之理。世之艰于孕育者，大率皆斫丧过度，自损天真，是以欲求孕育，惟有节欲二字，善乎袁简斋引某理学家言，答其门人求子者，谓汝能学鸟兽，则有子矣。乍聆此论，岂不可骇。须知鸟兽之合，纯是天机，不妄作为，应时而动，所以无有不生，而亦无有不长者。简斋更为之申一说曰：行乎其所不得不行，止乎其所不得不止，即生乎其所不得不生，是岂草木根荄所能代天宣化者。《上古天真论》谓：任脉通，太冲脉盛，则有子。任脉虚，太冲脉衰少，则无子。虽为女子言之，亦岂仅为女子言之。正惟冲任充盛，根基已固，然后阳施阴受，胥能有成。尧封『气血充足』四字，固已包举一切，则反是以思，行乎其所不当行，天癸难不早竭，地道不通，形坏无子，又岂必俟乎七七八八之龄耶。立斋审察尺脉一言，其理不可谓不切，而八味、六味、十全三方，岂是确当之药？立翁惯技，终是可嗤！若沈所谓本体不虚而不受胎，则不虚即实，子宫必有所蔽，故不能感。诸贤持论，未尝不极其理想之能事，然生理之真，亦未必果与诸家所论。所以如法用药，纵使脉证近似，亦不能一索而得。而《千金方》之主破瘀，张戴人之主荡涤，尤恐不顾其后，利未得而弊即随之，学者不可孟浪从事。且戴人所谓胞中实痰，丹溪所谓脂膜塞胞，良甫所谓胞中积血，无一非盲人谈天之故智，宁不可哂？

王孟英按：子不可以强求也，求子之心愈切，而得之愈难。天地无心而成化，乃不期然而然之事，非可以智力为者。惟有病而碍于孕育之人，始可用药以治病。凡无病之人，切勿妄药以求子，弄巧反拙，岂徒无益而已耶。纵使有效，而药性皆偏，其子禀之，非夭札，即顽悖，余历验不爽。

孕育之事，无所为而为，岂有人力可以矫揉造作之理。所谓夫妇之愚，可以能知能行，而圣人有所不知不能者。如谓金石草木，可以强无为有，是直以人欲胜天理。吾知虽有高贤，断不敢作此无端之梦想。而俗子偏能为此说者，止以逢迎富贵，为衣食计。孟英谓非可以智力为，顶门一针，吾知求方者与方者，皆如冷水浇背，默尔而息。快人快语，揭尽俗子丑态。又谓有病而碍于孕育者，始可用药以治病。须知所以不得不用药者，止是为治病计，实非作蓝田种玉想。寿颐恒见艰于子嗣者，不悟其丧失之多，日以求方求药为当务之急，而医家工于献媚，乐为处方，抵掌高谈，莫不自谓果有奇术，无非搜刮老人垂竭之脂膏，妄冀背城借一。纵令如愿以偿，而先天既薄，又以燥烈之药石助之，生而必多胎毒，奇病百出，长育极难，确已屡见之。孟英更论到顽悖一层，正是阳药刚烈之余焰，有以成其禀赋。此理之常，无足怪者。彼痴心梦想之流，读此亦当可以废然返矣。

王孟英按：荡胞汤虽有深意，其药太峻，未可轻用。惟保胎神佑丸，善舒气郁，缓消积血，不但为保胎之良药，亦是调经易孕之仙丹。每日七丸，频服甚效。余历用有验，最为稳妙。方见下卷。

荡胞汤以荡涤胞中恶瘀取义。其意盖谓：妇人无不生育之理，其所以不孕者，由瘀浊积于胞中故耳。寿颐谓：此是理想，殊不足征。胞者何物，必不指膀胱而言，因聚溺之器，与子宫之孕育何涉？如曰即是子宫，纵有瘀垢，岂服药而能荡涤到此？宁非理想之病状，且亦是理想之作用。而竟聚集许多攻破荡涤走窜之物，足以扰乱之而有余，果用是方，必犯孟英所谓岂徒无益之弊，虽是古方，断不可信。惟孟英所称之保胎神佑丸，亦极平常，且每服止桐子大之七丸，何能有效？乃孟英颇推重之，谓有殊功，此亦仁人之用心，惟恐俗子谬服毒药，反以自祸耳！若曰果谓调经之仙丹，寿颐虽愚，敢断其必无是事。惟谓其善舒气郁，庶几近之。

受胎总论

李东璧曰：《易》云男女构精，万物化生，乾道成男，坤道成女。褚澄言：血先至裹精则生男，精先至裹血则生女，阴阳均至，非男非女之身，精血散分，骈胎品胎之兆。《道藏》言：月水无后，一、三、五日成男，二、四、六日成女。东垣言：血海始净，一、二日成男，三、四日成女。《圣济》言：因气而左动，阳资之则成男；因气而右动，阴资之则成女。丹溪乃非褚氏而是东垣，主《圣济》左右之说立论，归于子宫左右之系，可谓悉矣。窃谓褚氏未可非，东垣亦未尽是也。盖褚氏以气血之先后言，《道藏》以日数奇偶言，东垣以女血之盈亏言，《圣济》、丹溪以子宫之左右言，各执一见，会而通之，理自得矣。盖独男、独女，可以日数论，骈胎、品胎，亦可以日数论乎？史载一产三子、四子，有半男、半女，或男多、女少，或男少、女多，则一、三、五日为男，二、四、六日为女之说，岂其然哉？褚氏、《圣济》、丹溪，主精血子宫左右之论为有见，而《道藏》、东垣日数之论为可疑矣。王叔和《脉经》，以脉之左右浮沉，辨所生之男女，高阳生《脉诀》，以脉之纵横逆顺，别骈品之胎形，恐臆度之见，非确论也。

王孟英按：《阅微草堂笔记》云，夫胎者，两精相搏，翕合而成者也。媾合之际，其情既洽，其精乃至。阳精至而阴精不至，阴精至而阳精不至，皆不能成；皆至矣，时有先后，则先至者气散不摄，亦不能成。不先不后，两精并至，阳先冲而阴包之，则阳居中为主而成男；阴先冲而阳包之，则阴居中为主而成女。此生化自然之妙，非人力所能为。故有一合即成者，有千百合而终不成者。愚夫妇所知能，圣人有所不知能，此之谓矣。端恪后人沈君辛甫云：胎脉辨别处，诚医者所当知。若受妊之始，曷以得男，何缘得女，生化之际，初无一定。诸家议论虽奇，无关损益，置之可也。

孕育之理，天然生化，既非人力所能作为，又岂理想可以推测。《濒湖》所引诸说，终是扪烛扣盘，殊可不论。《褚氏遗书》本出依托，更属空谈。纪文达天资聪颖，心思尤其透彻，《阅微草堂笔记》一则，《溧阳续录》第三卷托之神怪，何可认真。有谓胎必成于月信落红以后者，精如谷种，血如土膏，旧血败气，新血生气，乘生气乃可养胎，似乎推勘入微，较诸前人所说，差为近情。然先冲后包，仍不能跳出《褚氏遗书》窠臼。沈辛甫一笔勾除，真是快刀斩乱丝之无上妙法。（清·张山雷《沈氏女科辑要笺正》）

纪晓岚曰：夫胎者，两精相搏，翕合而成者也。媾和之际，其情既洽，其精乃至。阳精垄而阴精不至，阴精至而阳精不至，皆不能成。皆至矣，时有先后，则先至者气散不摄，亦不能成。不先不后，两精并至，阳先冲而阴包之则成男，阴先冲而阳包之则成女。此生化自然之妙，非人力所能为，故有一合即成者，有千百合而终不成者。愚夫对所能知，圣人有所不能知，此之谓矣。俞东扶曰：后贤讲受孕之道，有阳精阴血先至后冲等说，其实男女交接曾见女人有血出耶。夫交接出血是病，岂能裹精及为精所裹哉。

论求嗣补养法

顾晓澜曰：种子而用壮阳燥剂，是房中术，非育鳞法也。男子当壮年不能遂欲，固由先天精气不充，亦因心相两火虚而易动，肾水又无所熬恋，故易于疏泄，徒壮相火，肾水被劫，气愈不能坚固矣。譬之灯火不明，添油乎，加火乎，此间自有至理，必须温养水中之火，加以血肉有情者填补精气，俾精充生气，气固聚精，自无不效之理。《经》云：不足者补之。此类是也。

论不孕各有所因

沈尧封曰：妇女本体不虚，而不受孕者，必有他病。缪仲淳主风冷乘袭子宫，朱丹溪主冲任伏热，张子和主胸中实痰，丹溪于肥盛妇人主脂膜塞胞，陈良甫于二三十年全不孕者主胞中必有积血。所论不同，皆有至理。

严鸿志论广嗣

夫阴阳和而后万物生。生化之道，贵乎阴阳相济。所谓阴阳相济者，即勇女交合是也。然竟有一交而即孕者，有屡交而不孕者，何也？盖一在男子平时不能清心寡欲，以养其精；妇人不能平心定气，以养其血。固为不孕之原因，而不之道，似关系于妇人者，为尤甚矣。如生殖器有病，所谓螺阴、文阴、角花、石女之类不能交合者，无论矣，即生殖器无病，亦往往交而不孕，此乃不毛之地，不能生物者也，无病亦与有病等。而其最大之原因，莫如经候之不调，带下之淋漓，以及积聚、癥瘕、炫癖等之隐疾在身，无论男子身体如何强健，交媾如何得法，焉能成孕哉。故欲求广嗣宜先将妇人经候、崩漏、带下诸疾，照上各门，按法求之，再详审他因而治之，岂尚有不孕之道哉。至孕而成男成女，其道须参看《女科精华》内鄙着求嗣论也可。

一不孕，如因血虚肝旺，相火不宁，欲心妄动，肾气不固，致成不能博精受孕之候，宜知柏四物汤去川芎加丹皮主之。生地、归身、白芍、丹皮、知母、黄柏。

一不孕，如因气血太虚，肝脾不和，腹胀经缩，血海干枯，致成不能摄精受孕之候，宜八珍汤加阿胶、龟胶、益智仁主之。人参、白术、茯神、甘草、熟地、当归、白芍、川芎、阿胶、龟胶、益智仁。

一不孕，如因肝肾两亏，下元虚惫，本能聚血精，致成滑胎之候，宜补宫丸主之。鹿角霜、白术、茯苓、白芍、白芷、煅牡蛎、煅龙骨、山药、赤石脂、干姜，醋糊丸，空心来饮下。

一不孕，如因身体肥盛，禀受独厚，痰脂充满，子宫阻塞，而成不能受精之候，宜苍莎导痰丸主之。苍术、香附、陈皮、茯苓、枳壳、半夏、南星、甘草，生姜汁浸饼为丸。

一不孕，如因冲任虚弱，少腹如扇，子宫寒冷，致成不能生育之候，宜调经种玉汤主之。当归、川芎、吴茱萸、熟地、香附、白芍、茯苓、陈皮、丹皮、延胡索，水煎，空心服。渣再煎，临卧服。自经之日起，一日一服，服至经止已。或艾附暖宫丸亦主之。香附、艾叶、川芎、吴茱萸、黄芪、白芍、续断、生地、官桂。（近代·严鸿志《女科医案选萃》）

第二十二章　遗尿小便不尽

小便不通，治以吐法何也？曰：取其气化而已。经曰：三焦者，决渎之官，水道出焉。膀胱者，州都之官，津液藏焉，气化则能出矣。故上、中、下三焦之气，有一不化，则不得如决渎之水而出矣，岂独下焦膀胱气塞而已哉。上焦肺者，主行荣卫，通调水道，下输膀胱，而肾又上连肺，岂非小便从上焦之气化者乎？仲景谓：胃气行则小便宣通。《内经》谓：脾病则九窍不通。小便不利者，其病一也。由是三焦所伤之邪不一，气之变化无穷，故当随处治邪行水，大要在乎阴阳无相偏负，然后气得以化。若方盛衰论曰：至阴虚天气绝，至阳盛地气不足。夫肾肝在下，地道也；心肺在上，天道也；脾胃居中，气交之分也。故天之阳绝，而不下交于地者，尚且白露不下，况人同乎天，其上之阳不下交于阴，则下之阴虚，在上之阳盛不务其德而乘之，致肾气之不化，必泻其阳而举之，则阴可得而平也。若此条所叙之症，皆用吐法，盖因气道闭塞，升降不常者而用耳！其他众法，何尝舍之而独施是哉！先生尝曰：吾以吐法通小便，譬如滴水之器，开其上窍则下窍水自出焉。（明·戴思恭《推求师意》）

肾主水，膀胱为之腑。水潴于膀胱，而泄于小肠，实相通也。然小肠独应于心者何哉？盖阴不可以无阳，水不可以无火，水火既济，上下相交，则荣卫流行，水窦开阖，故不失其司尔！惟夫心肾不济，阴阳不调，使内外关格，而水道涩，传送失度，而水道滑，热则不通，冷则不禁。其热甚者，小便闭而绝无；其热微者，小便难而仅有。肾与膀胱俱虚，客热乘之，则水不能制火，火挟热而行涩焉，是以数起而有余沥。肾与膀胱俱冷，内气不充，故胞中自滑，所出多而色白焉，是以遇夜阴盛愈多矣。若常便涩而难通者，又当调适其气，而兼治火邪，用归、芍、茯苓、泽泻、升麻、甘草、青皮、山栀、木通、黄芩、黄连之属。其冷则不禁者，用盐炒益智，炙甘草为末，升麻灯芯汤调服。白带、白浊久而不愈者，补中益气汤加肉桂、青皮。（明·方古《医林绳墨》）

丹溪大法，小便不通，有热有湿有气结于下，宜清、宜燥、宜升。有隔二隔三之治。如因肺燥不能生水则清金，此隔二；如不因肺燥，但膀胱有热，则宜泻膀胱，此正治也；如因脾湿不运而精不升，故肺不能生水，则当燥脾健胃，此隔三。车前子、茯苓清肺也；黄柏、知母泻膀胱也；苍术、白术健胃燥脾也。

《卫生宝鉴》小便不利有三，不可一概而论。若津液偏渗于肠胃，大便泄泻，而小便涩少，一也，宜分利而已。若热搏下焦津液，则热湿不行，二也，必渗泄则愈。若脾胃气涩，不能通调水道，下输膀胱而化者，三也，可顺气，令施化而出也。

东垣大法，小便不通，皆邪热为病。分在气在血而治之，以渴与不渴而辨之，如渴而不利者，热在上焦肺分故也。夫小便者是足太阳膀胱经所主也，肺合生水。若肺热不能生水，是绝其水之源。经云：虚则补其母，宜清肺而滋其化源。故当从肺之分助其秋令，水自生焉。又如雨如雾如霜，皆从天而降下也。且药有气之薄者，乃阳中之阴，是感秋令肃杀之气而生，可以补肺之不足。淡味渗泄之药是也。茯苓、泽泻、琥珀、灯心、通草、车前子、木通、瞿麦、萹蓄之类以清肺之气泄其火，滋水之上源也。如不渴而小便不通者，热在下焦血分，故不渴而小便不通也。热闭于下焦者，肾也，膀胱也，乃阴中之阴，阴受热邪，闭塞其流。

《内经》云：无阳则阴无以生，无阴则阳无以化。若服淡渗之药，其性乃阳中之阴，非纯阴之剂。阳无以化，何以补重阴之不足也。须用感地之水运而生大苦之味，感天之寒气而生大寒之药，此气味俱阴，乃阴中之阴也。大寒之气，人感之生膀胱。寒水之运，人感之生肾。此药能补肾与膀胱，受阳中之阳热火之邪，而闭其下焦，使小便不通也。夫用大苦寒之药，治法当寒因热用。又云：必伏其所主，而先其所因，其始则气同，其终则气异也。如热在上焦，以栀子、黄芩；热在中焦，以黄连、芍药；热在下焦，以黄柏；热在气分，渴而小便闭，清肺散、猪苓汤、五苓散、茯苓琥珀汤、红秫散；热在血分，不渴而小便闭，滋肾丸、黄连丸、导气除燥汤。

东垣治一人小便不利，目睛突出，腹胀如鼓，膝以上坚硬，皮肤欲裂，饮食不下。服甘淡渗泄之药皆不效。曰：疾急矣，非精思不能处。思之半夜，曰：吾得之矣。经云：膀胱者津液之府，必气化而能出焉。多服淡渗之药而病益甚，是气不化也。启玄子云：无阳则阴无以生，无阴则阳无以化。甘淡气薄皆阳药，独阳无阴，欲化得乎。遂以滋肾丸群阴之剂投服，再服即愈。渴而腹冷，水气也。《金匮》云：小便不利者，有水气，其人苦渴，瓜蒌瞿麦丸主之。以小便利腹中温为度。小便不通，腹下痛状如复碗，痛闷难忍者，乃肠胃干涸，膻中气不下。经云：膀胱者州都之官，津液藏焉，气化则能出矣。膻中者臣使之官，三焦相火，肾为气海也。王注曰：膀胱精液之府，胞内居之。少腹处间毛内藏胞器。若得气海之气施化，则溲便注下。气海之气不及，则隐秘不通，故不得便利也。先用木香、沉香各三钱酒调下，或八正散。甚则上涌之令气通达，便自通利。经所谓病在下上取之。王注曰：热攻于上，不利于下；气盛于上，则温辛散之，苦以利之。一方：煎橘红茯苓汤，调木香、沉香末服之，空心下。

丹溪云：小便不通属气虚血虚，有实热痰气闭塞，皆宜吐之以提其气，气升则水自降。盖气承载其水者也。气虚，用参、术、升麻等。先服后吐，或就参芪药中调理吐之。血虚，用四物汤先服后吐，或就芎归汤探吐之。痰多，二陈汤先服后探吐之。痰气闭塞，二陈加香附、木通探吐之。实热，当利之，或用八正散。盖大便动则小便自通矣。或问以吐法通小便，方论中未尝有之，理将安在？曰：取其气化而已。何则？《内经》谓三焦者，决渎之官，水道出焉。膀胱者，州都之官，津液藏焉，气化则能出矣。故上中下三焦之气，有一不化，则不得如决渎之水而出矣，岂独下焦膀胱气塞而已哉。上焦肺者，主行荣卫，通调水道，下输膀胱，而肾之合足，三焦下输又上连肺，此岂非小便从上焦之气化者乎。

张仲景有言：卫气行，则小便宣通，其义亦在是矣。《内经》又谓脾病则九窍不通，小便不利，是其一也。此岂非小便从中焦之气化者乎。由是言之，三焦所伤之邪不一，气之变化无穷，故当随处治邪行水，求其气化，亦无穷也。然而大要在乎阴与阳，无相偏负，然后气得以化。若《方盛衰论》曰：至阴虚，天气绝，至阳盛，地气不足。夫肾肝在下，地道也，心肺在上，天道也，脾胃居中，气交之分也。故天之阳绝而不交于地者，尚且白露不下，况人同乎天。其在上之阳不交于阴，则在下之阴，无以为化，而水道其能出乎。东垣引八十一难经谓：有阴阳相乘，有覆有溢而为内关，不得小便者。有或在下之阴虚在上之阳盛，不务其德而乘之，致肾气之不化者。必泻其阳而举之，则阴可得而平也。若此条所叙之证，皆用吐法。盖因气道闭塞，升降不前者而用耳，何尝舍众法而独施是哉。丹溪尝曰：吾以吐通小便，譬为滴水之器，上窍闭，则下窍无以自通。必上窍开，而下窍之水出焉。予尝推是开窍之法，用之多验，姑书一二证以明之。甲午秋，治一妇人，年五十。初患小便涩，医以八正散等剂，辗转小便不通，身如芒刺加于体。予以所感霖淫雨湿，邪尚在表。因用苍术为君，附子佐之。发其表，一服即汗，小便即时便通。又治马参政父年八旬，初患小便短涩，因服药分利太过，遂致闭塞，涓滴不出。予以饮食太过，伤其胃气，陷于下焦，用补中益气汤一服，小便通。因先多利药损其肾气，遂致通后遗尿一夜不止，急补其肾，然后已。凡医之治是证，未有不用泄利之剂者，安能顾其肾气之虚哉。表而出之以为世戒。有瘀血而小便闭者，宜多用牛膝。

运气小便不利者有三：其一属湿邪攻三焦。经云：太阴在泉，湿淫所胜，病小腹痛肿，不得小便。又云：水不及曰涸流，涸流之纪，上宫与正宫同其病，癃闭是也。其二属风邪攻脾。经云：厥阴司天，风淫所胜，病溏瘕泄，水闭是也。其三属燥热。经云：阳明司天之政，天气急，地气明，民病癃闭。初之气其病小便黄赤，甚则淋。又云：少阴司天之政，地气肃，天气明，二之气，其病淋是也。

良法治小便不通，诸药不效，或转胞至死危困。用猪尿胞一个，底头出一小眼子，翎筒通过放在眼儿内。根底以细线系定。翎筒子口细杖子堵定，上用黄蜡封尿胞口。吹满气七分，系定了。再用手捻定翎筒根头，放了黄蜡，塞其翎筒，在小便出里头，放开翎筒根头，手捻其气透于里，小便即出，神效。

妊娠小便不通，妊娠胎满逼胞，多至小便不利。若胞系了戾，小便不通，名曰转胞。丹溪以为多因胎妇虚弱，忧闷性躁，食味厚，古方用滑利疏导药鲜效。若脖为胎所坠而不通，但升举其胎，胞系疏而小便自行。若脐腹作胀，而小便淋涩，此脾胃气虚。胎压尿胞，四物二陈参术空心服后探吐，数次自安。薛氏云：前证亦有脾肺气虚不能下输膀胱者，亦有气热郁结膀胱，津液不利者，亦有金为火燥，脾土湿热甚而不利者，更当详审施治。（明·王肯堂《证治准绳》）

小水不通是为癃闭，此最危最急证也。水道不通，则上侵脾胃而为胀，外侵肌肉而为肿，泛及中焦则为呕，再及上焦则为喘，数日不通则奔迫难堪，必致危殆。今人一见此证，但知利水，或用田螺罨脐之法，而不辨其所致之本，无怪其多不治也。

凡癃闭之证，其因有四，最当辨其虚实。有因火邪结聚小肠膀胱者，此以水泉干涸，而气门热闭不通也；有因热居肝肾者，则或以败精，或以槁血，阻塞水道而不通也。若此者本非无水之证，不过壅闭而然，病因有余，可清可利，或用法以通之，是皆癃闭之轻证也。惟是气闭之证，则尤为危候。然气闭之义有二焉，有气实而闭者，有气虚而闭者。夫膀胱为藏水之府，而水之入也由气以化水，故有气斯有水；水之出也由水以达气，故有水始有溺。

经曰：气化则能出矣。盖有化而入，而后有化而出。无化而出，必其无化而入，是以其入其出，皆由气化。此即本经气化之义，非单以出者言气化也。然则水中有气，气即水也；气中有水，水即气也。今凡病气虚而闭者，必以真阳下竭，元海无根，水火不交，阴阳否隔，所以气自气而气不化水，水自水而水蓄不行。气不化水，则水府枯竭者有之；水蓄不行，则浸渍腐败者有之。气既不能化，而欲强为通利，果能行乎？阴中已无阳，而再用苦寒之剂，能无甚乎？理本甚明，何知之者之不多见也！至若气实而闭者，不过肝强气逆，移碍膀胱，或破其气，或通其滞，或提其陷，而壅者自无不去。此治实者无难，而治虚者必得其化为不易也。故凡临此证，不可不详辨其虚实。

火在下焦而膀胱热闭不通者，必有火症火脉，及溺管疼痛等症，宜大分清饮、抽薪饮、益元散、玉泉散及绿豆饮之类以利之。若肝肾实火不清，或遗浊，或见血者，大都清去其火，水必自通，前法俱可通用。气闭证当分虚实寒热而治之。凡气实者，气结于小肠、膀胱之间，而壅闭不通，多属肝强气逆之证，惟暴怒郁结者多有之，宜以破气行气为主，如香附、枳壳、乌药、沉香、茴香之属，兼四苓散而用之。若气陷于下，药力不能骤及者，当即以此药多服探吐，以提其气，使气升则水自降也。有痰气逆滞不通者，即以二陈汤、六安煎之类探吐之。有热闭气逆者，即以大分清饮探吐之。有气实血虚而闭者，用四物汤探吐之。凡气实等证，无如吐之妙者，譬之滴水之器，闭其上窍则下窍不通，开其上窍则下窍必利。盖有升则有降，无升则无降，此理势之使然也。凡气虚而小便闭者，必以素多斫丧，或年衰气竭者，方有此证。正以气有不化，最为危候，不易治也。然凡病此者，必其有渐，但觉小便短少，或便时费力，便当留心速治，若待其剧，恐无及也。但治此者，亦当辨其脏气之寒热。若素无内热之气者，是必阳虚无疑也，或病未于甚，须常用左归、右归、六味、八味等汤丸，或壮水以分清，或益火以化气，随宜用之，自可渐杜其原。

若病已至甚，则必用八味丸料，或加减金匮肾气汤，大剂煎服，庶可挽回。或疑桂、附辛热，不敢轻用，岂知下元阳气亏甚，得寒则凝，得热则行，舍此二者，更有何物可以直达膀胱，而使水因气化也。若气虚下陷，升降不利者，宜补中益气汤主之，或用此汤探吐之最妙。若素禀阳脏，内热不堪温补，而小便闭绝者，此必真阴败绝，无阴则阳无以化，水亏证也，治宜补阴抑阳，以化阴煎之类主之。或偏于阳亢而水不制火者，如东垣之滋肾丸亦可，但此即火证之属耳。

大小便俱不通者，必先通其大便，则小便自通矣，宜八正散之类主之。久服桂、附之属，以致水亏阳亢，而小便不通者，宜解毒壮水，以化阴煎之类主之；甚者以黄连解毒汤加分利滋阴等药亦可，然尤惟绿豆饮为解毒之神剂。其有因久服阳药，作用过多，火本不盛，单由水亏者，非六味地黄汤大剂滋之不可也。服分利既多，而小水愈不通者，此必下竭之证，察其水亏者必须大补真阴，火虚者必须峻补阳气，气达水行，其便自调。不可见其假实，恣意疏通，此与榨干汁、沛枯油者何异？致令竭者愈竭，鲜不危矣。膀胱无水等证，有因泄泻水归大肠，而小水不通者，此当但治泄泻，泄泻止而水自利也。有因大汗多汗，气从汗泄，而小水不利者，此当调治营卫，表气收而小便自利也。

有虚劳亡血伤精，水随液去，五内枯燥，而小水不利者，此当调补真阴，血气渐充而小水渐利也。凡此数者，皆膀胱无水枯涸之证，水泉既涸，故不可再加分利，内惟泄泻证亦有可分利者，然亦不过十之三耳。诸如此类，当于各门详察治之，皆非有水不通，而为癃闭之类也。

怀妊之妇，每有小便不通者，此以胎气下陷，溺孔被压而然，多以气虚不能举胎所致，宜八珍汤、补中益气汤之类主之。若临盆之际，胎压膀胱而小便不通者，宜以手指托起其胎，则小水自出。

通闭方法：凡治小水闭塞不通，危急之甚，诸药不效者，速寻白菊花根捣烂，用生白酒冲和，取酒汁温而饮之，神效。按此方或白花者一时难得，即不拘何色，但以家菊根代之，亦必无不效。一法治膀胱有溺，或因气闭，或因结滞阻塞，不能通达，诸药不效，危困将死者，用猪溲胞一个，穿一底窍，两头俱用鹅翎筒穿透，以线扎定，并缚住下口根下出气者一头，乃将溲胞吹满，缚住上窍，却将鹅翎尖插入马口，解去根下所缚，手捻其胞，使气从尿管透入膀胱，气透则塞开，塞开则小水自出，大妙法也。一通塞法，凡败精干血，或溺孔结垢，阻塞水道，小便胀急不能出者，令病人仰卧，亦用鹅翎筒插入马口，乃以水银一二钱徐徐灌入，以手逐段轻轻导之，则诸塞皆通，路通而水自出，水出则水银亦从而喷出，毫无伤碍，亦最妙法也。一熏洗通便法，凡偶有气闭，小水不通，胀急危困之极者，速用皂角、葱头、王不留行各数两，煎汤一盆，令病者坐浸其中，熏洗小腹下体，久之热气内达，壅滞自开，便即通矣。若系妇人，亦可用葱数茎塞阴户中，外加熏洗，其通尤速。（明·张景岳《景岳全书》）

闭癃之病，《内经》分肝与督脉、三焦与膀胱四经，然太阳膀胱但主藏溺，其主出溺者，皆肝经及督脉及三焦也。

又考膀胱为州都之官，津液藏焉，气化则能出矣。

夫主气化者，太阴肺经也，若使肺燥不能生水，则气化不及州都，法当清金润肺。车前、紫菀、麦门冬、茯苓、桑皮之类。

如脾湿不运，而精不上升，故肺不能生水，法当燥脾健胃。苍术、白术、茯苓、半夏之类。

如肾水燥热，膀胱不利，法当滋肾涤热。黄柏、知母、茯苓、泽泻、通草之类。夫滋肾泻膀胱，名为正治；清金润燥，名为隔二之治；健胃燥脾，名为隔三之治。

又或有水液只渗大肠，小腑因而燥竭，宜以淡渗之品，茯苓、猪苓、通草、泽泻之类。分利而已。

或有气滞，不能通调水道，下输膀胱者，顺气为急，枳壳、木通、橘红之类。

有实热者，非与纯阴之剂，则阳无以化；上焦热者，栀子、黄芩，中焦热者，黄连、芍药；下焦热者，黄柏、知母。

有大虚者，非与温补之剂，则水不能行。如金匮肾气丸及补中益气汤是也。如东垣治一人小便不通，目突腹胀，皮肤欲裂，服淡渗之药无效。东垣曰：疾急矣，非精思不能处，思至半夜，曰：吾得之矣！膀胱为津液之府，必气化而能出，服淡渗而病益甚，是气不化也。无阳则阴无以生，无阴则阳无以化。淡渗气薄，皆阳药也，孤阳无阴，欲化得乎？以滋肾丸群阴之剂，投之即愈。

丹溪尝曰：吾以吐法通小便，譬如滴水之器，上窍闭则下窍无以自通，必上窍开而下窍之水出焉。

气虚者，补中益气汤，先服后吐；血虚者，芎归汤，先服后吐；痰多者，二陈汤，先服后吐；气闭者，香附、木通探吐。更有瘀血而小便闭者，牛膝、桃仁为要药。

《别录》云：小便不利，审是气虚，独参汤如神。由是观之，则受病之源，自非一途，若不从望、闻、问、切察之明，审之当，而浪投药剂，几何不以人命为戏耶！

（明·李中梓《医宗必读》）

经云：三焦者，决渎之官，水道出焉。膀胱者，州都之官，津液藏焉，气化则能出矣。下焦者，别回肠，注于膀胱而渗入焉，故水谷者，常并居于胃中，成糟粕，俱下于大肠，而成下焦，渗而俱下，济泌别汁，循下焦而渗入膀胱焉。膀胱之胞薄以濡，得酸则缩蜷，约而不通，水道不行，故癃。阴者，积筋之所终也，故酸入而走筋矣。饮食入胃，游溢精气，上输于脾，脾气散精，上归于肺，通调水道，下输膀胱。

经云：至阴虚，天气绝；至阳盛，地气不足，夫肾肝在下，地道也。心肺在上，天道也。脾胃居中，气交之分也。故天之阳绝而不安于地者，则白露不下。在上之阳不交于阴，则在下之阴无以为化，水道其能出乎？此上焦之气化也。仲景曰：卫气行，则小便宣通。又曰：脾病则九窍不通，此中焦之气化也。东垣云：在下之阴虚，在上之阳盛，致肾气不化，必宣其阳而举之，则阴可得而平也。故丹溪云：以吐法通小便，上窍通而下窍之水出焉。然升提只可施于涓滴不通者，若尿涩短少，或淋漓作痛者，非所宜也。由经言及诸论观之，未有不主于气化者，不审乎此，转行疏利之剂求功，多见其不知量也。

东垣云：小便不通，皆邪热为病，分在气在血而治之，以渴与不渴而辨之。渴而不利，或黄或涩者，热在上焦气分也。小便者，膀胱所主，若肺热不能生水，是绝其寒水生化之源，宜清肺而滋化源，故当从肺分助其秋令，宜茯苓、泽泻、车前、木通之类淡味渗泄之药，水自生焉。如不渴而小便不通者，热在下焦血分，肾与膀胱受热，闭塞其流，须知、柏之类苦寒气味俱阴之药以除其热，稍兼肉桂辛温散结之阳药以泄其闭，若服淡渗之味，则阳无以化，而阴愈闭塞不通矣。气分热，渴而小便闭，或黄或涩者，黄芩清肺饮。血分热，小便闭而不渴者，滋肾丸；不应，并中焦亦有热也，加连、柏、甘草，等份煎服。阴虚血热人，渴而小便不通，或涩痛淋沥者，切禁五苓燥剂，宜导赤散。津液偏渗于大肠，大便泄泻，小便涩少，或水停心下，不能下输膀胱者，五苓散渗泄之。若六腑客热转于下焦而不通者，用益元散以清之。若气迫闭塞，升降不通者，二陈汤去半夏，加木通、滑石、柴胡、升麻以提之。汗出过多，小便赤涩，此五内枯燥，慎勿用利水之剂，生脉散加黄芪、当归。若右寸独数大，小便点滴而下者，此金燥不能生水，气化不及州都，生脉散去五味子，易大剂紫菀，可一服而愈。小便不通，腹下痛闷难忍如覆碗者为实，亦分在气在血。气壅于下者，四磨、六磨选用；血污于下者，代抵当丸。有火虚者，非与温补之剂则水不能行，如金匮肾气丸；元气下陷而水道不通者，补中益气汤加木通、车前，升清以降浊也。小便不利，审是气虚，独参汤少加广皮如神。凡小便不通，用独蒜涂脐法。以独蒜一枚，栀子三枚，盐少许，捣烂，摊纸贴脐，良久即通，未通，涂阴囊上立效，或用食盐半斤，炒热布包熨之。天行热病，小便不通，用蚯蚓泥升许，以水浸澄清，渴即与饮，不应，用地龙数枚，同芦根，捣汁饮之。

闭癃者，尿闭不通，淋沥点滴也，惟肝与督脉三焦膀胱主之。经云，膀胱之胞薄以濡，得酸则缩蜷，约而不通，水道不行，故癃。又云：膀胱不利为癃，不约为遗尿。盖实则闭癃，虚则遗尿，遗尿则补之，闭癃则泻之。然遗尿闭癃，不取膀胱俞者，盖膀胱但藏尿，其主出尿者，皆从三焦及肝与督脉也。闭癃者，合而言之，一病也，分而言之，有暴久之殊。盖闭者，暴病，为尿点滴不出，俗名小便不通是也，可用疏通利窍之剂，甚则用吐法以提其气自通，若补中益气、二陈、五苓，俱可探吐也。癃者，久病，为尿癃淋沥，点滴而出，一日数十次，名淋病是也，惟宜滋养真阴，兼资气化，如六味、生脉之类，亦可合用，若疏泄利气之药，皆为戈戟矣。夏秋热伤癃闭，以滑石调水饮之即通，但阴虚泉竭者禁用。（清·张璐《张氏医通》）

大意　膀胱者，州都之官，津液藏焉，气化则能出矣。故膀胱不利为癃。三焦者，决渎之官，水道出焉。故三焦实则闭癃。（《内经》）

癃与闭，二症也。暴病为溺闭，小便点滴，内急，胀满而难通。久病为溺癃，欲解不解，屡出而短少。（《必读》）

内因　有心肾不交，阴阳不通，而内外关格者。有热结下焦，壅塞胞内，而气道涩滞者。有肺中伏热，不能生水，而气化不施者。有脾经湿热，清气郁滞，而浊气不降者。有痰涎阻结，气道不通者。有久病多汗，津液枯耗者。有肝经忿怒，气闭不通者。有脾虚气弱，通调失宜者。（《汇补》）

外候　凡人鼻色黄，小便必难。热微则小便难而仅有，热甚则小便闭而绝无。（《入门》）

小便胀满，气急上逆，心腹俱闷，叫痛欲死。（巢氏）

甚有肺气壅极，横行脐中，小肠为之突出，外肾为之挺长。（《寓意草》）

脉法　脉紧而滑直者，不得小便也。又尺脉或浮，或涩，或缓，皆小便难，溺有余沥也。右寸关滑实者，痰滞上焦。细微者，中气不运。左尺脉洪数者，热结下焦。虚浮者，肾气不足。（《汇补》）

治法　一身之气关于肺，肺清则气行，肺浊则气壅。故小便不通，由肺气不能宣布者居多，宜清金降气为主，并参他症治之。若肺燥不能生水，当滋肾涤热。夫滋肾涤热，名为正治。清金润燥，名为隔二之治。燥脾健胃，名为隔三之治。又有水液只渗大肠，小肠因而燥竭者，分利而已。有气滞不通，水道因而闭塞者，顺气为急。实热者，非咸寒则阳无以化。虚寒者，非温补则阴无以生。痰闭者，吐提可法。瘀血者，疏导兼行。脾虚气陷者，升提中气。下焦阳虚者，温补命门。（《汇补》）

用药　肺气受热，清肺饮。膀胱热结，八正散。气滞于内者，利气散。阴虚者，地黄汤。阳虚者，八味丸。脾虚不运者，补中益气汤。气虚不化者，六君子汤。血瘀者，牛膝汤。痰闭者，导痰汤，先服后吐。又有因小便不通，过服寒凉渗利诸剂，致气闭于下，寒郁于中阴翳否隔不能气化而不通者用干姜、升麻煎服而愈。于此可悟夫天地升降之道，阴阳消长之理。故志之。（《汇补》）

附：转胞　转脬者，胞系转戾，脐下并急而痛小便不通者是也。（巢氏）

凡强忍小便而疾走，或饱食大怒而入房，使水气逆上并迫于胞故屈戾而不舒张也。治以甘遂末，水调，敷脐下；内饮甘草汤。其药汁至脐，二药相反，胞必自转，小便自通。或用甘遂末一钱，猪苓汤下即愈。若妊妇小便不通，因胎肥压胞，宜升举其胎，胞转而水道自利不可专用淡渗。宜补中益气汤探吐以提其气，或外用稳婆手托法，亦可。（《汇补》）

附：关格　关格者，脉名也。左手人迎脉，大于右手四倍，曰关。关者，热在下焦，必下绝小便。右手气口脉，大于左手四倍，曰格。格者，寒在上焦，必上为呕逆。若脉象既关且格，必小便不通，旦夕之间，陡增呕恶。此因浊邪壅塞，三焦正气不得升降，所以关应下而小便闭，格应上而生吐呕。阴阳闭绝，一日即死，最为危候。宜二陈汤加防风、桔梗芦探吐。若吐不出，以二陈汤加槟榔、大黄、枳壳、厚朴、木香、木通、杏仁、泽泻降之。古法，治虚人关格，有用补中益气汤加槟榔者。若上不得吐，下不得通，愦愦无奈，头汗不止者死。至于寻常腹痛，二便不通而呕吐，其脉沉静不紧盛倍大者，非关格也，乃痰食之症，宜二陈汤加白芥子、山楂、枳实、青皮治之。（《汇补》）（清·李用粹《证治汇补》）

小便不通，谓之癃闭。癃闭与淋证不同，淋则便数而茎痛；癃闭则小便点滴而难通。东垣云：渴而小便不利者，热在上焦气分也，宜用四苓散加山栀、黄芩等药以分利之。若大便亦闭，加大黄、元明粉之类。不渴而小便不利者，热在下焦血分也，宜用滋阴化气之法，若滋肾丸之类是已。大法，无阳，则阴无以生；无阴，则阳无以化。下之真阴不足，则阳气不化，必滋其阴；若下之真阳不足，则阴气不生，必补其阳。譬如水肿臌胀，小便不通者，服金匮肾气丸，而小便自行，阴得阳以生也；复有除桂、附服之而亦效者，阳得阴而化也。此阴阳气化之精义也。更有小便不通，因而吐食者，名曰关格。经云：关则不得小便，格则吐逆，关格者，不得尽其命矣。宜用假苏散治之。

又丹溪治孕妇转脬，小便不通者，用补中益气汤，随服而探吐之，往往有效。譬如滴水之器，上窍闭则下窍不通，必上窍开然后下窍之水出焉。丹溪初试此法，以为偶中，后来屡用屡验，遂恃为救急良法。每见今人治转脬症，投补中益气，而不为探吐，且曰古法不效，有是理乎?予尝用茯苓升麻汤，治此有验。盖用升麻以举其胎气，用茯苓以利小便，用归、芎以活其胎，用苎根理胞丝之缭乱，此以升剂为通之法也。附录于此，以俟明哲。（清·程国彭《医学心悟》）

小便不通分虚实，虚则三焦失其职，屡经利水不相合。此宜金匮肾气丸，治其三焦决渎官；象牙生煎服亦安。实者人素强，或好食热物，肺热不能通水道，以致膀胱成热结，宜用猪苓、泽泻、栀、滑石；用后仍不效，须向膀胱寻外窍，经说毫毛是其应，经曰：三焦膀胱者，腠理毫毛其应。是三焦主腠理，膀胱主毫毛。膀胱有出窍而无入窍，济泌别汁，而渗入膀胱者也。毫毛是其外窍。比如水注塞其上窍，则水不能出矣。如人不虚，利小水而仍不通者，宜发其汗，外窍通而内窍亦通，此所谓开鬼门也。改从发汗最为妙。又有动其胞中血，虚寒实热随症别，虚寒便温补，热则清热而养血，因症施方不可执。（清·叶天士《南病别鉴》）

太无论小便不利三端：一者大便泻而小便涩，为津液偏渗，治宜分利而已。二者热搏下焦，湿热不行，必通泄则愈。三者脾胃气涩，不能通调水道，下输膀胱，可顺气令施化而出。然津液偏渗，有脾肺之分；湿热不行，亦有肾与膀胱之别。更当参合脉症而分辨之。东垣以小便不通，皆邪热为病，分在气在血而治之。如渴而不利者，热在上焦气分，为肺热不能生水，是绝小便之源也。宜淡味渗泄之药，以清肺泄火，滋水之化源。如不渴者，热在下焦血分，为阴受热邪，闭塞其流，宜气味俱阴之药，以除其热；泄其闭塞也。此以上下二焦分气血言。然在下焦，亦有气壅血污之分；即在上焦，亦有气虚气窒之异，不可不察也。

《元珠》论遗溺闭癃，惟肝与督脉、三焦、膀胱主之。经云：肝足厥阴之脉，环阴器，所生病遗溺闭癃。督脉者女子入系廷孔，其孔，溺孔之端也。其男子循茎下至篡，与女子等。其生病癃痔遗溺，三焦者足太阳少阴之所将，太阳之别也。上踝五寸，别出贯踹肠，出于委阳，并太阳之正，入络膀胱约下焦，实则闭癃，虚则遗溺。然刺灸之法，但取厥阴、督脉、三焦俞穴，而不及膀胱者，以膀胱但藏溺耳。其出溺，皆从三焦及肝、督脉也。

丹溪云：小便不通，有正治，有隔二隔三之治，如不因他故，但膀胱有热者，则宜黄柏、知母之属泻膀胱，此正治也。如因肺燥不能生水者，则宜车前、茯苓之属清肺气，此隔二之治也。如因脾湿不运，而精不升，以致肺不能生水者，则当苍术、白术之属燥脾利湿，此隔三之治也。

但所谓清肺之法，自宜《外台》百合饮子之类，清润兼行，庶几得理，若车前、茯苓渗利之品，以求其水，益资其燥矣。

丹溪又谓：不论气虚、血虚、实热、痰闭，皆宜吐之以提其气，气升则水自降，譬之滴水之器，必使上窍通而后下窍之水出焉。夫病在下，取之上，《内经》之旨也。天地之气不升则不降，吐亦法之巧耳。然必痰实气闭者，乃可用之，未可以之概治气虚、血虚等症也。

《元珠》闭癃遗溺不禁之辨，谓闭者，小便不出，塞而不通也。癃者，罢弱而气不充，淋淋沥沥，点滴而出，或涩而疼，一日数十次，俗名淋病者是也。闭则是急病，癃则是缓病。遗溺睡梦中溺出，醒而方知是也。不禁者，日夜无遍数，频频而溺也。

小便不通　有下焦蓄热者，《内经》所谓膀胱不利为癃也，巢氏谓膀胱与肾为表里，而俱主水，热气太盛，故令结涩，小便不通，腹胀气急，甚者

水气上逆，令心腹痛呕，乃至于死，其脉紧而滑直者是也。（清·尤在泾《金匮翼》）

点滴不出，小腹胀痛，由气道闭塞。六淫七情，痰湿血食，内外诸邪，皆能闭气。气分上中下三焦。上焦之气肺主之，肺热则气不下行，治宜清降。中焦之气脾胃主之，湿盛或热盛而气滞不行，须治湿热；若气虚而下陷不运，须升清以降浊。下焦之气肝肾主之，肾移热于膀胱，无阴则阳无以化，须纯阴之剂，滋肾丸。肝脉过阴器，肝火郁不伸则癃闭，肝火疏泄则为遗溺，治取肝经俞穴。又下焦脉在膀胱经前、胆经后，出腘中外廉，曰委阳，膀胱经络也。下焦火盛则癃闭，虚则遗溺。又督脉，女子入系庭孔，男子循茎下至篡，其病癃闭遗溺，治取督脉俞穴。不取膀胱俞穴者，以膀胱但藏溺，其出溺皆从三焦、督脉及肝也。丹溪云：肺热不生水清金，乃隔二之治也。脾湿不运，清不升，浊不降，故肺气壅，闭不下行，燥湿健脾，乃隔三之治也。若不关脾肺，但膀胱有热，直泻膀胱乃正治也。东垣分在气在血，以渴不渴为辨，渴者热在肺，属气分，用淡渗之药，茯苓、猪苓、泽泻、琥珀、灯芯、通草、车前、瞿麦、篇蓄等气薄之品，气薄为阳中之阴，从阳而下降者也。不渴者热在下焦，属血分，须用纯阴之剂，无阴则阳无以化，黄连、黄柏、知母、滑石之类。淡渗之品，乃阳中之阴，非阴中之阴，勿用。热实者，八正散加木香。腹痛不可忍木通汤，上喘红秫散。肾虚寒气不化者，甚而转筋不救，肾气丸。见虚损此为下元冷秘，常有用桂、附乃通者。气虚不化而不急满，惟倦怠懒言，春泽汤。见伤湿津液藏于膀胱，气化乃能出，故用沉香、橘红之属。或

用吐法以提其气，气升则水自降，如滴水之器，上窍开下窍乃通也。气虚而不升化，用参、芪等药，先服后吐之。痰多闭气，用二陈先服后吐之，更推类，以尽其余。或由大便不通而小便渐闭者，通大便则小便自行，瘀血闭气者，宜多用牛膝；实者桃仁煎代抵当丸、见血牛膝膏。见淋渴而腹冷，水气也，水蓄腹中故冷，停蓄不运，清气升津液不生故渴，不降故小便闭。瓜蒌瞿麦丸主之，便利腹、温为度。小便不通及转胞危急，诸药不效，用猪尿脬一个，底头穿一小孔，贯一通透翎管，线扎紫，翎筒口塞以蜡，从脬口吹气满七分，线扎紧，再用手捻紧翎筒根，令不泄气，乃去筒口之螺，将筒口插入茎物窍内，放手，放开捻筒根之手也。却擒猪脬，使气透入膀胱，小便即出。小便不通，呕逆，饮食不得入，名关格。若头汗出者阳脱，死；脉细涩者知阴亦竭，亦死。葱白一斤碎切，入麝香五分拌匀，分二包，先用一包置脐上，以红火熨斗熨之半炷香久，换一包，以熨斗盛冷水熨之，互相换熨，以通为度。或以木通、老葱煎汤服，顿时探吐，再服再吐，以通为度。或身无汗，以葱汤入木桶内，令病者坐杌上，没脐为度，匝腰系裙以覆之，少时汗出，尿亦出，即于桶中溺之，勿出桶，恐气收而尿又回也。孕妇胎满，逼压尿脬，胞转翻倾侧，胞系了戾，不得小便，名转胞。须举其胎，令稳婆香油抹手，入产户托起其胎，溺出如注。次以人参、白术、陈皮、升麻加入四物内煎服，顷时以指探吐，如此三四次，则胎举矣。一法令孕妇坐榻上，连榻倒竖起，尿自出，胜手托。男子亦有转胞。妇人转胞不必尽由胎压，多因尿急脬胀。而骤马驰车，飞跑急走，致脬颠翻，或水溢中焦，食满肠胃，下压膀胱，无处退避，以致闪侧翻转，热攻气迫者可推。并须吐法。滑石散。《金匮》妇人病，饮食如故，病不在胃。烦热不得卧，倚息，喘也，下不通则上干，故烦喘不得卧，阳被迫浮越故热。此转胞不得溺也，此由虚寒气不化，溺急胞胀，肿坠翻转。肾气丸。（清·何梦瑶《医碥》）

癃闭者，小便点滴不通，甚而为胀为肿，喘满欲死。五淋者，小便痛涩淋沥，欲去不去，欲止不止，有砂、膏、气、血、劳五种之分。

癃闭用利水之药，人所知也，若愈利而愈闭，胀闷欲死，宜治其本。经云：膀胱者，州都之官，津液藏焉，气化则能出矣。今小水点滴不能出，病在气化可知。桂性直走太阳而化气，此症实不可缺。阴虚不化，热逼膀胱，小腹胀痛，尺脉旺，宜服滋肾丸主之。阳虚不化，寒结膀胱，小腹不痛，尺脉弱，宜加减肾气丸主之，然犹恐未能即效，又有巧法以施，譬之滴水之器，闭其上而倒悬之，点滴不能下也，去其上之闭，而水自通流，宜以补中益气汤提之，即以此药再煮服尽，以手探吐，顷刻即通，而更有启其外窍，即所以开其内窍之法。麻黄力猛，能通阳气于至阴之下，肺主皮毛，配杏仁以降气，肺气下达州都，导水必自高原之义也，以八正散加此二味，其应如响。如夏月不敢用麻黄，恐阳脱而汗漏不止，以苏叶、防风、杏仁三味等份，水煎温服，覆取微汗，而水即利矣。此张隐庵治水肿验案。虚者以人参、麻黄各一两煎服，神效。此卢晋公验案。如汗多不任再散者，即以紫菀、桑白皮各三钱，麦冬五钱，加于利水药中，或加于升提药中，亦效。此李士材验案。皆下病上取之法也。治水肿者，可遵此法以治其标，即以六君子汤去甘草加苍术、厚朴、炮姜、附子以扶脾气，以复元气。（清·陈修园《医学从众录》）

闭者，小便不通。癃者，小便不利。遗溺者，小便不禁，虽膀胱见症，实肝与督脉、三焦主病也。经云：膀胱之胞薄以濡，得酸则蜷缩，约而不通，水道不行。又云：膀胱不利为癃，不约为遗溺，此但主膀胱言之也。夫膀胱仅主藏溺，主出溺者，三焦之气化耳。故经云：三焦下腧，并太阳正脉，入络膀胱，约下焦，实则闭癃，虚则遗溺。又云：肝脉过阴器，其病闭癃。又云：女子督脉入系廷孔，男子循茎下至篡。病不得前后，此闭癃遗溺，所由兼责诸经也。分言之，闭癃为实，遗溺为虚。闭为暴病，癃为久病。闭则点滴难通，全资气化，或疏通利窍，或用丹溪吐法，以升提其气。诸溺闭治法，已见小便不通论中。此特详溺癃治法。癃为滴沥不爽，惟滋养真阴，清热化气，升提非所宜矣。仲景云：阴虚则小便难。经曰：阳入阴分，则膀胱热而小便难。东垣云：小便不通，皆邪热为病。治分在气在血。以渴与不渴辨之，渴而不利，或黄或涩，热在上焦气分也。宜清肺气而滋水源，黄芩清肺饮。闭而不渴，热在下焦血分也。宜润肾燥以导其流，滋肾丸。若服淡渗之味，则阳无以化，而阴愈闭窒矣。其阴虚血热，渴而涩痛淋沥者，导赤散，切忌用五苓。或大便水泻，小便涩少，五苓散渗泄之。若湿热传于下焦，水道不利，益元散清利之。若气机闭塞，升降不通，二陈汤去半夏，加木通、滑石、升麻以提之。若右寸数大，肺燥不能生水，是气化不及州都。生脉散去五味，加紫菀、车前子、茯苓。左寸数大，心火盛，移热于小肠，天冬、麦冬、犀角、黄连、赤茯、白芍。或肾火衰，水不能化，金匮肾气丸。或元气下陷，宜升清降浊，补中益气汤加木通、车前。或血瘀下焦，小便闭涩，代抵当汤。此治闭癃大概也。

胞痹胞居膀胱之中，受气化以藏溺出溺者也。经曰：胞移热于膀胱，盖膀胱内别有胞，得气化而为溺以出也。

若气痹不通，必由膏粱积热于上，作强伤精于下，湿热乘虚，结于胞中，故痹也。经曰：胞痹者，小腹膀胱，按之内痛。若沃以汤，涩于小便，上为清涕。盖以膀胱既虚，不能上吸肺气，肺气不清，不能下通水道，所以痹塞不利。得热汤之助，则小便涩涩微通，其气循经蒸发，肺乃暂开，清涕亦得上泄矣。条其治法：由膀胱伤湿，致痹而溺涩者，肾着汤加萆薢。由实热致痹而溺痛者，葵子丸。由湿热致痹而溺不利者，肾沥汤。由虚寒致痹而溺闭者，巴戟丸。其艰涩如淋不痛者，非胞病，属肾阴虚，六味丸加肉苁蓉、鹿茸。其老人精气已衰，犹不绝欲，小便涩痛，少腹胀闭，牵引谷道者，肾气丸。昼苦溺涩，夜则遗溺者，属肾气大亏，地黄饮子。其膀胱气坠，溺道不爽者，补中益气汤。石顽有治胞痹案数则，医者忽之，今特标为论焉。

小便不通经云：膀胱者，州都之官，津液藏焉，气化则能出矣。三焦者决渎之官，水道出焉。是知膀胱主藏溺，必待三焦气化，乃能出水也。详列所由，有肺燥不能生水者，用清润法，生脉散加沙参、茯苓、桑皮，车前。有气闭不能通调水道以下输者，用探吐法，以沉香、木香、陈皮、枳壳、小茴、木通，煎汤探吐。有气虚下陷，升降不利者，用升举法，补中益气汤。孕妇胎重压胞，小水闭者，用补中汤探吐。气升则水降，如滴水之器，开其上则下自通矣。有火郁小肠，溺短而痛者，用清降法，导赤散加滑石。有湿壅三焦，致闭癃者用分清法义通草、滑石、芦根、薏苡、茯苓、车前。有暑湿泄泻气不化水者，用化气法，五苓散。有湿胜而渴，小水不利者，用分利法，四苓散。有湿热闭阻经府气分，致便不通者，用宣通法，石膏、杏仁、厚朴、防己、大腹皮、海金沙，合六一散。由肾水燥热，致不利者，用滋清法，知母、黄柏、黄芩、泽泻、通草。有阳亢阴衰，孤阳不化者，用补阴抑阳法，化阴煎。若火不甚亢，但由水亏者，用补水法，大剂六味汤。经言无阳则阴无以生，无阴则阳无以化。热在下焦而不渴，服淡渗药，腹胀不通益甚者，滋肾丸。其阴阳大亏，气不化者，肾气汤。溺闭转筋，喘急欲死者，八味丸料大剂煎服，缓则不及。其血结而致闭者，牛膝汤。痰盛而致闭者，导痰汤。火闭者，七正散。气虚溺不利者，独参汤，少加广皮效。通治小水不通法，用独囊蒜头数枚，栀子三枚，盐少许，烂捣，摊纸贴脐上，良久即通。或用食盐半斤，炒热，布包熨之。诸兹不效者，用白菊花根捣烂，以生白酒冲和。取酒汁温服神效。又法：用活田螺一个，连壳捣如泥，入麝香细研末少许，置脐上，以蛤蜊合之，以帛札效。

（清·林珮琴《类证治裁》）

第二十三章 泄泻

长夏善病洞泄。

春伤于风，夏生飧泄。

岁木太过，风气流行，脾土受邪，民病飧泄。

岁土太过，雨湿流行，民病腹痛，清……病腹满溏泄。

岁水太过，寒气流行，……病反腹满肠鸣溏泄。

岁木不及，燥乃大行，……民病中清，胠胁痛，少腹痛，肠鸣、溏泄，岁火不及，寒乃大行，……病鹜溏腹满食饮不下寒中，肠鸣泄注，岁土不及，风乃大行，化气不令……民病飧泄，岁水不及，湿乃大行，……民病腹满，身重濡泄。

太阳司天之政，……民病寒湿发，肌肉萎，足萎不收，濡泻血溢。阳明司天，燥淫所胜，民病……寒清于中，感而疟，咳，腹中鸣，注泄鹜溏。少阳司天之政，……民病寒热，疟泄。厥阴司天，风淫所胜……民病胃脘当心而痛……食则呕，冷泄腹胀，溏泻瘕水闭，蛰虫不去，病本于脾。太阴在泉，……发而濡泻。阳明在泉，客胜则清气动下，少腹坚满，而数便泻。主胜则腰重腹痛，少腹生寒，下为鹜溏。

土郁之发，……民病心腹胀，肠鸣而为数后，甚则……饮发注下。

太阴不退位，而取寒暑不时，埃昏布作，湿令不去，民病四肢少力，食饮不下，泄注……阳明不退位，即春生清冷，草木晚荣，寒热间作。民病呕吐，暴注。《黄帝内经》

太阳与阳明合病者，必自下利，葛根汤主之。

太阳病，桂枝证，医反下之，利遂不止，脉促者，表未解也；喘而汗出者，葛根芩连汤主之。

太阳病，外证未除，而数下之，遂协热下利，利下不止，心下痞硬，表里不解者，桂枝人参汤主之。

呕而肠鸣，心下痞者，半夏泻心汤主之。

心下痞硬，干噫食臭，胁下有水气，腹中雷鸣，下利者，生姜泻心汤主之。

伤寒中风，医反下之，其人下利日数十行，谷不化，腹中雷鸣，心下痞硬而满，干呕心烦不得安，医见心下痞，谓病不尽，复下之，其痞益甚，此非结热，但以胃中虚，客气上逆，故使硬也，甘草泻心汤主之。

伤寒服汤药，下利不止，心下痞硬。服泻心汤已。复以他药下之，利不止；医以理中与之，利益甚。理中者，理中焦，此利在下焦，赤石脂禹余粮汤主之。复不止者，当利其小便。

阳明少阳合病，必下利……脉滑而数者，有宿食也，当下之，宜大承气汤。

下利谵语者，有燥屎也，宜小承气汤。

阳明少阳合病，必下利脉滑而数者，有宿食也，当下之，宜大承气汤。少阴病，自利清水，色纯青，心下必痛，口干舌燥，可下之，宜大承气汤

太阳与少阳合病，自下利者，与黄芩汤。

伤寒发热，汗出不解，心中痞硬，呕吐而下利者，大柴胡汤主之。

伤寒五六日，已发汗而复下之，胸胁满微结，小便不利，渴而不呕，但头汗出，往来寒热，心烦者，此为未解也，柴胡桂枝干姜汤主之。

自利不渴者，属太阴，以其脏有寒故也。当温之，宜服四逆辈。

少阴病，欲吐不吐，心烦，但欲寐，五六日自利而渴者，属少阴也，虚故饮水自救。

少阴病，二三日至四五日，腹痛，小便不利，下利不止，便脓血者，桃花汤主之。

少阴病，下利六七日，咳而呕渴，心烦不得眠者，猪苓汤主之。

热利下重者，白头翁汤主之。

五脏气绝于内者，利不禁。

厥阴病欲解时，从丑至卯上。

伤寒，脉微而厥，至七八日，肤冷，其人躁无暂安时者，此为脏厥，非为蛔厥也。蛔厥者，其人当吐蛔，令病者静，而复时烦，此为脏寒，蛔上入其膈，故烦，须臾复止，得食而呕，又烦者，蛔闻食臭出，其人当自吐蛔，蛔厥者，乌梅丸主之。又主久利。（汉·张仲景《伤寒杂病论》）

凡遇六壬年，发生之纪，岁木太过，风气流行，脾土受邪，民病飧泄，治宜苓术汤；凡遇六戊年，赫曦之纪，岁火太过，炎暑流行，肺金受邪。民病……泄泻，治宜麦门冬汤；凡遇六甲年，敦阜之纪，岁土太过，雨湿流行，肾水受邪……为风所复，则反腹胀，溏泄，治宜附子山茱萸；凡遇六丙年，流衍之纪，岁水太过，寒气流行，邪害心火。……为土所复，则反腹满，肠鸣，溏泄，治宜川连

茯苓汤；凡遇六丁年，委和之纪，岁木不及，燥乃盛行。民病……溏泄，治宜苁蓉牛膝汤；遇六癸年，伏明之纪，岁火不及，寒乃盛行……为土所复，则反惊、溏，……泄注，治宜黄芪茯神汤；遇六己年，卑监之纪，岁土不及，风气盛行。民病飧泄，治宜白术厚朴汤；遇六辛年，涸流之纪，岁水不及，湿乃盛行。民病……濡泄，治宜五味子汤。（宋·陈无择《三因极一病证方论》）

运气泄泻有六：一曰土助脾湿盛而泄泻。经云：岁土太过，雨湿流行，病溏泄肠鸣。又曰：岁水不及，湿乃下行，民病身重濡泄。又云：岁火不及，寒乃大行，土复则病鹜溏，腹痛肠鸣泄注。又云：土郁之发，民病饮发注下。又云：湿胜则濡泻，治以苦温是也。二曰风木攻脾虚而泄泻。经云：厥阴司天，风淫所胜，民病冷泄溏泄，又云：春伤于风，邪气留连，乃为洞泄，治以辛凉是也。三曰热泻。经云：少阳所主为暴注。又云：少阴之胜，腹满溏泄。又云：火郁之发，民病注下，治以寒剂是也。四曰寒泄。经云：岁水太过，寒气流行，病肠鸣溏泄。又云：太阳所至，为流泄禁止。又云：太阳之胜，寒入下焦，传为濡泄，治以热剂是也。五曰热中、寒中泄。经云：太阳司天之政，三之气，寒气行，民病寒，反热中注下者，是外寒内热泄也。又云：长夏善病洞泄，寒中者是外热内寒泄也，治以寒热兼施是也。六曰燥泄。经云：岁木不及，燥乃大行，民病肠鸣溏泄。又云：阳明司天，燥淫所胜，民病腹中鸣，注泄鹜溏。又云：阳明之胜，清发于中溏泄。又云：阳明之复，腹胀而泄，治以温剂是也。（明·楼英《医学纲目》）

若泻在五更侵晨，饮食少思，乃脾胃虚弱，五更服四神丸……如不应……急用八味丸。补命门火以生脾土为善。（明·薛立斋《校注妇人良方》）

右归丸，治元阳不足，或先天禀赋虚衰，或劳伤过度，以致命门火衰，不能生土，而为脾胃虚寒，饮食少进，或呕恶膨胀，或翻胃噎膈……或大便不实，泻痢频作。（明·张介宾《景岳全书》）

火在水下则生气，火在水上则生湿邪。人身之气必由胆经相火右降至下部水气之中，经肾阳温煦，由木气疏泄左升至心房而成君火；湿邪的产生乃胆经相火不降，金气不收，中土不温是也。治湿当养金气之收敛，调木气之疏泄，扶土气之运化，湿乃自去，脾虚当责之于本脏及他脏，本脏不足，斡旋无力而无以温运；他脏或虚，或克伐太过，则升降无力轮转失常，影响中气运行。究其本源，不外是轴轮运转失常致运动不圆，故治疗当以『复圆』为法，将健脾燥湿之法贯穿治疗始终。（清·彭子益《圆运动的古中

医学》）

每至五更即溏泻一二次，经年不止者，名为肾泻，此阴盛也。用五味子二两，吴茱萸五钱，同炒香为末……服完一料即愈。不愈，即系阴虚，用后五神丸治之。专治五更肾泻久不愈者。以此丸补命门相火，即以补脾也。不愈，系阴虚，用后五神丸治之。（清·鲍相璈《验方新编》）

治黎明腹疼泄泻……故四神方中，用补骨脂以补命门，吴茱萸以补肝胆……然此药病轻者可愈，病重者服之，间或不愈，以其补火之力犹微也。故又加花椒、硫黄之大补元阳者以助之，而后药力始能胜病也。（清·张锡纯《医学衷中参西录》）

第二十四章　痿证

痿之为状，两足痿弱，不能行用。由肾水不能胜心火，心火上烁肺金，肺金受火制，六叶皆焦，皮毛虚弱，急而薄着，则生痿躄，躄者，足不能伸而行也。肾水者，乃肺金之子也。今肾水衰少，随火上炎，肾主两足，故骨髓衰竭，由使内太过而致然。《至真要大论》云：诸痿喘呕，皆属于上者，上焦也。三焦者，手少阳相火也。痿、喘、呕三病皆在膈上，属肺金之部分也。故肌痹传为脉痿，湿痹不仁传为肉痿，髓竭足躄传为骨痿，房室太过为筋痿，传为白淫。太抵痿之为病，皆因客热而成，好以贪色，强力过极，渐成痿疾。故痿躄属肺，脉痿属心，筋痿属肝，肉痿属脾，骨痿属肾，总因肺受火热叶焦之故，相传于四脏，痿病成矣。直断曰（此为作者之论断，故曰直断，痿病无寒。故痿之作也，五月、六月、七月皆其时也。午者少阴君火之位，未者湿土，庚金伏火之地，申者少阳相火之分，故痿发此三月之内，以为热也。故病痿之人，其脉浮而大。今之行药者，凡见脚膝痿弱，难于行步，或一足不伸，便作寒湿脚气治之，骤用乌、附、乳、没、自然铜、威灵仙之类，燔针、艾火、汤煮、袋蒸，痿弱转加，如此而死，岂亦天乎！夫治痿与治痹，其治颇异。风寒湿痹犹可蒸汤灸燔，时或一效，惟痿用之转甚者，何也？盖以痿肺热为本，叶焦而成痿，以此传于五脏，岂有寒者欤。若痿作寒治，是不刃而杀之也。夫痿病不死，死者用药之误也。陈下一武弁宋子玉，因驻军息城，五六月间，暴得痿病，腰胯两足皆不任用，躄而不行，求治于予。察其两手，脉俱滑而有力，予凭《内经》火淫于内，治以咸寒，以盐水越其膈间寒热宿痰，新者为热，旧者为寒，或宿食、宿饮在上脘者皆可涌之。宿痰既尽，因而下之，节次数十行。觉神志日清，饮食日美，两足渐举，脚膝渐伸，心降肾升。便继以黄连解毒汤，加当归等药，及泻心汤、凉膈散、柴胡饮子大作剂煎，时时呷之。经曰：治心肺之病最近，用药剂不厌频而少；治肾肝之病最远，用药剂不厌顿而多。此法人皆怪之。然余治痿，寻常用之，如拾遗物。予若以此诳人，其如获罪于天何，此宋子玉之证，所以不得不书也，且示信于来世。故《内经》谓治痿之法，独取阳明经。

阳明经者，胃脉也，五脏六腑之海也，主润养宗筋，宗筋主束骨，束骨在脐下阴毛际上是也。又主大利机关，机关者，身中大关节也，以司曲伸。是以阳明虚则宗脉纵，宗脉纵则大脉不伸，两足痿弱。然取阳明者，胃脉也，胃为水谷之海。人之四季，以胃气为本，本固则精化，精化则髓充，髓充则足能履也。《阴阳应象论》曰：形不足者温之以气，精不足者补之以味。味者，五味也，五味调和，则可补精益气也。五味、五谷、五菜、五果、五肉，五味贵和，不可偏胜。又曰：恬淡虚无，真气从之，精神内守，病安从来。若用金石草木补之者，必久而增气。物化之常，气增而久，夭之由也。所以久服黄连、苦参者，而反化为热。

久服热药之人可不为寒心哉。余尝用汗下吐法，治风痹痿厥，以其得效者众，其敢诬于后人乎！（金·张子和《儒门事亲》）

湿热成痿肺金受邪

六七月之间，湿令大行，子能令母实而热旺，湿热相合刑庚大肠，故寒凉以救之。燥金受湿热之邪，绝寒水生化源，源绝则肾亏，痿厥之病大作。腰以下痿软瘫痪不能动，行走不正，两足欹侧，以清燥汤主之。

大抵脾胃虚弱，阳气不能生长，是春夏之令不行，五脏之气不生。脾病则下流乘肾，……则骨乏无力，是为骨痿。令人骨髓空虚，足不能履地，是阴气重迭，此阴盛阳虚之症。大法云：汗之则愈，下之则死。若用辛甘之药滋胃，当升当浮，使生长之气旺。言其汗者，非正发汗也，为助阳也。

按：用辛甘之品如参、芪、姜、桂等以滋养胃气，升其中阳，鼓舞脾胃功能，下行入肾解散阴寒，则脾阳上升，肌肉得养，骨髓充实，痿证自除。汗之则愈，所以调和营卫，畅通气血也。

肝木旺，则挟火势，无所畏惧而妄行也。故脾胃先受之，或身体沉重走疰疙痛。盖湿热相搏，而风热郁而不得伸，附着于有形也。…或生痿，或生痹，…或作肾痿…皆风热不得生长，而木火遏于有形中也。

胃虚脏腑经络皆无所受气而俱病论

脾病体重痛，为痛痹，为寒痹，为诸湿痹，为痿软失力，……若以辛热助邪，则为热病，为中风，其变不可胜纪。

按：以上诸痹，若误投辛热之药，则助长其湿热邪气，甚则转化热病，或因火热上亢而患中风，病变莫测，类此情况甚多也。

痿证断不可作风治而用风药。有湿热、湿痰、气虚、血虚、瘀血。湿热，东垣健步丸，加燥湿、降阴火——苍术、黄芩、黄柏、牛膝之类。湿痰，二陈汤加苍术、白术、黄芩、黄柏、竹沥、姜汁。气虚，四君子汤加黄芩、黄柏、苍术之类。血虚，四物汤，加黄柏、苍术，煎送补阴丸。亦有食积、死血妨碍不得下降者，大率属热，用参术四物汤、黄柏之类。

附录：谨按五痿等证，特立篇目，所论至详。后代诸方，独于此证盖多缺略。考其由，皆因混入中风条内故也。丹溪先生痛千古之弊，悯世之罹此疾者，多误于庸医之手，有志之士必当究其心焉。夫陈无择谓：痿因内脏不足所致，诚得之矣。然痿之所不足乃阴血也，而方悉是补阳补气之剂，宁免实虚虚之患乎？且无择以三因立方，可谓诸方之冠。其余此证，犹且未明，况求于他者乎。（金·朱震亨《丹溪心法》）

丹溪曰：《内经·痿论》：肺热叶焦，五脏因而受之，发为痿躄；又曰：诸痿皆属于上，指病之本在肺也。又曰昏惑，又曰瘛疭，曰瞀冒，曰瞀昧，曰暴病皆属于火。又曰四肢不举，舌本强，足痿不收，痰涎有声，皆属于土。又《礼记》注曰：鱼肉天产也，以养阳，作阳德，以为倦怠，悉是湿热之病，当作诸痿治之。何《局方》治风之方并治痿者十居八九？不思诸痿皆起于肺热，传入五脏，散为诸证，大抵只宜补养。若以外感风邪治之，宁免实实虚虚之祸乎。或曰：诸风掉眩皆属于肝，诸暴强直皆属于风。至于振掉不能久立，善暴僵仆，皆以为木病。风木者木之气，何为皆属于火？曰：舌本强，痰涎有声，何为皆属于土？《痿论》未尝言及，而吾子合火土二家之病，而又与倦怠并言，总作诸痿治之，何也？予曰：按《原病式》曰：风病多因热甚。俗云风者，言末而忘其本也。所以中风而有瘫痪诸证者，热甚故也。又《病源》曰：脾之脉连舌本，散舌下，今脾受湿邪故舌强。又河间曰：胃膈热甚，火气炎上，故津液涌而为痰涎潮上，因其稠黏难出，故作声也。一以属脾，一以属胃热，谓之属火与土，不亦宜乎。或曰：《内经》治痿之法，独取阳明何也？曰：诸痿生于肺热，只此一句，便见治法大意。经曰：东方实，西方虚，泻南方，补北方。此固是就生克言补泻，而大经大法，不外于此。五行之中，惟火有二。肾虽有两，水惟其一。阳常有余，阴常不足。故经曰：一水不能胜二火，理之必然。金体燥而居上，主气，畏火者也。土性湿而居中，主四肢，畏木者也。火性炎上，若嗜欲无节，则水失所养。火寡于畏，而侮所胜，肺得火邪而热矣。木性刚急，肺受邪热，则金失所养。木寡于畏，而侮所胜，脾得木邪而伤矣。肺热则不能营摄一身，脾伤则四肢不能为用，而诸痿之病作。泻南方，则肺金清而东方不实，何脾伤之有。补北方，则心火降而西方不虚，何肺热之有。故阳明实，则宗筋润，能束骨而利机关矣。治痿之法无出于此。骆龙吉亦曰：风火相炽，当滋肾水。东垣先生取黄柏为君，黄芪等补药为辅佐，而无一定之方。有兼痰积者，有湿多者，有热多者，有湿热相半者，有挟寒者，临病制方，其善于治痿乎。虽然药中肯綮，若将理失宜，圣医不治也。但是患痿之人，若不淡薄食味，吾知其必不能安全也。（元·徐彦纯《医学折衷》）

痿有风、痿之别，痛则为风，不痛则为痿。盖痛为实，不痛为虚。人之血气实，而风寒客于经络之间，则邪正交攻而痛作矣。虚弱则痰火起于手足之内，而正不胜邪，痿痹作矣。一散邪，一补虚，治法不同，慎之！慎之！腰以下脚膝酸软无力，多属湿热，若大便燥结，四物汤加苍术、黄柏、虎骨、龟板、汉防己之属。脾胃虚，四君子汤加上前药，腹胀用苍术、煮白术入药内，或参苓白术散亦可。骨髓中热，加知母、杜仲、牛膝。知母、杜仲补脾阴之不足而走骨，得牛膝引，退骨髓中邪热，助诸药成功。五行之中，惟火有二，二肾虽水，而有一火。阳常有余，阴常不足，故曰一水不胜二火。肺金居上，畏火者也。脾二居中，畏水（按：似应作木）者也。人嗜欲无节，则水失所养，火寡于畏，火性炎上，肺因火热矣。金被火克，木寡于畏，肝木乘脾，脾受木伤矣。肺伤则不能管摄一身，脾伤则四肢不用。泻南方则肺金清，东方不实，何脾伤之有，补北方则心火降，西方不热，何肺热之有。阳明清润则宗筋滋，束骨而利关节矣，何痿之有。

痿证四肢不举，气血不足，风湿注于四肢而成痰。用川乌不拘多少，生杵为末。每服二钱，好秫（同粳）米半碗煮粥，加白糖二匙。姜汁二匙啜之。中湿加苡仁末二钱，同煮粥吃甚效。（按：此与《普济本事方》之川乌粥大同而小异）

痿证四肢不用，浑身如绳束之状者，肝气急也，脾受水克，土不生金，肺为火邪所制。宜补脾清肺，肺清肝平，脾无贼邪自愈。丸用白术一斤，白蔻三两，共末，桑椹汁丸。每服五十丸，午前米饮下，忌食面酒。（明·《慎斋遗书》）

诸痿不痛火克肺

经曰：诸痿皆生于肺热，肺热叶焦，脾（按：似应为『皮』）弱，着足痿躄，色白毛枯，名曰皮痿。五脏受之，发为诸痿。悲哀失志，上发喘而下溲血，乃心热下虚也，曰脉痿，则膝胫筋脉纵缓而不能任用于地。思色无穷，或入房太甚，口苦，白淫，乃肝热胆津渗也，曰筋痿，则筋脉干急蜷挛。居处卑湿，肉蠕动而口渴，乃脾热胃燥也，曰肉痿，则肌肉麻痹不仁。有所劳行，大热而渴，则阳气内伐，热舍于肾，水不胜火，骨髓空虚，色黑齿槁，名曰骨痿，则腰膝与脊不举，骨痿不能起于床者死。

肺伤木旺肢体废

肺被火伤，则木寡畏而侮土，则脾亦为之伤矣。肺伤则不能管摄一身，脾伤则不能运用四肢而痿废矣。五痿总属阳明，阳明者宗筋之会也。阳明实，则宗筋润而机关利矣。

泻南补北是大经

泻南，则肺金清而东方不旺，脾不伤而宗筋润矣。补北，则心火降而西方不虚，肺不焦而荣卫通矣。清燥汤、虎潜丸、肾气丸，调利金水二脏，治痿之大经也。（明·李梴《医学入门》）

经云：肺热叶焦，五脏因而受之，发为痿痹，本乎肺。又曰：痿唯湿热，气弱少荣，本乎脾。盖痿者，手足痿弱，难以运动者也，症见在脾。丹溪曰：治痿之法，独取阳明一经何也？阳明者，胃与大肠之经也。泻腑则脏自清，和脾则肺自安。故肺金体燥，居上而主气，畏火者也。脾土性湿，居中而主四肢，畏木者也。或失守养，则土、金之本易亏，而木、火之邪易侵。如是，肺热叶焦，皆由土弱，不能生金，金亏不能生水，水火不交而痿证出矣。信乎痿之所以为病者，本于阴血之不足，阳气之沸腾也宜矣。若阴血既足而能灌溉四肢，则阴阳和而气血顺，使手得血而能摄，足得血而能步，安有痿弱之形也哉。虽曰：因于痰，因于湿，或有痰湿之不清，滞于经络，郁而生湿，久而成热，以致血液干涸，不能荣养于百骸，使筋缓不能自收持，其为痿也多矣。然其迹固虽不一，究其源实归于脾土之不足也。治疗之法，当泻南方之火，使肺得清化之令，而欲东方之不实，何伤脾之有。补北方之水，使心无炎燥之气，而欲西方之不虚，何肺热之有。故阳明实则宗筋润，能束骨而利机关者矣。湿热清则气血和，能行经络而通畅百脉者矣。治以四物汤加牛膝、枸杞、盐炒知母、黄芩、黄柏之类，使本固血足而痿自可也。夫治痿之法无出于此（按：似应作『无出此右』），断不可作风治而用风药，为害匪轻，医者宜深味之。

愚按：痿之一证全在湿热。由乎酒色太过，气血空虚，反加劳碌，筋骨有损，由是湿热乘之。热伤于气，在气不能舒畅其筋，故大筋续软短而为拘挛者矣。湿伤其血，则血不养筋而筋不束骨，故小筋弛长而为痿弱者矣。治宜黄芩、黄连、当归、生地、独活、牛膝、秦艽、续断之类，切不可偏于风药而作风治，亦不可偏于补药而作虚论。此症宜利小便而除其湿热；宜用清凉而通利其气血，其症自可者也。虽有肺痿痰唾稠黏，前方中可加贝母、鼠粘、连翘、天、麦之类。若肾气空虚，腰脊不举，髓竭力乏，行立不能而为骨痿之症者，前方宜加五味、枸杞、山萸、熟地、虎骨、败龟之类。

治法主意：风痿者，半身不遂，痰唾稠黏。湿痿者，痛重难移，面目黄色。热痿者，四肢不收，出言懒怯。

（明·方谷《医林绳墨》）

刘河间曰：四肢不举，俗曰瘫缓。故经所谓脾太过则令人四肢不举。又曰：土太过则敦阜。阜，高也。敦，厚也。既厚而又高，则令除去，此真所谓膏粱之疾。其治则泻令气弱阳衰，土平而愈。或三化汤、调胃承气汤选而用之。若脾虚则不用也。经所谓土不及则卑陷。卑，下也。陷，坑也。故脾病四肢不举，四肢皆禀气于胃而不能至经，必用于脾，乃能受禀。今脾病不能与胃行其津液，四肢不得禀水谷气，气日以衰，脉道不利，筋骨肌肉皆无气以生，故不用焉。其治可十全散、加减四物，去邪留正。

三化汤治类中风，外无六经形证，内有便溺阻隔。

厚朴姜制、大黄、枳实、羌活各等份，每服三两，清水三升，煎至一升五合，终日服，以微利为度。

调胃承气汤治脾热胃热。

上为大黄、芒硝各一两，甘草五钱，水煎服。

十全散治气血俱虚而四肢不用也……

人参，黄芪，白术，茯苓，甘草，肉桂，当归，川芎，熟地，白芍，药各等份。上为粗末。每服二十钱，生姜三片，枣二枚，水一盏，煎七分，不拘时温服。

加减四物汤治产后血虚，痰瘀，寒厥，头痛。

苍术一两六钱、羌活、川芎、防风、香附、炒白芷各一两，石膏二两五钱，细辛一两五钱，当归甘草各五钱。研为粗末。每服一两，清水煎，不拘时服。

脾实病痿，经云：脾病者，肉痿足不收。又云：脾脉太过则令人四肢不举。又云：其犯雨湿之地则为痿者是也。夫所谓实，谓太过者，皆指脾之湿邪而言也。

今采补通荥输穴法于下：

肺热叶焦则肺喘鸣，生痿躄，色白而毛败者。补其荥，鱼际；通其输，太渊。至秋病已。

心热生脉痿，数溲血，枢不相提挈，胫纵不能任用于地，色赤而络脉溢者。补其荥，劳宫；通其输，大陵。至夏病已。

肝热生筋痿，下白淫，口苦，筋急挛，色苍白而爪枯者。补其荥，行间；通其输，太冲。至春病已。

肾热生骨痿，足不任身，腰脊不举，骨枯髓减，色黑而齿槁者。

补其荥，然谷；通其输，太溪。至冬病已。

脾热生肉痿，干渴，肌肉不仁，色黄而蠕动者。补其荥，大都；通其输，太白。至长复病已。

又痿躄足不收，取之少阳、阳明之别。经云：足少阳之别，名曰光明，去踝五寸，别走厥阴。虚则痿躄，坐不能起，取之所别也。又云：淫泺胜痿，不能久立，治少阳之维，在外踝上五寸。又云：足阳明之别，名曰丰隆，去踝八寸，别走太阴，其病虚则足不收，胫枯，取之所别者也。

骨痿懈惰，取足少阴髓海。经云：少气身漯漯也，言吸吸也，骨酸懈惰不能动，补足少阴。又云：脑为髓之海，其俞上在于其盖，下在风府。髓海不足则脑耳鸣，胫酸懈怠安卧，审其俞而调其虚实者是也。百节弛纵，取脾手太阳之络。经云：脾之大络，名曰大包，出渊腋，下腋三寸，布胸胁。虚则百节尽皆纵，此脉若罗络之血者，取之脾之大络也。又云：手太阳之别，名曰支正，上腕五寸，实则节弛肘废，取之所别者是也。

肾脉微滑为骨痿，坐不能起，起则目无所见。

生生子（即孙一奎）曰：《内经》治痿独取阳明之法，乃治痿之大概也，原其病皆自肺中来。在于方萌之时，故独治阳明，使宗筋润，能束骨而利机关之意，是澄其源而流自清之谓也。设五痿之疾既痼，而阳明虚，宗筋纵，带脉不引，足痿不用之时，而独治阳明，斯亦晚矣。当即其五痿之所主者而参治之，庶得尽其用也。按《内经》阳明虚带脉不引之后，帝曰：『治其奈何』？岐伯曰：『各补其荥而通其输，调其虚实，和其逆顺，筋脉骨肉各以其时受月，则病已矣。』此虽兼针刺而言，实治痿之纲领也。

林氏曰：考之《内经》皮、肉、肌、骨、脉，五痿分属五脏。如无择所云者，似又当分治之可也。治阳明之法，只可治脾肺。若夫肝之筋痿，心之脉痿，肾之骨痿，其受病又自不同，岂可只取阳明而治之乎？故治筋痿宜养其肝，脉痿宜益其心，骨痿宜滋其肾，不可执一而论也。经亦曰：各补其荥而通其输，调其虚实，云云。此可以见治法之不专于阳明也。（明·孙一奎《赤水玄珠》）

痿者，手足痿软而无力，百节缓纵而不收也。圣人以痿病在诸证为切要，故持着篇目，分五脏之热名病，其所属皮、脉、筋、肉、骨之痿，致足不任于地。及叙五脏得热之邪，则以一脏因一邪所伤。观其微旨，是用五志、五劳、六淫，从脏气所要者，各举其一以为例耳。若会通八十一篇而言，便见五劳、五志、六淫，尽得成五脏之热以为痿也。何则言肺气热则皮痿，因有所失亡，所求不得者；与他篇之谓始富后贫，虽不伤邪，皮焦筋屈，痿躄为挛者，同是一于七情之不扬。若《病机》（按：刘河间所著《素问病机气宜保命集》之简称）之谓，诸痿喘呕，诸气愤郁，皆属于上者言之，即此可推，何热而不为痿，何脉而不为热也。如言心气热为脉痿，因得之悲哀太甚，阳气内动而血崩，大经空虚，乃为脉痿，此以心为神明之官，主脉为要者言也。及乎推之，五脏各有神，各有志。若怒则气上逆，则呕血之类，亦五志所动，以热伤血，血逆行于经脉亦必空虚，有若形乐志苦，病生于脉，则是五志皆得以痿其脉，不独悲哀一因也。且五志之在各脏，自伤其所属。若怒甚，筋纵，其若不容与形乐志乐，病生于肉，形苦志乐，病生于筋。又若忧恐喜怒，因太虚则五脏相乘，故病有五五二十五变，皆至于大骨枯槁，大肉陷下之病，其神志在五脏为热病者不可胜计。如言肝藏气热，因思想无穷，所顾不得，犹肺之所求不得也。其入房太甚，宗筋弛纵，亦犹肾之远行劳倦也。即此可见，五劳各得伤其五脏所合之皮肉筋骨矣。如言脾脏气热，因得之有渐于湿，以水为事者，若岁运太阴湿土司天、在泉之湿，皆致肌肉痿，足痿不收，此是以五脏中举外感者为例耳。诸脏皆然，少阴之复为骨痿，少阳之复为脉痿，阳明司天之政，四之气，亦为骨痿，厥阴司天，风气下临，脾气上从，而为肌肉痿。有因于湿，首如裹，湿热不攘，大筋续短，小筋弛长，续短为拘，弛长为痿。《灵枢》有八风之变。或伤筋，或伤肉，或伤骨，与邪客筋骨间者，热多则筋弛、骨消、肉烁。夫其外淫而生五脏痿病者如此。然有不言邪，止从经脏之虚而论者。谓脾病者，身重，肌肉痿，足痿不收，行善瘛。谓肾虚者，为跛为痱。谓三阳有余，三阴不足为偏枯。谓足少阳之别，虚则痿厥，坐不能起。足阳明之别虚则足不收，胫枯。又有饮食所伤，味过于咸，则大骨气劳，味过于辛，则筋脉沮弛。与夫膏粱之人，病偏枯痿厥。已上所陈，止就本条足痿不用者言耳。至若五脏尽热，神昏仆倒，手足俱不用，世俗所谓瘫痪者，岂非亦是痿之大者也。又若下条肺痿之为痿病者，而经又有心气痿者死，则是五脏尽有其痿，盖可知矣。《原病式》论小便遗失，谓肺热客于肾部，干于足厥阴之经而气血不得宣通则痿痹，故神无所用，而不遂其机，因致溲便遗失。由是论之，凡神机气血，或劣弱，或闭塞，即脏腑、经络、四属，若内若外，随处而不用。故《内经》重其事，叠出诸篇，后之览者，竟失其旨。集方论者，或并见虚劳证，或并见风门。赖丹溪始发挥千余年之误，表而出之，而复语焉不详，可惜也！曰：《痿论》，阳明、冲脉合宗筋会于气街，因阳明虚，故宗筋虚，带脉不引而足痿，所以独取阳明。今子历陈受病之邪及诸痿证，又将若之何治？曰：圣人凡语其一，推之而可千可百，岂惟足痿而已乎。所谓各补其荥而通其输，调其虚实，和其逆顺者，则治邪之法尽在其中矣。所云筋脉骨肉，各以其时受月则病已者，治四属内外诸痿之法，亦在其中矣。然而诸痿之病，未有不因阳明虚而得者，何以言之？按《灵枢》有谓真气所受于天，与谷气并而充身也。又谓谷始入于胃之两焦，以溉五脏，别出两行荣卫之道。其大气之搏而不行者积于胸中，命曰气海。《素问》则谓足太阴者，三阴也，其脉贯胃属脾络嗌，故太阴为之行气于三阴。阳明者，表也，五脏六腑之海也，亦为之行气于三阳。脏腑各因其经而受气于阳明，故为胃行其津夜。四肢不得禀水谷气，日以益衰，脉道不利，筋骨肌肉无气以生，故不用焉。而冲脉者，出于肾下，与任脉起于胞中，治血海，亦云为五脏六腑之海也，五脏六腑皆禀焉。其上行者渗三阳，灌诸精，其下行者渗三阴，灌诸络而温肌肉，与阳明宗筋会于气冲。因言阳明虚则宗筋纵，带脉不引，故足痿不用也。即此而观，真气者天之道也，谷气者地之道也，地非天不生，天非地不成。是故真气与谷气并，而后生成形气之道立矣。故阳明虚，于五脏无所禀，则不能行血气，营阴阳，濡筋骨，利关节。气海无所受，则卫气不能温分肉，充皮肤，肥腠理，司开阖。血海无所受，则上下内外之络脉空虚，于是精神气血之奉生身周于性命者劣弱矣。故百体中随其不得受水谷气处，则不用而为痿，治痿不独取阳明而何哉？

丹溪以《难经》泻南补北之法，摘为治痿之方，亦是举其例耳。若胃口不开，饮食少进者，当以兰芳香辛温之剂进之，不可拘于此例，宜藿香养胃汤主之。况依《内经》，当分五脏。肺热叶焦则皮毛虚弱急薄，……发为痿躄。又曰：肺热者色白而毛败，宜黄芪、天冬、麦冬、石斛、百合、山药、犀角、通草、桔梗、枯芩、栀子仁、杏仁、秦艽之属主之。心气热则下脉厥而上，……传为脉痿。又曰：心热者色赤而络脉溢，宜铁粉、银屑、黄连、苦参、龙胆、石蜜、牛黄、龙齿、秦艽、白鲜皮、牡丹皮、地骨皮、雷丸、犀角之属主之。肝气热则胆泄口苦，……筋痿者，生于肝，使内也。又曰：肝热者，色苍而爪枯，宜生地黄、天门冬、百合、紫葳、白蒺藜、杜仲、萆薢、菟丝子、川牛膝、防风、黄芩、黄连之属主之。又方，治筋痿，两手握固无力，两腿行动无力，急肌食少，口舌生疮，忽生痰涎，忽然睡中涎溢，身上燥热，忽时憎寒，项颈强急，小便赤白不定，大府忽冷忽热不调，用连翘、防风、荆芥穗、蔓荆子、羌活、独活、牡丹皮、山栀仁、秦艽、麻黄（去根）、木香各等份。为细末，每服一钱，食后白汤调下。脾气热则胃干而渴，……肉痿者，得之湿地也。又曰：脾热者色黄而肉蠕动，宜苍白术、二陈入霞天膏之属主之。肾气热则腰脊不举，……骨痿者，生于大热也。又曰：肾热者，色黑而齿槁，宜金刚丸。肾肝俱损，骨痿不能起于床，筋弱不能收持，宜益精缓中，宜牛膝丸、加味四斤丸。肾肝脾俱损，谷不化，宜益精缓中消谷，宜煨肾丸。

又云：心热盛则火独光，火炎上。肾之脉常下行，令火盛而上炎用事，故肾脉亦随火炎烁而逆上行。阴气厥逆，火复内焰，阴上隔阳（按：『隔阳』似与『格阳』同义），下不守位，心气通脉，故生脉痿，膝腕枢如折去而不相提挈，经筋纵缓而不任地故也。可下数百行而愈（按：此语义不可解）。东垣补益肾肝丸。萧炳神龟滋阴丸。虎潜丸。王启玄（王冰）传玄珠耘苗丹。皆补益肾肝，壮筋骨之药，下虚者选而用之。痿发于夏，俗名注夏，当从东垣法治之。

霞天膏安中益气，养胃健脾，补腰膝。治中风偏废，口眼歪

斜。……久服润泽枯槁，开爽精神。

用肥嫩黄牛肉三四十斤，切作小片，去筋膜，洗极净，入砂锅中，长流水煎成糜，滤去渣，再熬成膏用。

按：原书注云见『积聚』，但遍检《类方》，自首至尾未之有，故从《中国医学大辞典》补入。

痿厥

足痿软不收为痿厥有二。一属肾、膀胱。经云：恐惧不解则伤精，精伤则骨酸痿厥，精时自下，是肾伤精脱也。又云：三阳为病发寒热，下为痈肿及为痿厥，脑痛，是膀胱在下发病也。二属脾湿伤肾。经云：凡治痿厥发逆，肥贵人则膏粱之疾。又云：秋伤于湿，上逆而咳，发为痿厥是也。目中溜火，视物昏花，耳聋耳鸣，困倦乏力，寝汗憎风，行步不正，两脚欹侧，卧而多惊，腰膝无力，腰以下消瘦，宜补益肾肝丸。膝中无力，伸不能屈，屈不能伸，腰膝腿脚沉重，行步艰难，宜健步丸，愈风汤送下。腿脚沉重无力者，于羌活胜湿汤中加酒洗汉防己五分，轻则附子，重则川乌少许，以为引用而引经也。尝治一老人痿厥，累用虎潜丸不愈，后于虎潜丸加附子立愈如神，盖附反佐之力。（明·王肯堂《证治准绳》）

论证

痿证之义，《内经》言之详矣。观所列五脏之证，皆言为热，而五脏之证，又总于肺热叶焦，以致金燥水亏，乃成痿证。如丹溪之论治，诚得之矣。然细察经文，又曰：悲哀太甚则胞络绝，传为脉痿；思想无穷，所愿不得，发为筋痿；有渐于湿，以水为事，发为肉痿之类，则又非尽为火证，此其有余不尽之意，犹有可知。故因此而生火者有之，因此而败伤元气者亦有之。元气败伤则精虚不能灌溉，血虚不能营养者亦不少矣。若概从火论，则恐真阳亏败，及土衰水涸者，有不能堪。故当酌寒热之浅深，审虚实之缓急，以施治疗，庶得治痿之全矣。

经曰：湿热不攘，则大筋续短，小筋弛长。续短为拘，弛长为痿。此《内经》言筋病之概，乃举隅之谈，以启人之自反耳。非谓大筋必无弛长，小筋必无续短也。即如痿弱必由于弛长，岂大筋果无涉乎，此经言之意从可知矣。故于痿证之外，凡遇瘛疭等病，当知拘挛者，必由续短，瘫弱者必由弛长。斯得《内经》之意，而于寒热燥湿之辨，亦可得其据矣。

论治

凡痿由湿热，脉洪滑而证多烦热者，必当先去其火，宜二妙散随证加减用之。若阴虚兼热者宜《正传》加味四物汤、虎胫骨丸，或丹溪补阴丸、滋阴八味丸之类主之。若绝无火证，而止因水亏于肾，血亏于肝者，则不宜兼用凉药以伐生气，惟鹿角胶丸为最善，或加味四斤丸、八味地黄丸，金刚丸之类，俱可择用。若阴虚无湿，或多汗者，俱不宜轻用苍术，盖痿证最忌散表，亦恐伤阴也。

述古

《纂要》云：湿热，东垣健步丸加燥湿降火之剂：黄柏、黄芩、苍术。湿痰，二陈汤加苍术、白术、黄芩、黄柏之类，入竹沥、姜汁。血虚，四物加苍术、黄柏，下补阴丸。气虚，四君亏汤加苍术、黄芩、黄柏。黄柏、苍术，治痿要药也。以上方治，虽所主有不同，而降火清金，所谓治法之大要，无不同也。

薛立斋曰：痿证多因足三阴虚损。若脾肾不足而无力者，用还少丹；肝肾虚热而足无力者六味丸，如不应，急用八味丸。

论泻南补北不可以治痿取阳明

《痿论》云：五脏使人痿，而本于肺热叶焦，终之曰：治痿独取阳明。是痿病原于手太阳一经，以热相传而成，而治之者，惟取足阳明一经以为要。阳明为五脏六腑之海，总宗筋而束骨以利机关。阳明虚则宗筋纵，带脉不引，故手足不用而成痿，是痿之来起于肺经，而治则取于阳明。后人谓独取阳明此『取』字有教人补之意。是以丹溪独引越人，泻南方补北方之法，以发明独取阳明之旨，究未能尽所以取阳明之义，而意反有相戾者。

夫南方离火也，北方坎水也。其言曰：金体燥而居上，主畏火，土性湿而居中，主畏木，泻南方则肺金清而东方不实，补北方则心火降而西方不虚。此其论似为肺热叶焦者发明之，而于治痿取阳明之法，反未之悉也。阳明者，胃土也，补火可以生土，而反云泻南滋水，则能助湿而反云补北，则与取阳明之义有不合矣。夫足阳明为水谷之海，以为阳明虚而宗筋不用似矣。何以病痿之人有两足不任身而饮食如故，其啖物反有倍于生人者，何也？岂阳明之气旺，而水谷入海，独不能运化精微以强筋骨乎？何饮啖日盛，形体日肥，而足痿不能用也。则知阳明之虚，非阳明之本虚，而火邪伏于胃中，但能杀谷，而不能长养血气，生津液以灌溉百骸。是以饮食倍于平人，而足反为之不用。此所谓壮火食气而邪热不杀谷也。阳明之邪热，原是肺热中传来，故治痿独取阳明者，非补阳明也。治阳明之火邪，毋使干于气血之中，则湿热清而筋骨强，筋骨强而足痿以起。张子和尝言：痿病皆因客热而成，断无有寒；丹溪亦云：治痿以清热为主，不可作风治，用药诚得取阳明之义者矣。（明·张景岳《景岳全书》《质疑录》）

秦子曰：痿与挛，受病相同，症形有异。挛者，拘急不能屈伸，《内经》所谓续短为拘也。痿者，痿弱纵缓而不能起立，《内经》所谓弛长为痿也。若时伸时纵，则曰瘫痪；强直反张，则曰痉痓，皆与痿挛各自一门者也。

一、外感痿证

风湿痿软　风湿痿软之症：小筋弛长，手足瘫痪，痿弱不能举动，皮肤不仁，关节重痛，此风湿痿软之症也。

风湿痿软之因：或居处卑湿，或冒风雨，留着经络，则纵缓不收，痿软之症作矣。

风湿痿软之脉：浮缓主风，浮濡主湿，浮缓而濡，乃是风湿。若见浮紧乃是寒湿。若见浮数，风热而湿。洪数而浮，风湿在表。洪数而沉，风湿在里。

风湿痿软之治：身发热，脉浮紧，羌活胜湿汤。关节重痛，寒气胜，桂枝汤加苍术、防风、羌活、独活。热气胜，脉浮数者，荆防平胃散。脉沉数者，荆防二妙丸。皮肤不仁，脉浮缓者，苍防五皮饮。

湿热痿软　湿热痿软之症：身体重着，走注疼痛，首如裹，面壅肿，小便黄赤，手足发热，小筋弛长，此湿热痿软之症也。

湿热痿软之因：时令之湿热加临，肥甘之湿热内积。或湿热中于皮肤，传舍经络，湿热伤筋，则弛长为痿矣。

湿热痿软之脉：浮濡沉数，濡主乎湿，数主乎热。浮濡主表，沉数主里，浮沉皆数，表里皆热。

湿热痿软之治：脉见浮数，湿热在表，败毒散、太阳二妙丸。脉沉而数，积热在里者，川连枳壳汤、阳明二妙丸。表里见症者，二方加荆芥、防风。

燥热痿软　燥热痿软之症：口燥唇焦，皮毛干揭，手足痿软，不能行动，此燥热痿软之症也。

燥热痿软之因：或羲赫之年，燥火行令，或秋燥之时，燥气烁人，阴血不能荣养宗筋，则痿软之症作矣。

燥热痿软之脉：洪大数疾，燥火加临。右脉洪数，燥伤气分，左脉洪数，燥伤于血。

燥热痿软之治：燥火伤气，右脉洪数者，知母石膏汤合凉膈散。

燥伤阴血，左脉洪数，滋燥养荣汤。

二、内伤痿证

肺热痿软　肺热痿软之症：皮毛干揭，上则喘咳，下则挛拳，此《内经》肺热成痿之症也。

肺热痿软之因：有志不遂，所求不得，郁而生火，火来克金，肺热叶焦，清化不行，金不生水，则肺热痿躄之症作矣。

肺热痿软之脉：寸脉浮数，浮则主肺，数则主热，浮数相兼，主乎肺热。

肺热痿软之治：肾火上炎，知柏天地煎，玄武胶为丸。肺中伏火，二母二冬汤合家秘泻白散。

心热痿软　心热痿软之症：四肢关节不能活动，足胫纵缓，不能收持，如枢纽之折而不能提挈，面颊常赤，意乱心烦，此《内经》心热痿软之症也。

心热痿软之因：内而欲心妄动，外而起居如惊，则心火上炎，三阴在下之脉，亦厥逆而上，火盛水衰，则阴血日损，而心热脉痿作矣。

心热痿软之脉：脉多洪数，左寸尤甚，肝脉上朝，木火通明，两尺躁疾，水衰火旺。

心热痿软之治：左寸洪数者，导赤各半汤。左关上朝者，泻青丸合龙胆泻肝汤。尺脉躁疾，水中火发，六味丸合丹溪大补丸。

肝热痿软　肝热痿软之症：汁溢口苦，两胁攻刺作痛，筋膜干急，筋缩而挛，此《内经》肝热痿弱之症也。

肝热痿软之因：恼怒伤肝，肝气怫郁，木燥火生，则筋膜干急，而肝热痿弱之症作矣。

肝热痿软之脉：左关沉涩，肝胆郁结，或见沉数，肝胆里热。左寸洪数，木火通明。左尺洪数，木燥水竭。

肝热痿软之治：两胁刺痛，清肝顺气饮。筋膜干急，补阴丸。筋急挛蜷，舒筋活络丹。肝肾水虚火旺，家秘肝肾丸。

脾热痿软　脾热痿软之症：唇焦齿燥，口干作渴，肌肉不仁，身重不能转侧，纵缓不能举动，此《内经》脾热痿弱之症也。

脾热痿软之因：或因水饮不谨，水积热生，或因膏粱积热，湿热伤脾。脾主肌肉，故常不仁。脾主四肢，故常痿软。

脾热痿软之脉：六脉濡滞，湿气所伤，若见洪数，乃是湿热。右关主脾，脉弦乃病，弦而大数，脾胃有热。

脾热痿软之治：水湿生热者，栀连平胃散、栀连二陈汤。膏粱积热者，川连枳壳汤或泻黄散。

肾热痿软　肾热痿软之症腰骨不举，尻以代踵，脊以代头，足不任地，骨痿不能起于床，此《内经》肾热痿弱之症也。

肾热痿软之因：思想无穷，意淫于外，入房太甚，宗筋弛纵。又有远行劳倦，逢大热而渴，阳气内伐，水不胜火，水亏于下，则肾热而骨痿。

肾热痿软之脉：尺脉大而虚，肾气不足。尺脉搏而急，肾经火发。尺脉细而疾，肾水干竭。

肾热痿软之治：尺脉大而虚，人参固本丸。尺脉搏而急，知柏天地煎。尺脉细而疾，坎离既济丸主之。

附：筋挛

秦子曰：痿与挛，症形各别，症因相同。症形各别，故不得不另立一门。症因相同，故法大同而略异。然二症宜合而互发者也。今立外感二条，内伤二条。

外感筋挛（寒湿、湿热）　外感筋挛之症：素无筋骨挛缩之候，一旦恶寒身痛，手足拘挛，不能转侧，此外感寒湿筋挛之症也。若发热自汗，口燥自汗，口燥唇干，二便赤涩，此外感湿热筋挛之症也。

外感筋挛之因：《内经》云：因寒则筋急。又云：寒则筋挛，此外感寒湿之邪，而令人筋脉挛蜷者也。又云：因于湿，首如裹，湿热不攘，则热伤阳明之血，而大筋续短，此外感湿热而筋脉挛蜷者也。

外感筋挛之脉：左脉浮紧，寒湿伤血。右脉浮紧，寒湿伤气。左脉洪数，湿热伤血。右脉洪数，湿热伤气。

外感筋挛之治：左脉浮紧，寒湿伤于太阳者，羌活胜湿汤；伤于少阳者，柴胡防风汤。右脉浮紧，寒湿伤于阳明者，干葛防风汤、苍术防风汤。若左脉洪数，湿热伤于太阳者，羌活冲和汤，四味舒筋汤合独活二妙丸；湿热伤于少阳者，小柴胡汤，秦艽汤《圣惠方》。右脉洪数，湿热伤于阳明者，二妙丸、神术汤。

内伤筋挛　内伤筋挛之症：皮肤干揭，遍身燥痒，手足难于举动，渐至肌肉黑瘦，筋脉挛缩，此肝经血少筋挛之症也。若两足拘紧不能伸，或左右换易作痛，渐至两臂皆缩，此阳明经湿热筋挛之症也。

内伤筋挛之因：《内经》云：脉弗荣则筋急。又云：肝主筋，肝气热则筋膜干，筋膜干则筋急而挛。又云：阳明主润宗筋，束骨而利机关，若湿热不攘，则大筋续短，筋缩而挛。

内伤筋挛之脉：左关细数，肝经血热。左关细涩，血海干枯。右关弦细，阳明血虚。右关数大，阳明湿热。

内伤筋挛之治：肝经血热者，知柏四物汤。肝主风，血少风生者，补肝散合钩藤膏。血海干枯者，补阴丸。若阳明虚者，薏苡仁散合金银藤膏。阳明湿热甚者，四味舒筋汤。

桢按：《内经》论痿云：肺热叶焦，则生痿躄。心气热则生脉痿，胫纵不能任地。肝气热则筋膜干，筋急而挛。脾气热则胃干而渴，发为肉痿。肾气热则腰脊不举，发为骨痿。又覆上文曰：五脏因肺热相乘而发痿躄。痿皆立于大热，肺热者色白毛败，心热者色赤脉溢，肝热者色苍爪枯，脾热者色黄而肉动，肾热者色黑齿槁。又总结上文治痿之法曰：独取阳明。阳明者，五脏六腑之海，主润宗筋，主束骨而利机关。明明言阳明广纳水谷，饮食热物，必先受之。五脏六腑，皆禀气于胃，若肠胃有积热，则阳明受热，肺受火刑而成痿矣。《原病式》云：手足痿软，非外中于风，乃内热而生，因肺热而血液干燥，不能荣养百骸故也。子和云：痿因肺热相乘于四脏，若作寒治，是杀之也。丹溪云：治痿而得经旨者，千古来惟河间一人。刘宗厚云：痿症《内经》所论至详，奈后代方书概多差谬，皆因手足瘫痪，有似中风；足躄难行，又似风痹，于是误以中风、诸痹治之，遗祸至今。桢按：诸公之论极为正当，但尚未发明《内经》论痿，以阳明积热相传于肺，治宜独取阳明，以澄其源，则不消烁血液，而主润宗筋，能束骨利机关。故下文覆明曰：阴阳总宗筋之会，会于气街，而阳明为之长，属于带脉而络于督脉。阳明病，则宗筋热而纵，带脉不引而足痿矣。此言膏粱积热，内伤成痿之症，必当独取阳明，而为治痿下手真诀。夫《内经》治病独详于针灸，而针法则曰：虚者当补，实者当取。今言独取阳明者，以痿症乃阳明实热致病耳。然亦不特专务用药，即针取阳明，是亦一法也。再考《生气通天论》云：因于湿，首如裹，湿热不攘，大筋续短，小筋弛长。此言痿挛之症不独内伤，亦有外感于湿。不攘夺而去之，则湿久变热，热久变燥，燥伤血液亦成痿挛。申明湿热未变燥热，可用祛湿清热之法。若已成痿挛，亦宜清热润燥，主润宗筋。若误投燥湿，则违悖主润宗筋之经旨。《内经》又云：膏粱之变，足生大疔。又有能食而渴，则发脑疽。又云：土太过，令人四肢不举。此真膏粱积热，非肝肾经虚。细按诸条皆互发，生疔发毒，手足不举，足躄痿挛，皆因膏粱积热而起，须要清肠胃之积热。然论禁忌燥热之药，即专用滋阴降火，亦非肝肾经虚而不对病者也。但清肠胃积热，不比他经。他经之热易清，膏粱积热，随清随起。若纵肆口腹，则饮酒焉，酒热上熏于肺矣；厚味焉、膏粱积热矣。即盐从火化，咸味太多，亦能发渴发热。骆龙吉云：药中肯綮，若不淡薄滋味，虽曰进清热，而积热日生，一寒十暴（按：同曝），吾知其不能万全也。夫膏粱积热，乃油腻荤腥之湿热。若见湿毒下泻，则不生疔发毒。若湿热不得下泄，则壅肿而发毒矣。若日久变燥，二便阻涩，则为土太过手足不举矣。故清除积热则二便如常，脾胃清和，输化水谷，生精养血，主润宗筋而利机关。

三、酸软论

秦子曰：酸主乎火，软主乎湿。《内经》云：疼酸惊骇，皆属于火。又云：大筋续短，皆因于湿。详考何经致病，则阳明主多。故治痿独取阳明，以其主润宗筋、束骨而利机关也。

谨按：阳明经外感，有风湿，有湿温，则令人遍身酸软。阳明经内伤，有痰饮，有湿火，亦令人遍身酸软。其病发作如疟疾之有定期，或一日，或间日而发。若发于寅卯时，乃是肝胆经火，若发于辰巳时，又是太阳经病，二者皆阳明之兼病也。

（一）外感酸软

风湿酸软　风湿酸软之症：头痛额痛，一身尽痛，不能转侧，四肢酸软，骨节烦疼，日晡发热剧者，风湿酸软之症也。

风湿酸软之因：或流衍之纪，风雨连绵，或冲风冒雨，阴雨袭人，或乘风露卧，阴湿之邪，传入经络，则遍身酸软之症作矣。

风湿酸软之脉：左脉浮大，或反沉伏，太阳风湿。右脉浮大，或反沉伏，阳明风湿。六脉弦大，少阳风湿。

风湿酸软之治：头痛身痛，不能转侧，症兼太阳者，羌活胜湿汤倍加防风、干葛。额痛目痛，鼻干不眠，日晡剧者，阳明经症也，干葛汤加苍术、防风。发汗已，多汗，加秦艽、木瓜。若时寒时热，少阳见症者，小柴胡汤加防风、苍术。久不愈者，《圣惠》方，用柴胡以治肝胆之酸软，重用秦艽而得捷效，以酸软无有不兼阳明者也。

湿温酸软　湿温酸软之症：头痛项强，骨节烦疼，发热多汗，两胫逆冷，遍身酸软，烦闷引饮，胸满呕吐，此湿温酸软之症也。

湿温酸软之因：地之湿气上升，天之热气下降，湿温之气，充塞两间，人为湿热所伤，则酸软之症作矣。

湿温酸软之脉：左脉浮数，太阳湿温。右关脉数，阳明湿温。六脉弦数，少阳湿温。

湿温酸软之治：头痛项强，骨节烦疼，两胫逆冷，太阳表症也，羌活防风汤。有汗者，合神术汤。发热多汗，烦躁烦渴，阳明经症也，葛根汤合神术汤。寒热往来，胸满呕吐，少阳经症也，小柴胡合神术汤。阳明、少阳合病者，《圣惠》方绝妙。

（二）内伤酸软

痰饮酸软　痰饮酸软之症：胸次不宽，恶心饱闷，时或四肢重滞，不能举动，或背心一片冰冷如石，时或间日而发作如疟，此痰饮酸软之症也。

痰饮酸软之因：饮食过饱，停积中焦，热气胜则成顽痰结痰，水气胜则成留饮伏饮，聚于胃中，攻注手足肩背，则酸软等症作矣。

痰饮酸软之脉：右关脉滑，胃家有痰。左关弦滑，肝胆留涎。脉滑不数，留饮伏饮。脉滑而数，结痰热痰。

痰饮酸软之治：右关脉滑，恶心饱闷，桔梗汤、平胃二陈汤。背心一片如冰者，水煮金花丸。四肢不能举动，便实者，指迷丸。间日发作者，平胃二陈汤。左关弦数，胁下作胀者，胆星汤。有寒热，合小柴胡汤。

积热酸软　积热酸软之症：四肢烦疼，时或重滞，手足心时冷时热。或发热如疟，时或清爽，时或倦怠，时或身重如负重物。小便黄赤，大便乍难乍易，此积热酸软之症也。

积热酸软之因：或膏粱积热，湿热盛于肠胃之中。或饮酒使内（房事），热气聚于脾中而不散。或多饮菜汤，水湿久积于内，则成积热酸软之症矣。

积热酸软之脉：多见弦数，弦主脾病，数主脾热。右关弦数，肠胃积热。左脉弦数，肝胆之热。

积热酸软之治：膏粱积热，栀连二陈汤，清胃汤。热气聚于脾中者，栀连戊己汤。木火乘脾者，龙胆泻肝汤。

酸软痿挛，病在筋脉，方书以为肝经所主。然细详病情，实阳明经主病者多，以阳明为宗筋之会，主束骨而利机关。且阳明为水谷之海，湿热本于此。湿热在经，未变燥热，湿主乎柔则发酸软。湿热变燥，则燥立乎刚，燥伤血脉，筋劲脉强。二症起病相同，传变各别，故治法各异。治痿挛用清润宗筋；治酸软主清燥宗筋，家秘平胃散、苍独三妙丸合《圣惠》方，治酸软之大法也。

按：上二方遍查原书无着，故无从附入。（明·秦昌遇《症因脉治》）

四、痿

肺痿者，皮毛痿也。盖热乘肺金，在内则为叶焦，在外则为皮毛虚弱急薄。若热气留着不去，久而及于筋脉骨肉，则病生痿躄，躄者足弱不能行也。

心痿者，脉痿也。心热则火炎，故三阴在下之脉，亦皆厥热而上。上逆则下虚，乃生脉痿者，四肢关节之处，如枢纽之折而不能提挈，足胫纵缓而不能任地也。

肝痿者，筋痿也。胆附于肝，肝热则胆泄，故口苦。筋膜受热则血液干，故拘挛而为筋痿也。

脾痿者，肉痿也。脾与胃以膜相连，而开窍于口，故脾热则胃干而渴。脾主肌肉，热畜于内则精气耗伤，故肌肉不仁，发为肉痿。

肾痿者，骨痿也。腰者肾之府，其脉贯脊，其主骨髓，故肾热其见证若此。

此言五脏之痿，皆因肺热。最高故为藏长，复于心上，故为心盖。

失亡不得，则悲哀动中而伤肺，气郁生火，故呼吸有声，发为肺鸣。金脏病则失其清肃之化，故热而叶焦。

按：失亡不得，意即所愿不随。

肺生气以行营卫，为相傅以节制五脏，则一身皆治。故五脏之痿，皆因于肺气热，则五脏之阴皆不足，此脏躄所以生于肺也。五痿虽异，总名痿躄。

阳明者胃也，主纳水谷，化精微以资养表里，故为五脏六腑之海而下润宗筋。宗筋者，前阴所聚之筋也，为诸筋之会，凡腰脊溪谷之筋皆属于此，故主束骨而利机关也。

冲脉为十二经之海，故主渗灌溪谷。冲脉起于气街，并少阴之经夹脐上行。阳明脉亦夹脐旁去中行二寸下行，故皆会于宗筋。

宗筋聚于前阴，前阴者足之三阴、阳明、少阳，及冲、任、督、跷九脉之所会也。阳明为脏腑之海，冲为经脉之海，此一阴一阳，总乎其间，故曰阴阳总宗筋之会也。会于气街者，气街为阳明之正脉，故阳明独为之长。带脉者起于季胁，围身一周。督脉者起于会阴，分三歧为任冲，而上行腹背。故诸经者皆联属于带脉，支络于督脉也。

阳明虚则血气少，不能润养宗筋故弛纵，宗筋纵则带脉不能收引，故足痿不用，所以当治阳明也。（明·李中梓《医宗必读》）

人有胃火熏蒸，日冲肺金，遂至痿弱不能起立，欲嗽不能，欲咳不敢，及至咳嗽又连声不止，肺中大痛，非肺痈之毒，乃肺痿之病也。夫肺之成痿也，由于阳明之火上冲于肺，而肺金津液衰少，不能灭阳明之焰，金从火化，累年积岁，肺叶之间酿成火宅，而清凉之药不能直入于肺，非扞格清凉之故也。肺既大热，何能下生肾水，水干无以济火，则阳明之炎蒸更甚，自然求救于水谷，而水谷因肺金清肃之令不行，不能化成津液，以上输于肺，则肺之燥益甚，肺燥而肺中津液尽变为涎沫浊唾矣。肺液既干，肺气自怯，所成涎沫浊唾，若难推送而出，此欲嗽之所以不能也。然而涎沫浊唾，终非养肺之物，必须吐出为快。无奈其盘踞于火宅，倘一咳而火必沸腾胸膈之间，必至动痛，比欲咳之所以不敢也。迨忍之又忍，至不可忍而咳嗽，涎沫浊唾虽出而火无水养，上冲于咽喉，不肯遽下，此咳嗽所以又连声而不止也。咳嗽至连声不止，安得不伤损干燥之肺而作痛乎？人见有痿弱不能起立，或用治痿之药，愈伤肺气，奚能起痿。治法宜泻其胃中之火，大补其肺经之气，然又不可徒补其肺中之气，更宜兼补其肾中之水。

（清·陈士铎《辨证录》）

内因　诸痿有皮脉筋肉骨五痿之名，应乎五脏，肺主皮毛，脾主肌肉，心主血脉，肝主筋膜，肾主骨髓。惟喜怒劳色，内藏虚耗，使皮肤血脉肌肉筋膜骨髓无以运养，故致痿躄。

外候　皮痿者色枯毛落，喘呼不已，肺受热也。脉痿者色赤脉溢，胫纵不任也，心受热也。筋痿者色苍口苦，爪枯筋挛，肝受热也。内痿者色黄肉瞤，肌痹不仁，脾受热也。骨痿者色黑耳焦，腰膝难举，肾受热也。

脉法　痿属肺热，传于五脏，其脉身浮而大，或尺脉虚弱，或缓涩而紧。（明·张三锡《医学六要》）

痰挟标症　内热成痿，此论病之本也。若有感发，必因所挟而致。有湿热者，有湿痰者，有气虚者，有血虚者，有阴虚者，有死血者，有食积妨碍升降道路者，当明辨之。

湿热痿　湿热痿者，雨湿浸淫，邪气蒸脾，流于四肢，自觉足胫逆气上腾，或四肢酸软肿痛，或足指麻木顽痒，小便赤涩，脉来沉濡而数，此皆湿热在下之故。所谓湿热不攘，大筋续短，小筋弛长，緛短为拘，弛长为痿也。宜升阳燥湿，禁用填痛（按：痛似为『补』之误）之剂。

湿痰痿　湿痰痿者，肥盛人之血气不能运动其痰，致湿痰内停，客于经脉，使腰膝麻痹，四肢痿弱，脉来沉滑。此膏粱酒色之故，所谓土太过，令人四肢不举是也，宜燥脾行痰。

气虚痿者　气虚痿者，因饥饿劳倦，胃气一虚，肺气先绝，百骸溪谷，皆失所养，故宗筋弛纵，骨节空虚。凡人病后手足痿弱者，皆属气虚。所谓脾既病，不能为胃行其津液，四肢不得禀水谷气而不用也，宜补中益气。

血虚痿　血虚痿者，凡产后，失血后面色萎黄，手足无力，不能行动者也，宜滋养荣血。然血生于脾，往往用养血药而痿如故者，脾虚不能生血也。能补其脾则血自旺而痿自愈矣。

阴虚痿　阴虚痿者，酒色过度，下焦肝肾之火燔灼筋骨，自觉两足极热，上冲腿膝，酸弱痿软，行步艰难，不能久立。脉来濡弱，或左脉虽大，按之无力，宜峻补精血以挟肝肾。

血瘀痿　血瘀痿者，产后恶露未尽，流于腰膝，或跌扑损伤，积血不消，四肢痛而不能运动，致脉涩而芤者，宜养血行瘀。

食积痿　食积痿者，饮食太过，妨碍道路，升降失常，脾气不得运于四肢，手足软弱，或腹膨胀痛，或恶心嗳气。右手脉洪弦滑者，宜运脾消导，从食积治，俟食积消化，然后补脾。

痢后痿　痢后脚软胫疼，或膝肿者，此下多亡阴所致，宜补脾兼升举之剂。若作风治，则反燥其阴而痿难愈。间有痢后兜涩太早，积瘀不清，下注隧道经络而成痿者，此又当行气逐瘀，与前症迥异矣。

痿证总辨　痿与柔风脚气相似，但彼因邪实而痛，痿属内虚而不痛。其痿证亦有作痛者，必挟火、挟痰、挟湿、挟瘀而起，切不可混同风治。

治法　治痿独取阳明，因阳明经为水谷之海，主化津液，变气血，以渗灌溪谷而润筋脉者也。况阳明之经合于宗筋，会于气街，属于带脉，而络于督脉，故阳明虚则五脏无所禀，不能行血气，濡筋骨，利关节，则宗筋弛纵，带脉不引而为痿，故古人治痿首重阳明，此为气虚者立法也。其专重肾肝，因肾主骨而藏精，肝主筋而藏血。故肾肝虚则精血竭，精血竭则内火消烁筋骨为痿，治当补养肾肝，此为阴虚者立法也。善治者辨其孰为气虚，孰为阴虚，合宜而用。至于七情六欲，所挟多端，或行痰瘀，或清湿热，泻实补虚，是在神而明之。

肺热禁湿剂　若肺金壅塞，阳气不能下达，两足畏冷，重绵裹蔽，而外跗仍热，小便涩数者，宜清肺和胃。若认阳虚，误投刚剂，其痿必甚。（《医学六要》）

胃虚禁寒剂　至于食少饥瘦，或泄泻者，虽有内热血虚之症，必以芳香甘温之品，先复胃气为主。盖胃为万物之母，资生气血之乡，饮食进而痿弱自健。若拘于泻南补北之说，久任寒凉，则谷气益衰，四末益枯矣。

痰热禁厚味　脾胃虚症诚宜借五味以养之。若湿痰、湿热成痿者，必须严戒厚味，以免生痰。盖天产属阳，膏粱发热。若不淡泊，难以安全。可见虚证与实证不同，非但用药各别，即服食亦异也。

死候　骨痿久卧不能起立者死。

用药　血分虚者，主以四物汤加牛膝、秦艽、杜仲、独活，有火者加黄柏、知母，有瘀血者加桃仁、红花、丹皮、牛膝、延胡索等。气虚者用四君子汤，虚热者补气和中汤。肾虚者地黄丸或丹溪补阴丸，虚热者虎潜丸，虚寒者还少丹加鹿茸。食积成痿者二陈汤加神曲、山楂、麦芽、枳实。湿痰痿者二陈二术加竹沥、姜汁。痰火痿者二陈汤加黄芩、山栀，或黄柏、竹沥。湿热痿者东垣健步丸、清燥汤。膏粱壅热者承气汤。

补气和中汤　即补中益气汤加苍术、黄柏、白芍、茯苓。（清·李用粹《证治汇补》）

痿者，足痛不能行也。凡人壮岁之时，气血未衰，或年及五旬，形体不甚瘦弱者，多因湿热伤脾，不能束骨，未可即以痿也。盖热伤其血，则大筋为之续短，热伤其筋，则小筋为之弛长，所以机关不利，宜用滋筋养荣汤，脉沉细缓者，宜用独活寄生汤。至于年过五十，形体怯弱者，此属痿症无疑。《内经》曰：肺热叶焦，五脏因而受之，发为痿躄。又谓治痿必主阳明，盖言阳明胃土为诸筋之宗。肾水不足，不能上制心火，火来刑金，无以平木，肝邪得以克贼脾土，而痿症作矣。治当补肾水之虚，泻心火之亢，使肺金清而肝木有制，脾自不伤也。大只凡初起身热，脉来洪数，腿痛甚而难忍者，心火流于下焦，《内经》所谓阳精所降，其人夭者是也；宜用六味地黄汤加犀角、牛膝、木瓜、麦冬之类。若脉来细数，痛而不甚者，宜用加味地黄汤。肥甘厚味，辛热烟酒概不可尝，恐助肺家之火，痛愈甚也。然痿症固属肺热，若阳明气虚，宗筋失养，亦令足痿，宜用加味八物汤。至于先天命门火衰，又宜大造地黄丸之类，不可拘于一法也。（清·陈歧《医学传灯》）

痿者，痿弱无力，举动不能也。经言五脏皆能使人痿，以五脏各有所主，如肺主皮毛，心主血脉，脾主肌肉，肝主筋膜，肾主骨髓，所主不同，故有脉痿、肉痿、筋痿、骨痿之异。然经又谓五脏因肺热叶焦，发为痿躄，足弱不能行也。言五脏之痿，皆因于肺气之热，致五脏之阴俱不足，而为痿躄。五痿虽异，总曰痿躄，悉因肺热。其论肺热之由，谓有所失亡，所求不得，则肺志不得伸，郁而生火，发为肺鸣而喘息有声。鸣则肺热叶焦，皮毛虚弱而为急薄。热气留着不去，而及于筋脉骨肉，则生痿躄，此自肺而病及他脏也。而心脾肝肾，亦各有因热致痿之由。谓大经空虚，发为肌痹，传为脉痿者，生于心气之热。又谓居处湿地，肌肉濡渍（浸也），发为肉痿者，生于脾气之热。又谓入房太甚，宗筋弛纵，发为筋痿者，生于肝气之热。又谓水不胜火，骨枯髓虚，发为骨痿者，生于肾气之热，此自他脏而病及于肺也。……夫病而至毛败爪枯齿槁等症，则势已濒危，而治之诚难。改其论治之法，则言治痿独取阳明，以阳明为五脏六腑之海，主润宗筋，宗筋聚于前阴，为诸筋之会。凡一身之筋皆属于此，主束筋骨而利机关。故阳明虚则宗筋纵，腰间带脉不能收引，故足痿不用，

此所以独取阳明也。……经言治法，亦随五脏见症各调，而独取阳明胃经者，以胃主纳水谷，化气血以灌溉于四肢。阳明虚则五脏无所禀，不能行血气，濡筋骨，利关节。故肢体中随其不得受水谷处，即不用而为痿，不独取阳明而何取哉。取阳明者，或清胃火以救肺热，或培胃土以生肺金皆是也。丹溪有云：泻南方则肺金清而东方不实，何胃伤之有。补北方则心火降而西方不虚，何肺热之有，斯言意实相同。盖泻南则金不受邪而水有所生，补北则金不受窃而火有所制，同一救肺也。故学者诚能本此施治，其于痿症，思过半矣。至若方书所论，痿因有多端，如气虚、血虚、脾虚、肾虚、湿热、湿痰、死血、积食之不一。临床制方，是贵望、闻、问、切之详明，以通其变，非笔舌所能罄也。（清·顾靖远《顾氏医镜》）

痿，大症也，诸痿生于肺热。经云：五脏因肺热叶焦，发为痿躄。肺气热则皮毛先痿，而为肺鸣。心气热则脉痿，胫纵不任地。肝气热则筋痿，口苦而筋挛。脾气热则肉痿，肌肤不仁。肾气热则骨痿，腰脊不举。丹溪治痿，泻南方补北方法，泻南方则肺金不受刑，补北方则心火自下降。俾西方清肃之令下行，庶肺气转清，筋脉骨肉之间，湿热渐消而痿可愈也。然经云：治痿独取阳明，何也？盖阳明为脏腑之海，主润宗筋，宗筋主束骨而利机关也。阳明虚则宗筋纵，带脉不引，故足痿不用也。由前论之，则曰五脏有热；由后论之，则曰阳明之虚，二说似异而实同。盖阳明胃属湿土，土虚而感湿热之化，则母病传子，肺金受伤而痿证作矣，是以治痿独取阳明也。取阳明者，所以祛其湿。泻南补北者，所以清其热。治痿之法，不外补中祛湿，养阴清热而已矣。（清·程国彭《医学心悟》）

痿病总括　五痿皆因肺热生，阳明无病不能成。肺热叶焦皮毛瘁，发为痿躄不能行，心热脉痿胫节纵，肾骨腰脊不能兴，肝筋拘挛失所养，脾肉不仁燥渴频。

注：五痿，心、肝、脾、肺、肾之痿也。痿属燥病，故皆因肺热而生也。阳明者，五脏六腑之海，主润宗筋。阳明无病则宗筋润，能束骨而利机关，虽有肺热不能成痿也。肺热叶焦，阳明虚弱，津液不化，筋骨失养，皮毛瘁

痿，发为痿躄不能行也。因而心气热为脉痿，则胫节纵而不任地，肺兼心病也。因而肾气热为骨痿，则腰脊不能兴举，肺兼肾病也。因而肝气热为筋痿，则筋失所养，拘挛不伸，肺兼肝病也。因而脾气热为肉痿，则胃燥而渴，肌肉不仁，肺兼脾病也。

痿痹辨似　痿病足兮痹病身，仍在不疼痛里分。但观治痿无风药，始晓虚实别有因。

注：痿痹之证，今人多为一病，以其相类也。然痿病两足痿软不痛，痹病通身肢节疼痛。但观古人治痿，皆不用风药，则可能痿多虚，痹多实，而所因有别也。

痿病治法　痿燥因何治退热，遵经独取治阳明。阳明无故惟病肺，胃壮能食审证攻，控涎小胃湿痰热，阳明积热法三承。胃弱食少先养胃，久虚按证始收功。

注：痿属燥病，因何而用治湿热苦燥之药，盖遵《内经》之治法，独取于阳明胃也。故胃家无病，虽有肺热，惟病肺而不病痿也。是知病痿者，胃家必有故也。或湿热，或积热，或湿痰，不论久新，若胃壮能食，当先审证攻之。胃有湿痰用控涎丹攻之，有湿热者用小胃丹攻之，有积热者用三承气汤攻之。此治胃壮能食之法也。若胃弱饮食减少，气血津液不足，当先以补养脾胃为主。其有久病留连，诸虚燥热，或攻下之后调理，当审证治之，始收全功也。

（清·吴谦《医宗金鉴》）

痿证是肢体筋脉弛缓、手足痿软无力的一种病证，常见于多发性神经炎、急性脊髓炎、进行性肌萎缩、重症肌无力、周期性麻痹、肌营养不良症、癔病性瘫痪和其他中枢神经系统感染并发软瘫的后遗症等。《内经》将痿证分为痿躄、脉痿、筋痿、肉痿、骨痿等类，并指出『治痿独取阳明』等治疗法则。金元时代，张子和强调火热为主，李东垣强调湿热为主，朱丹溪分有湿热、湿痰、气虚、血虚、瘀血等证。明代医家则重着于肝肾亏损为多。叶天士总结前人经验，提出『经热则痹，络热则痿』，具体归纳为肺、胃、肝、肾四经为主，兹介绍于下。

五、证治规律

（一）肺热叶焦

肺热　病由邪热初犯肺卫，症见面瘰、跗软、痿躄等，治宜清泄肺热，

用连翘赤小豆方（连翘、花粉、黑山栀、赤小豆、桑叶、通草）。

热伤肺津　症见有年偏痿、日瘦、色苍、脉数等，治宜甘润养阴、清泄肺热并举，用沙参麦冬饮加减（玉竹、沙参、地骨皮、麦冬、桑叶、百合、甜杏仁）。

（二）湿热侵淫

湿热在经　雨湿和内湿两因相凑，经脉为痹，症见始病疮痍、渐致痿软筋弛、气坠不用，久延有废弃之虞。治宜清宣湿热，用豆卷滑石方（豆卷、滑石、杏仁、通草、木防己）。如风湿热烁经脉，阳明脉空，症见偏痿、疮疾，治宜清宣湿热，兼补阳明，用黄芪防己方（黄芪、归身、防风、丹皮、木防己、黄柏、银花）。

湿热纠蓄下焦　平日善啖酒及甘肥，酿成湿热，蕴结下焦，症见体质强壮、少腹微肿硬、二便滞涩、目觉少腹气胀上冲、两足沉重、艰于步履、腿股皮中甚热、色苍脉实，治宜苦辛塞燥，因苦胜湿，辛通气分，用茵陈黄柏方（茵陈、黄柏、川萆薢、茯苓皮、蚕砂、汉防己、龙胆草、山栀、青黛）。如湿重，则去龙胆、山栀、青黛，加茅术；如少腹肿而二便涩，则可酌加金铃子、穿山甲、槟榔汁。善后可用二妙丸（黄柏、茅术）。

（三）络热动风

幼儿风热入络，或者老年下虚上实，致络热内风沸起，症见头目口鼻㖞斜，继而足痿，或见肩痛肢麻、头目如蒙、行动痿弱无力，治宜清营热以熄内风，用羚角犀角方（羚角、犀角、玄参、生地、黄柏、川斛、川萆薢），或清营汤加减（犀角、鲜生地、玄参心、连翘心、桑叶、丹皮、钩藤、天麻）。

（四）寒湿为患

寒湿犯胃　膏粱酒醴酿湿内着，中年肾阳日衰，肝风肆横，阳明胃络空乏，无以束筋利机关，症见向有寒疝瘕泄，继而肠血不已，渐渐附臃麻木无力，脉沉迟，治宜劫胃水法，用术附汤加味（生茅术、人参、厚朴、附子、陈皮）。

水寒深入筋骨　冬月涉水，水寒深入筋骨，久则气血与邪混乱，症见胫膝骨冷筋纵已积数年，这时草木之药不能驱逐，治宜虫蚁佐芳香直攻筋骨搜逐水寒，用许叔微麝香丸加减（炒乌头、全蝎、麝香、飞面，火酒泛丸），或再加地龙。如果寒湿与瘀血阻滞，症见筋缩牵强、足痛不堪动作，治宜温散下焦，在麝香丸中去麝香，加入活血、祛湿之品，用川乌、细辛、萆薢、乳香、没药、地龙。晚蚕砂煎汤泛丸，每日服6 g，陈酒下。

（五）虚风内动

阳明脉空，厥阴风动　症见自右肩臂渐及足跗痿躄，治宜通摄方法，用地黄饮子加减（苁蓉、熟地、枸杞、川牛膝、川斛、茯苓、炒远志、石菖蒲），或地黄饮子去山萸肉、味、桂。如症见麻木痛痹、肢节重着，久而成痿，治宜以护阳之剂，用黄芪附汤加味（黄芪、枸杞、川附、川断、防风、白芍、远志、首乌）。如症见频频伤风，咳嗽汗出痰多，忽然指握无力，走动足疲，语言或謇，常有呕恶。治宜充脾胃脉络，用玉屏风散加减（人参、黄芪、归身、炙甘草、广皮、白芍、防风、煨姜、大枣）。

脾肾阳虚，肝风内动　症见眩晕怔忡，行走足肢无力，肌肉麻木，骨髓色变，早晨腹鸣瘕泄，治宜脾肾双补，使中运不摄，用缪仲淳脾肾双补丸（人参、莲肉、山萸肉、山药、五味、菟丝子、橘红、砂仁、车前子、巴戟、肉豆蔻、补骨脂）。

肝肾亏损，肝风内动　症见风动枯痿，右脉颇和，而左关尺大，坚搏不附骨，治宜乙癸同源，用六味地黄丸二加减（熟地、苁蓉、枸杞、五味、山萸肉、牛膝、川斛、茯神、菊花、山药）。如症见痞哑而痿，用河车大造丸（河车、龟板、黄柏、杜仲、牛膝、天冬、麦冬、人参、地黄）。

（六）下虚夹热

肝肾虚损，湿热还扰　症见痿弱不耐步趋，常似酸楚，或两足痿弱，筋缩，遇冷筋掣，肌肉不仁，体质重着难移，大便或结或溏，或发疮痿，或精滑溺后，脉沉而缓，治宜通纳下焦，益下必佐宜通脉络，温通以佐脉络之流畅，用四斤丸、金刚丸合方加减（苁蓉、枸杞、牛膝、茯苓、白蒺藜、木瓜、萆薢、狗脊），如湿重加茅术，热重加黄柏，通络加鹿角霜、当归、远志、小茴，补肾加熟地、桑椹、巴戟、川斛、虎骨等。

下焦阴虚，热烁筋骨　症见心热烦渴，火升眩晕，两足膝腰髀伸缩不得自如，或病后阴伤骨痿，大便艰涩，脉濡弱，右大或脉数动疾，治宜补肾强骨清热，用虎潜丸加减（熟地、虎胫骨，黄柏、知母、当归、牛膝、白芍、羯羊肉，或杜仲、熟地、龟板、黄柏、虎骨、牛膝、当归、巴戟，或生地、天冬、苁蓉、怀牛膝，白芍、虎骨胶、柏子仁、知母、黄柏）。如果肾虚收纳少权，督脉不司约束，阴火上泛，症见两足腰膝酸软无力，舌本肿胀，剂颈轰然蒸热，痰涎涌出味咸，脉左沉小右弦，治宜通奇脉以收招散越之阴阳，用虎潜丸去知、柏、归，加枸杞、青盐，羊肉胶丸（熟地、虎胫骨、龟板、锁阳、牛膝、白芍、陈皮、枸杞、青盐，羊肉胶）。

（七）肾督阳虚

症见下焦痿躄，筋弛骨痿，不堪行走，畏冷，遗精失血，为精血内怯，奇脉中少气，治宜温通任督，通摄兼施。轻则用鹿茸苁蓉方（鹿茸、苁蓉、当归、枸杞、补骨脂、巴戟、牛膝、柏子仁、茯苓、川斛，或人参羊肉方（人参、茯苓、大茴香、当归，锁阳、精羊肉胶丸）；重则用三胶二髓方（鹿筋胶、羯羊肉胶、牛骨髓、猪脊髓、线鱼胶、苁蓉、巴戟、枸杞、茯苓、沙苑、牛膝、青盐）。如果症见除有步履无力之外，男子还有阳痿不举，用鹿霜韭子方（鹿角霜、淡苁蓉、菟丝子、杜仲、归身、五味、大茴香、远志、韭子、覆盆子、茯苓，蒜汁为丸）。如果症见除有右肢附足无力如痿外，女子还有带下频多、交子夜痰多呛嗽，用薛氏加减八味丸，盐汤送下。如果症如历节、汗出、筋纵而痛、冬月为甚、腰脊佝偻形俯，治宜温通太阳督脉，用加减香茸丸（鹿茸、当归、麝香、生川乌、雄羊肾，酒煮烂捣丸）。如果症见环跳筋骨酸痛，治宜护卫阳维，用虎骨羊肾方（当归、巴戟、生虎胫骨、枸杞、沙苑子、川牛膝、羊内肾捣）。如果症见足跟筋骨痛、不能履地、渐至延及腰脊，治宜补养精血，用当归生姜羊肉汤（生精羊肉、炒当归身、茴香、老生姜）。（清·叶天士《临证指南医案》）

经曰：神伤思虑则肉脱，意伤忧愁则肢废，魂伤悲哀则筋挛，魄伤喜乐则皮槁，志伤盛怒则腰脊难俯仰，所以筋挛不便之证为内因之病，不可倒作风治。然《卷五·痿论》云：有所失亡，所求不得，则肺热叶焦，皮毛枯燥而生痿躄，名曰皮毛痿。悲哀太甚则经络绝，名曰脉痿。思虑无穷，热入于肝，致出白淫，名曰筋痿。感于卑湿，止气伤脾，致肌肉不仁，名曰肉痿。劳倦热渴，阳气内乏，热舍于肾，腰脊不举，甚则骨髓枯减，名曰骨痿。先皮毛筋脉三痿，固为内因，而骨肉二痿又属外感。况《素问·生气通天论》云：因于湿，首如裹，湿热不攘，大筋续短，小筋弛长，续短为拘，弛长为痿，观此则痿亦有外感者矣。丹溪以痛为外感风寒实邪，痿为内因湿热本虚。愚谓痹乃正气本和，因外感之风寒冷湿为刚烈之邪，当以有余名之。痿乃正气本虚，致或佛郁懈惰之病，为柔缓之邪，当以不足名之。故或因初感七情及饮食厚味，中焦郁积，淫气不清，湿热乘虚而痿者有之。或因初感湿痹，郁久成热，气血渐虚为痿者有之，难以拘论也。至于治法，如湿胜者则有脾胃虚湿之证，脉微而缓弱，宜渗水燥土。热胜者则有内伤郁热之证，脉虚而浮大，有益气清热。此《内经》治痿独取阳明之法也。如肝肾精血虚而湿多者谓之正虚，宜温补精髓，内虽有热，乃为虚热，补之自除。若真火热胜者谓之偏虚，脉必沉数，及兼遗精、白浊、阴火等证。宜滋阴降火。热甚者宜服泻火表剂以救肺热，此丹溪治痿泻南补北之法也。有用愈风汤、健步丸以治湿热相半之痿，愚谓止可施于挟风之证，若风邪甚者又为痹矣。（清·杜铜峰《叶选医衡》）

风者以病因而为名者也，痹与痿以病形而为名者也，夫风为六淫之长，痹则三气杂合，故有以风、痹同称者，因其病形（按：似为『因』之误）之相似也，痹与痿俱有筋骨皮肉脉五者之分，又俱有气血不行、肌肉不仁、四肢不用等证，故有以痹、痿同称者，因其病形之相似也。至于风与痿则不可概而称，又不可概而治。此丹溪所以斥《局方》之非，正千古之误。而徐彦纯特分风与痿为二门，有功于来学不小。虽然，宁独风与痹不可混，即风、痹与痿皆不可混。如风证之四肢不用，分左瘫为血虚有痰，右痪为气虚有痰。痹证之四肢不用，乃湿从土化，重着不移。伤于风则阳受之，感于风寒湿则阴受之，是风与痹之不可混而称，亦不可混而治也。痹者三气杂至，为外来有余之邪，法当疏风散寒利湿为主，则气行血顺而愈。痿则积虚内热而后病及于脏，为内生不足之证，法当独取阳明，或兼泻南补北则气升血旺而愈，是痹与痿之不可混而称，亦不可混而治也。然则三者既不可混，将安别之，亦在夫脉与证相参而已。如因中风卒倒之后，以至半身不遂，或手足不随，兼有痰不语、口眼歪斜等证，虽有气虚血虚之分，然留而不去，其病则实，此风证也，其脉必浮而滑。如因汗出当风，坐卧卑湿，涉水冲寒，以至骨节疼痛，皮肤不仁，肢体重着，四肢缓纵引急等证，虽与风证同凉外邪，然引痛重着，自有三者之状，此痹证也，其脉必紧而涩。如因七情劳役，酒色无节，既非冲寒受湿之邪，又无卒倒暴厥之证，日渐痿疲而至精枯髓减，筋骨痿弱，缓纵不收，此痿证也，其脉必虚而数。明乎此则三证之不可混，洞若观火，又安得有混治之误哉。（清·梅公燮《叶选医衡》）

五痿由肺热叶焦。是金为火克而水失化源，金伤则木盛伤中，故扶土救金而阳明专主。脾统四肢，脾受制则肢节废弛。化本一元，水绝源则淫流痿躄。阳明为脏腑之长，与冲任合会阴阳。督带约关节之机，藉阳明利机束骨。痿由阴竭，必资培养于先天；治赖求原，尤藉化生于胃土。先贤遗法，后学宜求。泻南方，则肺金清而东方不实，土困解而生化有源。补北方，则心火降而西方不虚，肺贵消而治节不爽。但制胜虽资肾水，生津独取阳明。痿虽不一，症始伤金。桔梗杏仁清金保肺，苍术黄柏化土清离。黑地（黄汤）四君（子汤）可资化源，四物六黄（汤）拟防凌侮。养心生脉，必藉酸枣（仁汤）养营（汤）；健骨强筋，乃进虎潜（丸）续断（丸）。如由湿痰壅盛，竹沥苓术二陈（汤）；果因湿火流经，二妙（散）薏（仁、木）瓜防己。火未清而阴未复，补阴一阴（煎）常调；脾困解而胃气清，补元八珍（汤）可进。当归六黄（汤），宜泻南助胃之施；滋肾六味（丸），为补北化阴之用。枣姜甘草，宣胃生津；益胃左归（饮），生金壮水。五痿之略，大法惟兹。

痿者，肢节痿废不用也。症始内火伤金，盖火动必克金，金伤盛，胃杀谷而食强者，脾虽散津于肺，不能流布五经，则湿热积而淫注于经隧关节之间，则亦为痿躄而不用。顾五痿虽同一内火伤金，而治疗有不同也。丹溪明泻南补北之法，此即疗湿热痿躄之候。若亡津枯之躄，又当滋阴以制阳，助胃以生津，俾阴津生而骨属自利，所以有云治痿取阳明也。篇中详叙五痿诸方，惟湿热之痿，主苦燥，其余诸痿皆滋培之剂。果胃阳困而不能生津，亦有温中助胃之法。若肺热成痈，咳吐脓血，痈后复痿者，又当酌其热之浅深，从培土生金之治者也。（清·董西园《医级》）

《瘫痿论》或曰：元气归并左右，病半身不遂，有归并上下之症乎？余曰：元气亏五成，下剩五成，周流一身，必见气亏诸态。若忽然归并于上半身，不能行于下，则病两腿瘫痿。奈古人论痿证之源，因足阳明胃经湿热，上蒸于肺，肺热叶焦，皮毛憔悴，发为痿证，概用清凉攻下之方。余论以清凉攻下之药，治湿热腿疼痹证则可，治痿证则不相宜，岂知痹证疼痛日久，能令腿瘫，瘫后仍然腿疼；痿证是忽然两腿不动，始终无疼痛之苦。倘标本不清，虚实混淆，岂不遗祸后人。（清·王清任《医林改错》）

痿证，肢弱而无力，筋弛而不收，为热伤血脉之证。经曰：五脏因肺热叶焦，发为痿躄。夫五脏皆有痿，如肺热为皮毛痿，宜犀角桔梗汤；心热为脉痿，宜铁粉丸；肝热为筋痿，宜紫葳汤；脾热为肉痿，宜二陈汤加参、芪；肾热为骨痿，宜金刚丸。而经论痿躄必原肺热者，以肺为脏之长，体燥居上，主气而畏火，若金受火烁，则气伤而不能管摄一身，乃发为痿躄矣。其治痿独取阳明，何也？经曰：阳明者，脏腑之海，主润宗筋，宗筋主束筋骨而利机关也。阳明虚则宗筋纵，带脉不引，故足痿不用。此治痿必使胃纳水谷，化精微，五脏得所禀，以行血气，濡筋骨，利关节也。河间论痿，主血衰不能荣养百骸。子和谓痿必火乘金，病多作于五六七月（午为少阴君火之位未者湿土，庚金伏火之地，申者少阳相火之分），故病痿者，脉浮大。戴人主肾水衰，则骨髓枯竭，直言痿病无寒。丹溪云：泻南方则肺金清，而东方有制，土不受戕。补北方则心火降，而西方有养，金不苦燥。凡痿证不可作风治而用风药。东垣治痿，以黄柏为君，黄芪为佐。士材论胃虚食减成痿，宜藿香养胃汤；治脾虚下陷足痿，用补中益气汤。石顽主阳明湿热。各具确见，今参而酌之。通治湿热成痿，脉洪滑者，主清燥，二妙丸，加味二妙丸，随症加减；湿热伤肺成痿者，主清土，如沙参、麦冬，玉竹、杏仁、石斛、百合、花粉、通草、山栀；湿热壅胃成痿者，主通腑，大豆黄卷、茵陈、滑石、石膏、萆薢、茯苓、枳实、槟榔；湿热着筋骨成痿者，主理隧，金毛狗脊、地骨皮、知母、防己、牛膝、龟甲、五加皮，或三妙丸；阳明脉虚，宗筋不约者，主润肺，人参、茯苓、杞子、当归、桑椹、肉苁蓉、桑寄生、芝麻、山药；肝胃阴虚，风动肢痿者，主通摄，熟地、牛膝、远志、杞子、石斛、钩藤；肝肾阴虚，足热枯痿者，填精髓，牛骨髓、猪脊髓、鹿角胶、羊肉胶、熟地、杞子、牛膝、青盐，或滋阴大补丸；肾督阳虚，脊软腿酸者，壮筋骨，鹿角胶丸，四斤丸；太阳督脉虚，形俯痿废者，理腰脊，香茸丸；衰年足软肌麻，跷维不用者，以温行流畅奇络，橘络、木瓜、杞子、杜仲、狗脊、肉苁蓉、牛膝、当归须、鹿胶；病后阴伤骨痿，六味丸去丹、泽，加虎胫骨、龟甲、牛膝、当归；久病筋骨痿，不起于床，金刚丸、牛膝丸、煨肾丸、五兽三匮丹；阴虚挟湿热，脉滞而数为痿厥，虎潜丸加减；不应，少加川附子。长夏暑湿成痿，清暑益气汤加减；肾伤暑竭痿厥，清燥汤加减；膏粱湿热伤精，胫膝痿弱，神龟滋阴丸，大补地黄丸，血衰筋缓不收，补血荣筋丸。气虚举动无力，四君子汤加肉桂、黄芪。半身偏痿，须分左右，审气血阴阳，十全大补汤加减。屈伸不利，行步艰难，安肾丸。肢软脉滑，腰膝麻木或肿，属湿痰，二术二陈汤加姜汁、竹沥。食滞，脾气不得运于四肢成痿，脉必气口弦滑而恶食，木香槟榔丸加山楂、神曲、木瓜、防己。瘀血留于腰胯成痿，脉必沉涩而兼痛，四物汤加桃仁、莪术、穿山甲。心热亢，兼实积者为脉痿，大承气汤。瘦人病痿脉涩或大，多血虚有火，二妙四物汤。

肥人病痿，脉滑或沉，多气虚有痰，二妙六君汤。

子和云：四末之疾，动而或劲为风，不仁或痛为痹，弱而不用为痿，逆而寒热为厥。风必兼热，痹必风寒湿合邪，痿必火乘金，厥则或寒或热，皆从下起。奈何不察其源，概谓风淫末疾，以风药例治耶？（清·林珮琴《类证治裁》）

经云：肺热叶焦，则生痿躄，又云：治痿独取阳明；以及脉痿、筋痿、肉痿、骨痿之论。《内经》于痿证一门，可谓详审请密矣。奈后贤不解病情，以诸痿一证，或附录于虚劳，或散见于风湿，大失经旨。赖丹溪先生特表而出之，惜乎其言之未备也。夫痿证之旨，不外乎肝、肾、肺、胃四经之病。盖肝主筋，肝伤则四肢不为人用，而筋骨拘挛。肾藏精，精血相生，精虚则不能灌溉诸末，血虚则不能营养筋骨。肺主气，为高清之脏，肺虚则高源化绝，化绝则水涸，水涸则不能濡润筋骨。阳明为宗筋之长，阳明虚则宗筋纵，宗筋纵则不能束筋骨以利机关，此不能步履，痿弱、筋缩之症作矣。故先生治痿，无一定之法，用方无独执之见。如冲任虚寒而成痿者，通阳摄阴，兼实奇脉为主。肾阳、奇脉兼虚者，通纳八脉，收拾散越之阴阳为主。如下焦阳虚，及肝肾虚而成痿者，用河间饮子（按：指地黄饮子）、虎潜（丸）诸法，填纳下焦，和肝熄风为主。肝肾虚而兼湿热，及湿热蒸灼筋骨而成痿者，益下佐以温通脉络，兼清热利湿为主。胃虚窒塞，筋骨不利而成痿者，用流通胃气，及通利小肠火腑为主。胃阳肾督皆虚者，两固中下为主。阳明虚，营络热，及内风动而成痿者，以清营热、熄内风为主。肺热叶焦而成痿者，用甘寒清上热为主。邪风入络而成痿者，以填补精髓为主。先生立法精详，真可垂之不朽矣。（清·邹滋九《临证指南·痿门按语》）

邪中于络为痿，又络热则痿（说见痹证），不外乎肝、肾肺、胃四经之病。肝伤则四肢不为人用，而筋骨拘挛；肾藏精，精血相生，精虚则不能灌溉诸末，血虚则不能荣养筋骨；肺主气，为清高之脏，肺虚则高源化绝，化绝则水涸，水涸则不能精濡润筋骨；阳明为宗筋之长，阳明虚则宗筋纵，而不能束筋骨以利机关。经云：湿热不攘，大筋续短，小筋弛长，续短为拘，弛长为痿。

总诀　四肢软弱痿证成，不痒不痛难趋行，五痿筋（肝）、骨（肾）、脉（心）、肉（脾）、气（肺），治法独取阳明者，阳明本是宗筋长，主润宗筋合相养，虚则宗筋纵不收，束骨利机职不掌；总由肝、肾、肺、胃伤，四末无用肝脾殃，肺热何由得濡润，高源化绝水涸彰，清心补肾二四利，栀、芩化热桔引肺，仲、膝、萎、冬、花、味、瓜，木通通窍升（麻）提气，治痿之法专补阴，壮骨补虚药须备。（清·何书田《杂证总诀》）

经曰：诸痿起于肺。说者谓肺气空虚，金不伐木，肝火郁结，大筋短缩，小筋弛长，故成痿证。此特可为筋痿言之耳。至于脉痿、肉痿、骨痿，岂得谓之金不伐火、金不伐土、金不伐水乎？是必不然矣。解经者不必过事高深，但求谛当。经又曰：治痿起于肺，治痿重阳明之故。盖胃为水谷之府，一身之精神气血，从此而生。其糟粕则下归小肠，其精华则上输于肺，肺受精气，然后泽沛诸脏。兹以所求不得，躁急热中，肺受熏蒸，叶焦成痿，不能散精于他脏，故痿起于肺也。其独取阳明者，因胃为五脏六腑之海，所以滋养一身。又主润宗筋，宗筋主束骨而利关节也。从此悟彻，则五脏之痿，可以次第区别矣。

经曰：肺热叶焦则皮毛虚弱急薄，着则生痿躄也。其下又曰：所求不得，则发肺鸣，鸣则肺热叶焦，则此症全因肺阴耗散，肺气空虚所致。盖肺为至气之脏，肺伤则元气薄弱而不能下行，故足膝无力而不能任地，是肺痿即气痿也，玉华煎主之。

经曰：心气热则下脉厥而上，上则下脉虚，虚则生脉痿，枢折挈，胫纵而不任地也。百脉皆朝于心，心阳上亢，则在下之脉，亦厥逆而上，上愈实则下愈虚，故为脉痿。关节之处，如枢纽之折而不可提挈，足胫纵缓，则脉不通而懈弛也，调荣通脉汤主之。

经曰：肝气热则胆泄口苦，筋膜干，筋膜干则筋急而挛，发为筋痿。肝胆相连，肝热则胆亦热，胆汁内沸，故发为口苦。血为火劫，不能养筋，筋急而挛，故为筋痿也，水木华滋汤主之。

经曰：脾气热则胃干而渴，肌肉不仁，发为肉痿。脾与胃皆属土而分燥湿。湿土既热则燥土更烈，故胃干而渴。热郁于内，则脾阴耗损，故肉不仁而为痿也，坤顺汤主之。

经曰：肾气热则腰脊不举，骨枯而髓减，发为骨痿。又曰：有所远行劳倦，逢大热而渴，渴则阳气内伐，内伐则热舍于肾，水不胜火，则骨枯而髓虚，故足不任身，发为骨痿。腰者肾之府，脊者肾之所贯，肾伤故腰脊不举。远行劳倦则伤骨，逢大热而渴者，或外感之热，或内蕴之热，皆消阴耗髓，故骨枯而痿也，滋阴补髓汤主之。

（清·费伯雄《医醇剩义》）

痿躄一证，《内经》云：肺热叶焦，五脏因而受之，发为痿躄。又云：治痿独取阳明，阳明为五脏六腑之海，主润宗筋，束骨，利关节者也。阳明虚，则宗筋弛。李东垣、朱丹溪遵《内经》肺热一语，专主润燥泻火，似为有理，但《内经》称治痿独取阳明，乃不易之定法，此中必有定见，当是肺热叶焦之由，起于阳明也。阳明为五脏六麻之海，生精生血，化气行水之源也。《内经》谓阳明虚，则宗筋弛，明是中宫转输精气机关失职。精气不输于肺（皮）则肺痿生；精气不输于脉，则心痿生；精气不输于肉，则脾痿生；精气不输于筋，则肝痿生；精气不输于骨，则肾痿生。以此分处，则治痿独取阳一语，方成定案，即不能专以润燥泻火为准。要知人身三百六十骨节，无论何节，精气一节不到，则一节即成枯枝，以此推求，方得痿证之由，肺热叶焦之实，即此可悟治痿独取阳明语，实握要之法。余思各经为邪火所侵，并未见即成痿证，即有邪火太甚，亦未见即成痿证，果系火邪为殃，数剂清凉，火灭而正气即复，何得一年半载而不愈？东垣、丹溪见不及此，故专主润燥泻火，是皆未中三昧。法宜大辛大甘以守中复阳，中宫阳复，转输如常，则痿证可立瘳矣。如大剂甘草干姜汤、参附汤、芪附汤、附汤之类，皆可酌选。（清·郑钦安《医法圆通》）

肺热痿　久嗽不止，脉弱形癯，两足环跳穴抚之则疼，不能步履。肺热叶焦，则生痿躄。肺为华盖，司气化而主皮毛，譬如天之雨露不施，则万物不生；树之剥肤亡液，则枝叶必槁也。若惟知壮筋骨而治腰膝，失经旨矣。下病治上，宜养肺金。

黄芪，北沙参，玉竹，茯苓，麦冬，扁豆，甜杏仁，毛燕根。

阳明痿　胃为水谷之海，脾为生化之源，脾肺散精，上归于肺，肺失降令，脾失展输，水谷之湿邪聚而为痰，痰饮停蓄于中，以致中脘不舒，食少作胀，痰气上升，肺之治节无权，于是二便不畅，两足软弱难行。痿躄大症，以经旨：治痿独取阳明，盖阳明乃润宗筋，束骨而利关节也。当先理脾胃，佐清痰气。（清·王九峰《王九峰医案》）

痿躄　阳虚积湿，体肥多痰，湿热内酿，则大筋续短，小筋弛长，而痿躄矣。其所由来非伊朝夕，酒客便燥，即是见端，即须通养阳明，腑络并调，脉濡右滑，慎勿杂投热补表散之剂。

软脚痿　素体阳虚湿胜，湿酿成痰，易汗畏风，又有肠痔，可见阳虚者，阴亦不足，使之下趋。得温之运，得补之壅，则湿反随气蒸腾而上。

脉症参看，不但虑其成痿，且虑其成肿，急宜疏通阳明腑络。

两足痿　先觉左足中指斜外侧之筋酸痛，驯致两足皆痿，单曳不良于行者，已两年余。脉沉迟便难，舌微白，此湿热郁于肺胃而成痿躄也。肺病则治节不行，故痰多而不耐右卧；胃病则大筋续短，小筋弛长。日久病深，难望痊愈，若得扶杖徐行，庶可逍遥晚岁矣。（清·张千里《张千里医案》）

经以肺热叶焦，则生痿躄。《吕览》云：台高则多阳，多则痿。又云：户枢不蠹，流水不腐，动也。形气亦然，形不动则精不流，精不流则气郁，郁处足则为痿。《淮南子》云木气多伛，用此观之，痿躄乃水亏火盛，木郁脾伤所致，泻南补北主之。（清·蒋宝素《问斋医案》）

第二十五章　厥证

《灵枢·卫气》：『下虚则厥』；《灵枢·本神》云：『肾气虚则厥』；《黄帝内经素问·厥论》：『阳气衰于下，则为寒厥，阴气衰于下，则为热厥』。

《伤寒杂病论》：凡厥者，阴阳气不相顺接，便为厥。厥者，手足逆冷是也。

阳气极甚而阴气极衰，则阳气怫郁，阴阳偏倾而不能宣行，则阳气蓄聚于内，而不能营运于四肢，则手足厥冷，谓之阳厥。

患阳厥者，身冷脉微而似阴证，误以热药投之，则病势转甚，身冷脉微而欲绝，唯心胸微暖，昏不知人事而不能言者，急下则阴阳俱绝而立死矣，则当以寒药养阴退阳，但不令转泻，若得阴气渐生则可救也。宜用凉膈，一服则阴气可以渐生，候其心胸温暖渐多，而脉渐生尔，终日三服，其脉生至沉数而实，身表复暖（金·刘完素《素问玄机原病式》）

然热结于腑则微而浅，故病厥微而易治；热结于脏则深，而当病甚，故厥深而难治矣。（金·刘完素《伤寒直格》）

然厥当分两种，次分五脏。所谓两种者，有寒厥，亦有热厥。阳气衰于下则为寒厥；阴气衰于下则为热厥。热厥为手足热也；寒厥为手足寒也……厥亦有令人腹暴满不知人者，或一、二日稍知人者，或卒然闷乱无觉知者。皆因邪气乱，阳气逆。

状如尸者曰尸厥；喉中痰鸣如拽锯声者为痰厥；手足搐搦者为风厥；因醉而得之为酒厥；暴怒而得之为气厥；骨痛爪枯为骨厥；两足趾挛急，屈伸不得，爪甲枯结为臂厥；身强直如椽者为肝厥；喘而啘者，狂走攀登为阳明厥。

凡尸厥、痿厥、风厥、气厥、酒厥，可一涌而醒，次服降心火，益肾水，通血和气之药，使粥食调养，无不瘥者。若其余诸厥，仿此行之。

厥逆汗出，脉坚强急者，生；虚缓者，死』。『人内外俱虚，身体冷而汗出，微呕而烦扰，手足厥逆，体不得安静者，死』。

热厥者，寒在上也，以温剂补肺金；寒厥者，热在上

也，以凉剂清心火。（金·张从正《儒门事亲》）

厥者，四肢如在火中，为热厥；四肢寒冷者，为寒厥。寒厥则腹中有寒，热厥则腹中有热，为脾主四肢故也……厥者，气逆也，甚则大逆，故曰厥逆。

『热厥者阴虚，寒厥者气虚』

凡脾胃之证，调治差误，或妄下之，末传寒中，复遇时寒，则四肢厥逆，而心胃绞痛，冷汗出。

气在于臂足，取之先去血脉，后取其阳明、少阳之荣输（二间、三间深取之，内庭、陷谷深取之）。视其足、臂之血络尽取之，后治其痿、厥，皆不补不泻，从阴深取，引而上之。上之者，出也，去也。皆阴火有余，阳气不足，伏匿于地中者。血，营也，当从阴引阳，先于地中升举阳气，次泻阴火，乃导气同精之法。（金元·李东垣《脾胃论》）

厥，逆也，手足因气血逆而冷也，因气虚为主，有因血虚……厥者，甚也，短也，逆也，手足逆冷也。

气虚致厥者脉细，因血虚致厥者脉大，因外感致厥者脉沉实，因热致厥者脉数，因痰致厥者脉弦。

如有痰者，用白术、竹沥；气虚者，用四君子汤；血虚者，用四物汤；热厥者，用承气汤；外感者，用双解散加姜汁、酒；尸厥、卒厥者，先以苏合丸灌之，候稍苏，以调气散和平胃散服。（元·朱丹溪《丹溪心法》）

人之一身气血，贯输经脉，时刻流转，循环不休，一日内，一万三千五百息，气行五十营于身。而外感六淫、内伤七情、气血痰食等皆能阻碍气机运行，导致阴阳二气不相顺接。（清·李用粹《证治汇补》）

若人日间突然发热昏厥，手脚寒凉，是为阳厥，又称热厥；如果夜间发热，昏晕厥去，手脚温热，是为阴厥。

痰厥乃因人平素抑郁，大怒之后，忽然大叫而昏厥，吐痰如涌，目不识人。酒厥是患者有酗酒史，酒后大怒，发厥，不知人事，数次反复昏晕。痛厥乃因他疾痛甚而发生昏厥。气虚之厥是患者平素感脊背发凉，陡然受惊昏厥，手脚冰凉。

阴寒之厥，四肢筋脉多青色，饮水必吐，身不热；阴热之厥，四肢筋脉多为红色，灌水必不吐，身不凉。阴阳相并之厥乃是因为阴阳热盛，劫烁真阴，神失所养。

人之大怒易导致肝脏的疏泄功能失常，又反致肝之性更急，肝血过燥。此时需脾胃及时化生气血以资肝。然而无形之血难以速生，脾胃只能输以水谷之液予肝，未遑将水谷之液化为血，则势必迅速为痰以资肝。然肝为藏血之脏，乃血室，喜血而不喜痰。

痰欲入肝滋养而肝不受之，遂阻痰于肝外，以致肝之窍受痰封闭。此番，肝脏不仅未受痰之良益，反得痰之损耗，则肝脏燥结更甚。肝脏未能得津液灌注，其脏性急而血燥，必致肝火起。痰闭肝窍而肝火起，遂成昏厥之证，吐痰如涌，目不识人。

酒入体内，于脏腑间先渗入胆，其后化为水。然酒者，其气大热，酗饮过多，虽化为水，但其大热之性未及分消，只得留待于胆中。肝与胆互为表里之脏，肝气上逆胆气亦随，肝火动则胆火亦动。人大怒伤肝，肝火不得泄，必分于胆受之。肝火酒热叠

加于胆，热更甚矣。心为肝胆之子，胆有热必引心分消炎火，故胆必移热于心。而心乃君主之官，不可受热，遂为厥矣。

气血二物，气无形质能化，血为有形之物不散。未申之时气血入注太阳膀胱经。因小便畅通，故膀胱之气仍化，气能行于血之中，但血不能行于气之内，故痛甚而厥。

气虚致厥多卒倒，其形气索然，色清白，身微冷，脉微弱。人有忽然之间，如人将冷水浇背，陡然一惊，手足厥冷，遂不知人，已而发热，则渐渐苏省，一日三四次如此。

气乃人一身之防御，气旺则体壮硕，反之体怯易惊。素体虚弱，心阳衰微，外寒易侵，突受惊恐致一时气陷，清阳不升，气机不相顺接，心窍闭矣，故而晕厥。

其内热如焚实际上仍是阴水不足，宜在泻火的同时佐加补水之药，方用安厥汤。治疗日间发厥之症，无不神效。

（清·陈士铎《辨证录》）

厥证，从下逆上之病也。

故凡属厥证，多隶厥阴肝病『风木与阳俱升逆，郁冒而厥』。风者，厥阴木气之所化也，其在天为风，在地为木，在人为肝，肝为一阳初生之气，以象应春，得春日生发之气鼓动，升举阳气，启迪诸藏，肝体和则中宫升清降浊，心火肾水相交，一身上下之气运行正常而诸藏生化，

肝属厥阴风木，其性刚暴易升动，『肝气一逆，则诸气皆逆』。

夫肝脏藏魂，因怒则……无非阳动变化内风而为厥。

下焦阴液枯燥，冲气上逆为厥。阳明素虚，厥阴来乘……郁冒而厥。

乙癸同源，木必得水而生，若年老阴气自半，肝肾阴亏，不能潜阳，使肝阳亢逆，或长期恼怒焦虑，阳气郁而不发，精气竭绝，或热郁于内，温邪劫液，阳浮独行，肝用太过，肝体不足，阴不制阳，真阴枯槁，阴水亏虚，风木大振，阳气内乱，则厥阳内风掀然鼓动而为厥。非柔润不能调和，不可施以刚燥之品强镇其厥冒，恐更伤其阴，

拟血属介类，味咸入阴，青色入肝，潜阳为法。

热甚而厥，其热邪必在阴分，古称热深厥深，厥阴热厥，其内里之阴精耗伤，阳易化火，内热丛生，相火与邪相合而为壮火，壮火食气，外厥热伏，『和正托邪』为其内治之正法也。

冲脉乃阳明之属，其精血受阳明水谷精微滋养，阳明充盛则血海满盈，阳明脾胃虚弱，气血化源不足，冲脉空虚。冲脉为病，逆气而里急，气从少腹上冲心而痛，月事下时血海空虚，冲脉空乏，易受邪气侵袭，阳明为阖，主受纳闭藏阳气，现冲脉亏虚，阳明虚而失阖，而致厥阴之气上犯，冲气上逆，加之风阳交动，下焦之气上冲，厥气上逆莫遏，则发为厥证。故治取阳明，制其侮也，『以通补入腑，以通为补』，通补阳明，治以小半夏汤加白糯米，半夏、生姜辛温通降胃阳，白糯米和胃。（清·叶天士《临证指南医案》）

然土气不升，固赖木气以升之……水土温和，则肝木发荣，木静而风恬；水寒土湿，则不能生长木气，则木郁而风生。』木曰曲直，其性升发，以条达舒畅为适，若己土湿陷，抑遏肝木发达，则土虚木克，肝风内横，阳明虚而失阖，厥气上泛，疏泄太过，上为厥逆头晕，下为腹痛下利，或为亡汗失血；木居水火之中，肾水温升化为肝木，若下焦寒凉元阳不足，下元虚衰，下焦真火反有上腾之病，为离位之相火，现下焦偏冷而上焦风热的上热下寒之象，手厥阴心主之相火化气于风木，恰逢春日升发，肝风大振，则见心中烦乱，厥逆，痰浊上涌，舌强不能用，足痿不能行。（清·黄元御《四圣心源》）

第二十六章 脱证

《黄帝内经·素问》：阴阳皆脱者，暴死不知人也。

唇反者，肉先死，唇青舌卷卵缩，则筋先死。

浆粥入胃，泄注止则虚者活。

《难经》：脱阳者见鬼，脱阴者目盲。

《伤寒杂病论》：太阳病，发汗，遂漏不止，其人恶风，小便难，四肢微急，难以屈伸者，桂枝加附子汤主之。

火逆下之，因烧针烦躁者，桂枝甘草龙骨牡蛎汤主之。

病患肝绝，八日死，何以知之？面青但欲伏眠，目视不见人，汗出如水不止。（一日、二日死。）……诸浮脉无根者皆死，以上五脏六腑为根也。（唐·孙思邈《备急千金要方》）

病患遗尿不觉者死。

病患唇口忽干者必死。

病患阴阳俱绝。裂衣掇空。妄言者死。

病患阴阳俱泄。失音不能言者死。（宋·林亿《太平惠民和剂局方》）

少年酒色太过，脾肾气虚，忽然脱气而死……（更有血脱、神脱、精脱、津脱、液脱，若汗脱即津液脱也）。（宋·窦材《扁鹊心书》）

凡人之清旦目盲者，是其阴气亡脱，定主死期不远。如阴脱者，以乌肝汤主之。如阳脱者，以兔髓汤主之。

回阳之中必佐阴药。摄阴之内必兼顾阳气。于其将脱之前，当见机而预防也。

脱阴者目盲。此不过言其脱时之情状也。明理者须预为挽救则可。若至见鬼目盲而治之。已无及矣。（清·黄元御《四圣心源》）

新病患者，宜补偏救敝，可用猛药。然而久病患者，其病已深入体内，应用温和之法，扶元养正，滥用猛药会使患者病情急转直下，难以挽回。

阳性升浮，七分阳药可以定位药效于上；阴药夜服，阴滋养阳，互根互用，治疗下脱同理。如此相引，阴阳合抱，病情便会得以控制，逐渐好转。（清·喻嘉言《医门法律》）

脱之一证。内经虽有精脱者耳袭。气脱者目不明。难经又有脱阳者见鬼。脱阴者目盲等说。咸非喻子所言之暴脱也。

夫暴脱之患。每尝见于膏粱充饫之家。藜藿艰虞之辈。未之有也。（清・张璐《张氏医通》）

凡人元气之脱，皆脱在肝。故人虚极者，其肝风必先动，肝风动，即元气欲脱之兆也。

故救脱之功，当以萸肉为第一。救脱之力十倍于参芪也。（清・张锡纯《医学衷中参西录》）

第二十七章　五迟五软

五迟

长大不行，行则脚软，齿久不生，生则不固，发久不生，生则不黑。（宋·钱乙《小儿药证直诀》）

小儿行而迟者，是肝肾气不足，致骨气虚弱，筋脉无力，故行迟也。（宋·林亿《太平惠民和剂局方》）

心气怯者，则性痴而迓语，发久不生，生则不黑，心主血，发为血之余，怯则久不生也。心系舌本，怯则语迟也。（宋·《小儿卫生总微论方》）

心为生之言，小儿四、五岁不能言者，由妊母惊有卒动，邪乘于心，致心气不足，故不能言也。（明·薛凯　薛已《保婴撮要》）

又有行迟之症，乃血气不充，则髓不能满骨，故软弱而不能行，抑亦肝肾俱虚而得之。肝主筋，筋弱不能束也。（明·鲁伯嗣《婴童百问》）

齿者骨之所终，而髓之所养也，小儿禀受肾气不足，不能上营，而髓虚不能充于骨，又安能及齿，故齿久不生也。（明·王肯堂《证治准绳》）

发乃血之余，肾之苗也。小儿发久不生，虽生不黑而稀，此由肾之气衰，则血气不足之故也。继而言道，行迟者何也？盖骨乃髓之所养，血气不足，则髓不满骨，故弱软不能行，此由肾与肝俱虚得之。盖肝主筋，筋弱而不能早行；肾主骨，骨弱而不坚，脚细者禀受不足，气血不充，故肌肉瘦薄，骨节俱露，如鹤之膝。此亦由肾虚，名鹤膝节，加味地黄汤主之。（明·万全《片玉新书》）

五迟者，立迟、行迟、齿迟、发迟、语迟是也。盖肾主骨，齿者骨之余；发者胃之荣。若齿久不生，生而不固；发久不生，生则不黑泄皆胎弱也，良由父母精血不足，胃气虚弱，安能荣养而然。若长不可立，立而骨软，大不能行，行则筋软，皆肝胃气血补充，筋骨痿弱之故。（清·张璐《张氏医通》）

小儿五迟之证，多因父母气血虚弱，先天有亏，致儿生下筋骨软弱，步行艰难，齿不连长，坐不能稳，此皆肾气不足之故。（清·吴谦《医宗金鉴》）

五软

五软证名曰胎怯，良由父精不足，母血素衰而得。……有因母学海久冷，用药强补而孕者；有受胎而母多疾者；或其父好色贪酒，气体虚弱，或年事已迈，而后见子，有日月不足而生者，或服堕胎之剂不去，而竟成孕者徒尔耗伤真气，苟或有生，譬诸阴地浅土之草，虽有发生，而畅茂者少，又如培植树木，动摇其根，而成者鲜矣。由是论之，婴孩怯弱，不耐寒暑，纵使成人，亦多有疾。爰自降生之后，精髓不充，筋骨痿弱，肌肉虚瘦，神色昏慢，才为六淫所侵，便致头项手足身软，是名五软。（元·曾世荣《活幼心书》）

五软者，头软、项软、手软、脚软、肌肉软是也。（明·鲁伯嗣《婴童百问》）

夫头软者脏腑骨脉皆虚，诸阳之气不足也。乃天柱骨弱，肾主骨，足少阴太阳经虚也。手足软者，脾主四肢，乃中州之气不足，不能营养四肢，故肉少皮宽，饮食不为肌肤也。口软者，口为脾之窍，上下龈属手足阳明，阳明主胃，脾胃气虚，舌不能藏，而常舒出也。夫心主血，肝主筋，脾主肉，肺主气，肾主骨，此五者皆因禀五脏之气；虚弱不能滋养充达，故骨脉不强，肢体痿弱，源其要总归于胃。盖胃水谷之海，为五脏之本，六腑之大源也。治法：必先以脾胃为主，俱用补中益气汤，以滋化源。头项手足三软，兼服地黄丸，凡此症必须多用二药。仍令壮年乳母饮之，兼慎风寒，调饮食，多能全形。（明·薛凯 薛已《保婴撮要》）

此或伤寒或吐或泻，乘虚邪毒，透入肝脉，热邪所侵，足致冷筋软长或手足软而不解举，或项颈软而不解举者。（明·王肯堂《证治准绳》）

胎弱者，禀受于气之不足也。……如肺受之气为皮毛，肺气不足，则皮脆薄怯寒，毛发不生，受心之气为血脉，心气不足，则血不华色，面无光彩。受皮之气为肉，脾气不足，则肌肉不生，手足如削；受肝之气为筋，肝气不足，则筋不束骨，机关不利，受肾之气为骨，骨气不足，则骨软。（明·万全《幼科发挥》）

肺受热天柱倒，但将凉药与维持，贴须性热筋方缓，立见温和请莫疑，吐泻项软唯调气，伤寒柱倒不须医。（明·王肯堂《幼科证治准绳》）

五软者，头项软，身体软，口软，肌肉软，手足软。（清·陈复正《幼幼集成》）

天柱骨倒，乃项软也。由真气虚弱，客邪入里，传于筋骨。项则软垂下而无力，治宜祛风散；或吐久泻久病久而软者，治宜六君子汤加肉桂。手软者，宜用薏苡仁、当归、秦艽、枣仁、防风、羌活、荆芥，等分服之。足软者，治宜六味地黄丸加牛膝、五加皮。鹿茸等分，服之。（清·夏鼎《幼科铁镜》）

此五者，皆因禀受不足，气血不充，故骨脉不强，肉筋痿弱。（清·吴谦《医宗金鉴》）

五软者，谓头项软、手软、足软、口软、肌肉软是也。（清·吴谦《医宗金鉴》）

《素问·玉机真脏论篇第十九》：『黄帝曰：春脉太过与不及，其病皆何如？岐伯曰：太过则令人善忘，忽忽眩冒而巅疾；其不及则令人胸痛引背，下则两胁胠满。』

《素问·四时刺逆从论篇第六十四》：『秋刺经脉，血气上逆，令人善忘；秋刺络脉，气不外行，令人卧不欲动；秋刺筋骨，血气内散，令人寒栗。冬刺经脉，血气皆脱，令人目不明；冬刺络脉，内气外泄，留为大痹；冬刺肌肉，阳气竭绝，令人善忘。』

《素问·五常政大论篇第七十》：『太阳司天，寒气下临，心气上从，而火且明，丹起金乃眚，寒清时举，胜则水冰，火气高明，心热烦，嗌干善渴，鼽嚏，喜悲数欠，热气妄行，寒乃复，霜不时降，善忘，甚则心痛。』

《素问·至真要大论篇第七十四》：『太阳之复，厥气上行，水凝雨冰，羽虫乃死，心胃生寒，胸膈不利，心痛痞满，头痛善悲，时眩仆，食减，腰脽反痛，屈伸不便，地裂冰坚，阳光不治，少腹控睾，引腰脊，上冲心，唾出清水，及为哕噫，甚则入心，善忘善悲。』

第二十八章　痴呆

《灵枢·本神》云：『肾盛怒而不止则伤志，志伤则喜忘其前言，腰脊不可以俯仰屈伸，毛悴色夭，死于季夏。』

东汉·张仲景《伤寒杂病论》：『阳明证，其人喜忘者，必有蓄血。所以然者，本有久瘀血，故令喜忘；屎虽硬，大便反易，其色必黑者，宜抵当汤下之。』

隋·杨上善《黄帝内经太素·脏腑之一》：『志伤则善忘其前言，腰脊不可以俯仰屈伸，（肾志伤，故喜忘）。』

元·王国瑞《扁鹊神应针灸玉龙经·痴呆》：『痴呆一症少精神，不识尊卑最苦人。

神门独治痴呆病，转手骨开得穴真。

神门：在手掌后，高骨陷中。针入三分，灸七壮。应后溪穴。』

明·张介宾《景岳全书·癫狂痴呆》：『精神失常，以动而多怒、狂言骂詈、逾垣上屋，喧闹不宁为特征者为狂病，属阳证。其病多由情志失调所致，如大怒而动肝火，大惊而动心火，或谋而不遂，思而不得，冤屈不能伸，恼怒无所泄，情志郁结，肝气失疏，郁而化火，与胆气上逆，扰乱神明，以致张狂不休。所以神魂不守之狂证，其主要病机不离乎心肝火盛，治疗以清火泻肝、镇心定志为大法，方如当归龙荟丸、安宫牛黄丸之类。由于肝火暴张，常挟阳明痰热上扰，故泻火逐痰之方亦为常用，如礞石滚痰丸、生铁落饮等。至于火盛日久伤阴，或兼挟瘀血者，当作别论。』

明·吴昆《针方六集》：『呆痴一症难医治，不识尊卑最苦人，

神门独治痴呆症，转手骨开得穴真。

神门，穴在掌后兑骨端。治伤寒发狂，单泻；发寒睡不省，单补；及治五痫。』

清·陈士铎《辨证录》：『人有终日不言不语，不饮不食，忽笑忽歌，忽愁忽哭，与之美馔则不受，与之粪秽则无辞，与之衣不服，与之草木之叶则反喜，人以为此呆病，不必治也。然而呆病之成，必有其因，大约其始也，起于肝气之郁；其终也，由于胃气之衰。肝郁则木克土，而痰不能化，胃衰则土制水，而痰不能消，于是痰积于胸中，盘据于心外，使神明不清，而成呆病矣。治法开郁逐痰，健胃通气，则心地光明，呆景尽散也。方用洗心汤：

人参（一两），茯神（一两），半夏（五钱），陈皮（三钱），神曲（三钱），甘草（一钱），附子（一钱），菖蒲（一钱），生枣仁（一两）。水煎半碗灌之，必熟睡。听其自醒，切不可惊醒，反至难愈也。

此等病似乎有祟凭之，然而实无祟也，即或有祟不可治邪，补正而邪自退。盖邪气之实，亦因正气之虚而入之也。此方补其正气，而绝不去祛邪，故能一剂而奏效，再剂而全愈。或谓此病既是正虚无邪，何以方中用半夏、陈皮如是之多乎？不知正虚必然生痰，不祛痰则正气难补，补正气而因之祛邪，是消痰仍是补正也。虽然痰消而正气旺，是痰即邪也。补正而佐以攻痰，引祛痰之药直入于心宫，以扫荡其邪，邪见正气之旺，安得不消灭于无踪哉。或又谓呆病既成于郁，不解郁而单补正以攻痰，何以能奏功如此？不知呆病之来，其始虽成于郁，然郁之既久而成呆，其从前之郁气，久则尽亡之矣。故但补胃气以生心气，不必又始肝气以舒郁气也。

此症用还神至圣汤亦神。

人参（一两），白术（二两），茯神、生枣仁（各五钱），广木香、天南星、荆芥（各三钱），甘草、良姜、附子、枳壳（各一钱），菖蒲（五分）。水煎灌之，听其自卧，醒来前症如失。

人有呆病终日闭户独居，口中喃喃，多不可解，将自己衣服用针线密缝，与之饮食，时用时不用，尝数日不食，

而不呼饥，见炭最喜食之，谓是必死之症，尚有可生之机也。夫呆病而至于喜粪，尚为可救。岂呆病食炭，反忍弃之乎？盖喜粪乃胃气之衰，而食炭乃肝气之燥，凡饮食之类，必入于胃，而后化为糟粕，是粪乃糟粕之余也。糟粕宜为胃之所不喜，何以呆病而转喜之乎？不知胃病则气降而不升，于是不喜升而反喜降，糟粕正胃中所降之物也。见粪而喜者，喜其同类之物也。然而呆病见粪则喜，未尝见粪则食也。若至于食粪，则不可治矣，以其胃气太降于至极耳。夫炭乃木之烬也，呆病成于郁，郁病必伤肝木，肝木火焚以伤心，则木为心火所克，肝中之血尽燥，而木为焦枯之木矣。见炭而喜食者，喜其同类而食之，思救其肝木之燥耳。然而可生之机，全在食炭。夫炭本无滋味，今食之而如饴，是胃气之未绝也。治其胃气，而祛其痰涎，则呆病可愈也。方用转呆丹：

人参（一两），白芍（三钱），当归（一两），半夏（一两），柴胡（八钱），生枣仁（一两），附子（一钱），菖蒲（一两），神曲（五钱），茯神（一两），天花粉（三钱），柏子仁（五钱）。

水十碗，煎一碗，使强有力者，抱住其身，另用二人执拿其两手，以一人托住其下颔，一人将羊角去尖，插其口灌之。倘不肯服，不妨以杖击之，使动怒气，而后灌之，服后必然骂詈，少顷必倦而卧，听其自醒，切不可惊动，自醒则全愈，否则止可半愈也。

此方大补其心肝之气血，加之祛痰开窍之药，则肝中枯竭得滋润而自苏，心内寡弱，得补助而自旺，于是心气既清，肝气能运，力能祛逐痰涎，随十二经络而尽通之，何呆病而不可愈哉！倘或惊之使醒，则气血不得尽通，而经络不得尽转，所以止可半愈也。然能再服此汤，亦未有不全愈者矣。

此症用苏心汤亦神效。

白芍、当归（各三两），人参 茯苓（各一两），半夏、炒栀子，柴胡（各三钱），附子（三分），生枣仁（五钱），吴茱萸 黄连（各五分）。

水十碗，煎一碗。灌之，听其自醒，醒来病如失。

人有一时而成呆病者，全不起于忧郁，其状悉与呆病无异，人以为有祟凭之也，谁知是起居失节，胃气伤而痰迷之乎。夫胃属土，喜火之生者也。然而火能生土，而亦能害土，火不来生，则土无生气，火过来生，则土有死气矣。虽然土中之火本生土者也，如何生土者反能害土？岂火为外来之邪火，而非内存之正火乎！孰知邪火固能害土，而正火未尝不害土也。正火者，土中之真火，如何能害土乎？盖正火而能养，则火且生土以消食，正火而相伤，则火且害土以成痰。痰成而复伤其胃土，则火且迷心，轻则成呆，而重则发厥矣。起居失节，则胃中劳伤，不生气而生痰。一时成呆者，乃痰迷于心脘之下，尚未直入于心包之中也。倘入心包，则人且立亡矣。治法宜生其胃气，而佐之消痰之品，则痰迷可以再开，不必竟治其呆也。方用启心救胃汤：

人参（一两），茯苓（一两），白芥子（三钱），菖蒲（一钱），神曲（三钱），半夏（二钱），南星（二钱），黄连（一钱），甘草（一钱），枳壳（五分）。

水煎服。一剂而痰解，再剂而神清，三剂而呆病如失，不再呆也。

此方全去救心，正所以救胃也。盖胃为心之子，心气既清，而胃气安有不清者乎？母清而子亦清也。设作呆病治之，亦用附子斩关直入，则火以助火，有顷刻发狂而死矣。总之呆病成于岁月之久，而不成于旦夕之暂，若一时而成呆者，非真呆病也。故久病宜于火中补胃以消痰，而猝病宜于寒中补胃以消痰，又不可不知也。

此症用指迷汤亦效。

人参（五钱），白术（一两），半夏神曲（各三钱），南星、甘草（各一钱），陈皮、菖蒲（各五分），附子（三分），肉豆蔻（一枚）。水煎服。四剂愈。

清·李学川《针灸逢源·癫狂痴呆》：『凡狂病多因于火。此或以谋为失志。或以思虑郁结。屈无所伸。怒无所泄以致肝胆气逆。木火合邪。是诚东方实症也。此其邪乘于心。则为神魂不守。邪乘于胃。则为暴横刚强。故当以治火为先。而或痰或气。察其甚而兼治之。

癫病多由痰气。凡气有所逆。痰有所滞。皆能壅闭经络。格塞心窍。故发则旋晕僵仆口眼相引。目睛上视。手足搐搦。腰脊强直。食顷乃苏。此其条病条已者。正由气之条逆条顺也。故当察痰察气因其甚者而先治之。

凡平素无痰。而或以郁结不遂。思疑惊恐。而渐致痴呆。言辞颠倒。举动不经。或多汗。或善愁其症则千奇万状无所不至。脉必或弦或数或大或小。变易不常。此其逆气在心。有可愈者。有不可愈者。在乎胃气元气之强弱。待时而复非可急也。

小儿无狂症。惟病癫者常有之。凡小儿之病。有从胎气而得者。有从生后受惊而得者。盖小儿神气尚弱。惊则肝胆夺气。而神不守舍。舍空则正气不能主。而痰邪足以乱之。故凡治小儿之惊痫。必须先审正气然后察其病邪。酌宜治之。

邪热攻心则自笑。用止笑散。

黄连、生地、麦冬、犀角 丹砂、甘草、水煎。和童便服。

笑不休。心火盛也。用金花汤。

黄连、黄芩、黄柏、栀子（炒）、制半夏，水煎。和竹沥姜汁服。

清·赵学敏《串雅内外编·截药内治门》：『呆病，郁抑不舒，愤怒而成者有之；羞恚而成者有之。

人参一两，柴胡一两，当归一两，白芍四两，半夏一两，甘草五钱，生枣仁一两，天南星五钱，附子一钱，菖蒲一两，神曲五钱，茯苓三两，郁金五钱。

水十碗，煎成一碗，灌之。彼不肯饮，以一人执其头发，两手握其左右手，以一人托住下颏，一人将羊角去尖插入其口，将药倾入羊角内灌之，倘或吐出不妨再灌，以灌完为妙。彼必骂詈，少顷惫困欲睡，听其自醒，万万不可惊动，务令自醒则全愈，惊醒则半愈矣。』

第二十九章 脱发

《素问·上古天真论》曰：『女子七岁。肾气盛。齿更发长。二七而天癸至。任脉通。太冲脉盛。月事以时下。故有子。三七肾气平均。故真牙生而长极。四七筋骨坚。发长极。身体盛壮。五七阳明脉衰。面始焦。发始堕。六七三阳脉衰于上。面皆焦。发始白。七七任脉虚。太冲脉衰少。天癸竭。地道不通。故形坏而无子也。丈夫八岁肾气实。发长齿更。二八肾气盛。天癸至。精气溢泻。阴阳和。故能有子。三八肾气平均。筋骨劲强。故真牙生而长极。四八筋骨隆盛。肌肉满壮。五八肾气衰。发堕齿槁。六八阳气衰竭于上。面焦。发鬓颁白。七八肝气衰。筋不能动。天癸竭。精少。肾脏衰。形体皆极。八八则齿发去。』

东汉·张仲景《金匮要略·血痹虚劳病脉证并治》男子平人，脉大为劳，极虚亦为劳。男子面色薄者，主渴及亡血，卒喘悸，脉浮者，里虚也。男子脉虚沉弦，无寒热，短气里急，小便不利，面色白，时目瞑，兼衄，少腹满，此为劳使之然。劳之为病，其脉浮大，手足烦，春夏剧，秋冬瘥，阴寒精自出，痠削不能行。男子脉浮弱而涩为无子，精气清冷。夫失精家，少腹弦急，阴头寒，目眩发落。脉极虚芤迟，为清谷、亡血、失精。脉得诸芤动微紧，男子失精，女子梦交，桂枝龙骨牡蛎汤主之。

宋·苏颂《本草图经》：『食茱萸，经久色黄黑，堪啖者是。今南北皆有之。其木亦甚高大，有长及百尺者；枝茎青黄，上有小白点；叶正类油麻，花黄；蜀人呼其子为艾子，盖《礼记》所谓藙者。藙、艾声讹故云耳。宜入食羹中，能发辛香，然不可多食，多食冲眼，兼又脱发。采无时。』

隋·巢元方《诸病源候论·令毛发不生候》曰：『足少阴之血气，其华在发。足太阳之血气盛，则眉美；足少阳之血气盛，则须美；足阳明之血气盛，则发美；手阳明之血气盛，则髭美。诸经血气盛，则眉、髭、须、发美泽。若虚少枯竭，则变黄、白、悴、秃。若风邪乘其经络，血气改变，则异毛恶发妄生也，则须以药敷，令不生也』。

《诸病源候论·鬼舐头侯》曰：『有人风邪在于头，有偏虚处，则发秃落，肌肉枯死。或如钱大，或如指大，发不生，亦不痒，故谓之鬼舐头。』

明·陈实功《外科正宗》曰：『油风乃血虚不能随气荣养肌肤，故毛发根空，脱落成片，皮肤光亮，痒如虫行，此皆风热乘虚攻注而然。治当神应养真丹服之（当归、川芎、白芍、天麻、羌活、熟地、木瓜、菟丝子），外以海艾汤熏洗并效。治宜养血祛风。久不愈者，可用七星针叩击，每日一次。外用方：麻油四两，当归五钱，紫草一钱。同煎，药枯滤清，将油再熬，加黄蜡五钱，溶化待冷，搽患处。治秃疮干枯，白斑作痒，脱发等症。』强调血虚是导致本病的主要原因。』

明·王肯堂《证治准绳·杂病》『东垣云：脉弦气弱，皮毛枯槁，发脱落，黄芪建中汤主之。发脱落及脐下痛，四君子汤加熟地黄。丹溪治胡氏子，年十七八岁，发脱不留一茎，饮食起居如常，脉微弦而涩，轻重皆同，此厚味成热湿，痰在膈间，又日多吃梅，酸味收湿热之痰，随上升之气至于头，熏蒸发根之血，渐成枯槁，遂一时尽脱。遂处以补血升散之药，用防风通圣散，去芒硝，唯大黄三度酒炒，兼以四物汤酒制合和，作小剂煎，以灰汤入水频与之。两月余后诊其脉，湿热渐解，停药，淡味调养，又二年，发长如初而愈。甜瓜叶治人无发，捣汁涂之即生。滋荣散，三圣膏。治发落不生令长，麻子一升，熬令黑，压油，以敷头发上。《千金》云：麻叶、桑叶二味，以泔煮，沐发七次，可长六尺。眉毛堕落，生半夏、羊矢烧焦，等分为末，姜汁调涂。又用七月乌麻花阴干为末，生乌麻油浸，每夜敷之。乌麻，即秋麻是也。』

清·王清任《医林改错》：『伤寒、瘟病后头发脱落，名医书皆言伤血，不知皮里肉外血瘀，阻塞血路，新血不能养发，故发脱落。无病脱发，亦是血瘀。』

清·何梦瑶《医碥》：『丹溪治一少年发尽脱，饮食起居如常，脉微弦而涩，轻重皆同。此厚味成热，湿痰在膈间，又平日多吃梅，（故脉弦涩。）酸味收湿热之痰，随气上升，熏蒸发根之血，渐成枯槁，故脱发。处以补血升散之药，用防风通圣散。』

清·黄朝坊《金匮启钥·妇科》：『先君先治一妇病带下，减食肌瘦而脱发，以黄芪建中汤加熟地、附子、胶艾、赤石脂、鹿角霜，八十剂愈。

清·李彣《金匮要略广注》：『风邪盛于表，故脉浮，水气鼓于中，故脉洪。隐疹，风湿怫郁成斑也，泄风者，风邪披拂在表，正气为之疏泄也，痂癞，眉落发稀，肉腐腥臭。《经》云脉风成癞是也。气强为水者，浊气壅瘀，水道不利也，大腹水肿，故难俯仰，汗出则风散水利，故愈，水病兼风，故表虚恶风也。黄汗不恶风，病不挟风也，小便通利者，以上焦有寒，不能约束津液也，盖肺合皮毛，居上部，黄汗以汗出入水浴，水从汗孔入得之，《经》所谓形寒则伤肺，是为上焦有寒也。其口多涎，脾虚不能摄涎也（涎者，脾之液）。黄者，脾之色，土弱不能制水为黄汗。』

清·罗国纲《罗氏会约医镜·治法精要》：『上古之时，气运浑厚，人心醇朴，故人之享寿，或耄耋、或期颐，且有百余岁者。而其后则不然，气运不同：浑噩之风日远。而人之生也，或数月而嬉笑，或童稚而灵慧，迨十余岁后，知识日开，六淫七情，无往而非斫丧之事，所以壮者日衰，少者易老，牙落发秃，腰膝疼痛，内伤咳嗽，喉烂身热，饮食不思，由是形容枯槁，坐以待毙。虽有良医，不可救援，而欲以寿终也难矣。人皆归之于数，而不知所以自致者不少也。譬之烛然，将一枝燃于静室无风之所，一枝燃于门外多风之地，而外者之易烬，不及内者之可以久延也。余年二十以前，体弱多病，二十以后，知看药书，至生病陨身之处，至再至三，谆谆恳恳，读之痛心，不觉毛骨悚然。凡一切损身耗神之事，毫不敢犯。并调养药饵，年常服之，所以目今七旬，未有老迈光景，大约得于保养之力者居多。夫人得于气运之薄，及先天之不足者，固无可如何；若能惜身重命，凡一切损身者戒之，益身者遵之，早为培补，后天人功，可以挽回造化，体旺而寿长也。尚其知之。』

清·何梦瑶《医碥·须发》：『发须，《经》曰：肾之合骨也，其荣在发。多食甘，则骨痛而发落。又曰：女子七岁肾气实，齿更发长；五七阳明脉衰，面始焦，发始堕。丈夫八岁肾实，发长齿更；五八肾气衰，发堕齿槁。又曰：冲任皆起于胞中，上循胸里，为经络之海。其浮而外者，循腹上行，会于咽喉，别络唇口。妇人数脱血，冲任之脉不荣口唇；宦者，去其宗筋，伤其冲任，血泻不复，唇口不荣，故须不生。有人未尝有所伤，不脱于血，其须不生，何也？曰：此天之所不足也，禀冲任不盛，宗筋不成，有气无血，唇口不荣，故须不生。张子和曰：年少发早白落，或头起白屑者，血热太过也。』

第三十章　其他

大学之道，在明明德，在亲民，在止于至善。

凡大医治病，必当安神定志，无欲无求，先发大慈恻隐之心，誓愿普救含灵之苦。若有疾厄来求救者，不得问其贵贱贫富，长幼妍蚩，怨亲善友，华夷愚智，普同一等，皆如至亲之想。亦不得瞻前顾后，自虑吉凶，护惜身命。见彼苦恼，若己有之。深心凄怆，勿避险巇，昼夜寒暑，饥渴疲劳，一心赴救，无作功夫形迹之心。如此可为苍生大医，反此则是含灵巨贼。（孙思邈《备急千金要方》卷一《大医精诚》）。

天下万事，莫不成于才，莫不统于德。无才固不足以成德，无德以统才，则才为跋扈之才，实足以败，断无可成。有德者，必有不忍人之心。不忍人之心油然而出，必力学诚求其所谓才者。医也，儒也，德为尚矣。（选自吴塘《医医病书》附三《医德论》）

良医处世，不矜名，不计利，此其立德也；挽回造化，立起沉疴，此其立功也；阐发蕴奥，聿著方书，此其立言也。一艺而三善咸备，医道之有关于世岂不重且大耶？（选自叶天士《临证指南医案》华岫云序）

医要十全：一要识字，二晓阴阳，三通运气，四辨浮沉，五知反恶，六会针灸，七尝药性，八观虚实，九要礼貌，十要人和，此乃十全也。何为三德？一德者，深明仁义，博览经书，通三教之幽微，知性命之理趣，仁在昆虫之外，智超众人之前，此为一德也；二德者，情性敦厚，道艺深沉，正直处德，心善无毒，艳色红妆见如不睹，笙箫嘹亮听若不闻，锦绣罗绮观如流水，满堂金玉视若浮云，千钟之禄不可费其志，万钟之贵不可损其心，不可为其财而损其德，不可为其利而损其仁，此乃二德也；三德者，痴聋喑哑不可以欺瞒，英雄豪杰不可以趋奉，富贵之家不可以犀象脑子以为丸，贫贱之家不可以麻渣曲末以为散，高低无二药，贫富一般医。上不欺乎天，下不欺乎地，中不欺乎人。依方修合，积德救人。若依十全三德，此乃真医道之人也。（选自寇平《全幼心鉴》卷一《医守十全三德》。）

凡为医之道，必先正己，然后正物。正己者，谓能明理以尽术也。正物者，谓能用药以对病也。如此，然后事必济而功必著矣。若不能正己，则岂能正物？不能正物，则岂能愈疾？今冠于篇首，以劝学者。（选自南宋儿科著作《小儿卫生总微论方·医工论》，作者已不可考。该书卷一开篇为《医工论》，论述了为医的行为规范。）

吾道中有等无行之徒，专一夸己之长，形人之短。每至病家，不问疾，唯毁前医之过，以骇患者。设使前医用药尽是，何复他求？盖为一时，或有所偏，未能奏效，岂可概将前药为庸耶？夫医为仁道，况授受相传，原系一体同道。虽有毫末之差，彼此亦当护庇。慎勿訾毁，斯不失忠厚之心也。戒之戒之！（选自龚廷贤《万病回春·云林暇笔》）

凡医见证不真，则不可妄下药，凡医病不效即自己告退，另延名医，切不可迁延人病体。或同医一病有高我者，即就正之，亦谦受益之道也。即低我者，我药不能愈病，而彼能医愈者，即将彼方细思其理，即得治病之道矣。盖一人之知识有限，原贵乎集思广益，切不可因人而废言也，更不可生猜忌心，若遇庸医断不可与共事，恐致招怨。（选自俞廷举《金台医话·医贵虚心》）

今之明医，心存仁义，博览群书，精通道艺。洞晓阴阳，明知运气，药辨温凉，脉分表里。治用补泻，病审虚实，因病制方，对症投剂。妙法在心，活变不滞，不衒虚名，惟期博济。不计其功，不谋其利，不论贫富，药施一例。起死回生，恩同天地，如此明医，芳垂万世。（选自明·龚信《古今医鉴》）

夫生者，天地之大德也。医者，赞天地之生者也。人参两间，惟生而已，生而不有，他何计焉？故圣人体天地好生之心，阐明斯道，诚仁孝之大端，养生之首务，而达人之必不可废者。惟其理趣幽深，难于穷究，欲彻其蕴，须悉天人。盖人之有生，惟天是命，天之所育，惟人最灵。故造化者天地之道，而斡旋者圣人之能，消长者阴阳之机，而燮理者明哲之事。欲补天功，医其为最。惟是死生反掌，千里毫厘，攸系非轻，谈非容易。故不有精敏之思，不足以察隐；不有果敢之勇，不足以回天；不有圆融之智，不足以通变；不有坚持之守，不足以万全。凡此四者，缺一不可，必欲备之，则惟有穷理尽性，格物致知，以求圣人之心斯可也。（选自张介宾《类经图翼·序》）

中者不偏，庸者不易。医者以中庸之道存乎衷，则虚者补，实者泻，寒者温，热者凉，自有一定之至理。若偏于温补，偏于凉泻，是非中非庸矣。夫医道，上通天之四时六气，地之五方五行，寒热温凉，升降浮沉，信手拈来，头头是道。急者急治，缓者缓治，若仅守平和之橘皮汤者，又执中无权也。溯观古今，多有偏心，偏于温补者，惟用温补，偏于清凉者，惯用清凉，使病患之宜于温补者，遇温补则生，宜于凉泻者，遇清凉则愈，是病者之侥幸以就医，非医之因证以治病也。岂可语于不偏不易之至道哉！（选自明末清初张志聪《侣山堂类辩》卷上《中庸之道》）

用药如用兵，用医如用将。善用兵者，徒有车之功；善用药者，姜有桂之效。知其才智，以军付之，用将之道也；知其方伎，以生付之，用医之道也。世无难治之疾，有不善治之医；药无难代之品，有不善代之人。民中绝命，断可识矣。（选自《褚氏遗书·除疾》。褚澄（?-483），字彦道，南齐医学家）。

尝谓医者意也，通其意则灵，不通其意则滞；善用意则巧，不善用其意则拙。余尝有句云：『医林漫说秘青囊，活法全凭用意良』。又云：『读书泥古非师古，因证施方不执方。』甚矣！医贵通其意，又必善用其意也。何则？道本无言，一落言诠，便着相矣。浑言之而无所不通者，圣言也；专言之而条分缕析者，凡言也。然规矩在此，绳墨亦在此，熟于规矩绳墨之成法，而能因事制宜，处处参以活法，而又动合古法，斯为至矣。

【简介】选自吴士瑛《痢疾明辨·自序》。吴士瑛（生卒年不详），字甫恬，号葫芦山人，又号子虚子，江阴华墅人，清代医学家。